Sonja Günther

Unsichere Gespräche

Linguistik – Impulse & Tendenzen

Herausgegeben von
Susanne Günthner, Klaus-Peter Konerding,
Wolf-Andreas Liebert und Thorsten Roelcke

Band 71

Sonja Günther

Unsichere Gespräche

Zur Interaktion von Arzt, Patienten und nicht-menschlichen Akteuren in der Neuroonkologie

DE GRUYTER

Diese Dissertation wurde vom Fachbereich 2: Philologie/Kulturwissenschaften der Universität Koblenz-Landau im Juli 2015 angenommen.

ISBN 978-3-11-053355-2
e-ISBN (PDF) 978-3-11-053540-2
e-ISBN (EPUB) 978-3-11-053363-7
ISSN 1612-8702

Library of Congress Cataloging-in-Publication Data
A CIP catalog record for this book has been applied for at the Library of Congress.

Bibliografische Information der Deutschen Nationalbibliothek
Die Deutsche Nationalbibliothek verzeichnet diese Publikation in der Deutschen Nationalbibliografie; detaillierte bibliografische Daten sind im Internet über http://dnb.dnb.de abrufbar.

Druck und Bindung: CPI books GmbH, Leck
♾ Gedruckt auf säurefreiem Papier
Printed in Germany

www.degruyter.com

Für meinen Vater.

Danksagung

Eine Arbeit wie diese ist nicht ohne die Mithilfe vieler Personen möglich, ihnen allen gilt mein tiefster Dank, da sie mir die Erstellung dieser Arbeit ermöglicht haben. Viele Personen sind innerhalb der letzten Jahre durch meine Schilderungen und ihrerseits durch Nachfragen mit meiner Arbeit in Berührung gekommen, sodass ich es nicht vermag, euch alle explizit in diesem Rahmen zu nennen, aber seid euch meines Dankes für euer Ohr beim Zuhören, eure Meinung in der Diskussion und euren Ratschlag bei Problemen gewiss.

Danken möchte ich zunächst meiner Familie, meinen Geschwistern, meinem Vater, der mehr als jede andere Person mit dieser Arbeit verflochten ist. Durch ihn konnte ich eine Sichtweise auf viele Dinge erlangen, die mir ansonsten so nicht möglich gewesen wäre. Auch wenn er die Fertigstellung nicht miterleben konnte, so weiß ich doch, wie stolz ihn meine Arbeit an diesem Thema stets gemacht hat. Auch meiner Mutter gilt mein besonderer Dank für all die Hilfe während dieser Zeit, die nicht immer leicht und einfach war. Gleiches gilt für meinen Freund, der mehr als jeder andere von dieser Arbeit erzählt bekommen hat, die Problemstellen mit durchspielen musste und stets bemüht war, sich mit hineinzudenken, mir eine Lösung zu bieten und meine Gedanken zu ordnen.

Danken möchte ich an der Universität Koblenz vor allem meinen Erstgutachter und Betreuer Herrn Prof. Dr. Liebert. Dafür, dass er mir während dieser Zeit stets mit Rat und Tat zur Seite stand und mir geholfen hat meinen eigenen Weg zu finden mit dieser Aufgabe und diesen Daten umzugehen. Außerdem möchte ich Frau Prof. Dr. Wyss für die Übernahme der Zweitkorrektur herzlich danken. Eine für mich besonders wichtige Stelle hat außerdem das Kolloquium eingenommen, durch dessen Diskussionsrunden eine Fülle an guten Ratschlägen zustande gekommen ist. Ich danke allen Teilnehmern dieses Seminars für ihre Mühe, die sie sich im Zusammenhang mit der Entstehung der Arbeit gemacht haben.

Danken möchte ich dem Neuroonkologischen Team der Neurochirurgischen Klinik an der Uniklinik Düsseldorf. Insbesondere sind hier Herr Prof. Dr. Sabel und Frau Dr. Rapp zu nennen, die mir die Erlaubnis erteilten ihre Gespräche aufzuzeichnen. Eine große Stütze innerhalb der Organisation der Feldtage war Frau Pöggel-Krämer, der hierfür mein besonderer Dank gilt. Ebenso fleißig unterstützt wurde ich von den studentischen Mitarbeiterinnen, den Onko-Girls, auch hierfür herzlichen Dank. Last but not least möchte ich mich auch bei all den Patienten bedanken, deren Gespräche ich aufnehmen durfte.

Danken möchte ich außerdem Herrn Dr. Schmitt und Frau Winterscheidt vom IDS in Mannheim, die mir bei der gemeinsamen Datenanalyse viel Wissen und viele Fertigkeiten im Umgang mit der praktischen Gesprächslinguistik vermittelt haben.

Inhalt

1 Einleitung

Gespräche zwischen Arzt[1] und Patient stellen im medizinischen Kontext einen wichtigen Baustein der Therapie dar und nehmen Einfluss auf deren Erfolg. Im medizinischen Alltag des Arztes haben sie deshalb neben der diagnostischen und therapeutischen Arbeit eine zentrale Stellung. Sie werden von ihm auf Grundlage seines Wissens und seiner Erfahrung über die jeweilige Krankheit und in Bezug auf den Patienten und seine individuellen Bedürfnisse und Wünsche konstituiert. Die Arbeit in diesem Feld zeigte, dass beide Kommunikanten in diesen Gesprächen jeweils zentrale und einander ergänzende Positionen einnehmen. Die Perspektiven des Arztes und des Patienten schließen sich vom wissenssoziologischen Standpunkt her gesehen aus, da sie ihr Wissen aus unterschiedlichen Quellen beziehen: Der Patient besitzt dieses Wissen aufgrund seiner persönlichen Betroffenheit und dem Durchleben der Krankheit. Der Arzt verfügt hingegen über das seiner Berufsgruppe eigene professionelle Wissen. Durch diese beiden Wissensquellen ergeben sich andere Wissenshorizonte, die innerhalb der Gespräche diskutiert werden, um einen gemeinsamen Wissensbestand über die individuelle Krankheit dieses Patienten zu ermitteln und den weiteren Umgang mit der Krankheit zu planen. Dabei sind die zur Diagnose notwendigen, evidenzbasierten medizinischen Instrumente, also nichtmenschliche Akteure wie MRT-, Röntgen- oder Ultraschallaufnahmen und die zur Therapie benötigten Substanzen wie Antibiotika oder Chemotherapeutika usf. von besonders hoher Bedeutung. Die Gespräche sind durch eine stete Anwesenheit dieser Akteure geprägt und besitzen deswegen eine andere Gesprächsanordnung sowie einen anderen -verlauf, als den auf der aus vielen linguistischen Studien wie bspw. denen von Spranz-Fogasy (2005, 2007, 2010, 2014b) oder Brünner und Gülich (2002a und b) bekannt ist.

Ebenso wie das Wohlbefinden des Patienten und die aktuell spürbaren Auswirkungen und der Fortgang der Krankheit besprochen werden, so werden auch die Wirkungen und Effekte der Medikamente und/oder therapeutischen Entscheidungen sowie deren diagnostische Absicherung mithilfe entsprechender Instrumente thematisiert. Das Gespräch zwischen Arzt und Patient in der Neuroonkologischen-Ambulanz wird demzufolge essenziell durch diese Faktoren bestimmt. Grundsätzlich werden diese als so wesentlich angesehen, dass ihr Feh-

1 Innerhalb des Buches wird stets die geschlechtsneutrale Form Arzt bzw. Patient genutzt, da sie im Kontext des Buches als Rollenbezeichnung fungiert.

DOI 10.1515/9783110533540-001

len innerhalb eines Arzt-Patienten-Gesprächs im klinischen Kontext für uns beinahe undenkbar erscheint. Ein routinemäßiger Arztbesuch ohne die entsprechenden diagnostischen Hilfsmittel wie Stethoskop oder Otoskop wirken auf uns fremd, weil die Apparate schon seit Beginn der modernen Medizin als diagnostische Hilfsmittel fungieren und deshalb zum festen Bestandteil medizinsicher Interaktionen geworden sind (vgl. Lachmund 1992, S. 237)[2]. Daraus entsteht ein sich gegenseitig konstituierendes und konstruierendes Gebilde, welches nur in seiner Vollständigkeit medizinisch genutzt werden kann. Hierbei rücken nicht nur die oben bereits aufgeführten nichtmenschlichen Akteure und Kommunikanten, sondern auch die Krankheit als auf diese einwirkender Faktor in den Fokus. Auch sie bestimmt mit ihren Auswirkungen auf den Patienten und den Arzt den Ablauf des Gesprächs. Das Gespräch zwischen Arzt und Patient wird folglich als „situiertes Handeln" (Schulz-Schaeffer 1998, S. 141f.) erachtet. Es ist ein Konglomerat aus diesen einzelnen Bestandteilen und liegt nur durch ihr Zusammenspiel in genau der Form vor, in der es nun beobachtet wird. Es wird nur durch eben diese kontextuellen Faktoren möglich und durch sie zu genau diesem Gespräch bzw. Gesprächstypus. Der Blick wird in dieser Arbeit daher nicht nur auf die Reaktionen der Kommunikanten gerichtet, welche auf die situativen Anordnungen erfolgen, sondern auch darauf, wie die Reaktionen überhaupt ermöglicht werden. Die Situation, in welcher das Gespräch aufgrund der es konstituierenden und für es als konstitutiv geltenden Bedingungen stattfindet, sind demnach als analytische Größe des Gesprächs zu verstehen. Dieser Blick auf Arzt-Patienten-Gespräche, der über die Betrachtung der Hauptakteure (Arzt, Patient und Angehörige) der Situation hinausgeht und mithilfe der Akteur-Netzwerk-Analyse vollzogen wird, ist bisher linguistisch nicht vollzogen worden. Die Integration der Krankheit und der medizinischen Geräte als gleichrangig agierende Akteure innerhalb der Gespräche legt eine soziolinguistische Perspektive nahe. Durch sie sollen die beteiligten Akteure sowie die ihnen zugrundeliegenden epistemischen Prozesse verknüpft werden, um die ärztlichen Strategien im Umgang mit als unsicher markierten Situationen analytisch erfassen zu können. Diese dienen dem Aufzeigen der wechselseitigen Bezugnahme der Akteure aufeinander, durch die innerhalb der Kommunikation jeweils eine aktuelle Darstellung der pathologischen Wirklichkeit des Patienten konstruiert wird. Diesem Desiderat widmet sich die

---

2 Die Anwesenheit jener technischen Akteure soll nicht für jegliche Arzt-Patient-Gespräche pauschalisierend vorausgesetzt werden, da es durchaus Bereiche gibt in denen die Gespräche weitestgehend ohne ihre Anwesenheit stattfinden, wie beispielsweise im Bereich der Psychoanalytik.

vorliegende Arbeit. Im Fokus steht dabei die soeben angesprochene Betrachtungsweise auf Arzt-Patienten-Gespräche bei einem besonderen Krankheitstyp, dem der neuroonkologischen Erkrankungen – bei Patienten, die unter einem Hirntumor leiden –, die sich, wie sich im Folgenden zeigen wird, besonders hierfür eignen.

1.1 Zur Besonderheit der Arzt-Patienten-Kommunikation bei Hirntumorpatienten

Eine linguistische Forschungsarbeit, die sich mit diesen Gesprächen beschäftigt, muss sich zunächst deren Spezifik vor Augen führen. Erst dann kann sie beginnen, diesen medizinischen Bereich als Forschungsgegenstand aufzuarbeiten. Im Hinblick auf die sich anschließende Analyse, die sich ausschließlich mit der Kommunikation über neuroonkologische Erkrankungen und deren Therapiemöglichkeiten befasst, erscheint das dargestellte Vorgehen sinnvoll, um ein Verständnis dafür zu schaffen, in welcher Situation sich Patient und Arzt innerhalb des Gesprächs befinden. Hierbei soll der Fokus der Analyse auf den Faktoren liegen, die allein aus der Spezifik neuroonkologischer Erkrankungen resultieren. Bei dem angesprochenen Krankheitstyp handelt es sich um onkologische Erkrankungen des Nervensystems, i. d. R. des Gehirns – wobei auch das Rückenmark in seltenen Fällen betroffen sein kann –, die sich als pathogene Manifestation in Form von unterschiedlich malignen (Hirn-) Tumoren zeigen. Im Gegensatz zu den meisten onkologischen Krankheitsbildern sind die neuroonkologischen quantitativ gesehen sehr viel weniger verbreitet und bekannt. Der Hirntumor ist nicht nur verhältnismäßig selten, sondern therapeutisch auch relativ schlecht behandelbar. Eine gute Prognose für den Patienten gibt es nur in den seltensten Fällen. Noch drastischer sieht es bei einem Glioblastom, einem besonders malignen Gehirntumor aus. Dieses ist vergleichsweise betrachtet noch seltener und noch schwieriger zu therapieren, tatsächlich sogar nicht beherrschbar und daher nicht endgültig therapierbar: Zeitweise mag die Therapie wirken und das Tumorwachstum kontrollieren können. Langfristig gesehen beginnt der Tumor aber trotz therapeutischer Maßnahmen wieder zu wachsen. Wird ein Glioblastom diagnostiziert, bedeutet dies in absehbarer Zeit den Tod des Patienten. Dieser Rahmen umfasst einige Jahre – statistisch erfasst ist aktuell eine Zeitspanne von maximal fünf Jahren (vgl. Glas et al. 2009).

Im Hinblick auf die mit dieser Erkrankung einhergehenden Besonderheiten kann nicht nur, wie oben geschehen, mit der Schwere und Nicht-Therapierbarkeit der Erkrankung argumentiert werden, sondern ebenso mit ihrer Lokalisation: Ist unser Körper bereits als komplexes System anzusehen, so ist das Gehirn – als dessen Schaltzentrale – doch um einige Stufen komplexer. Ein Eingriff am Gehirn kann sich auf den gesamten Patienten auswirken – sowohl physisch als auch psychisch. Es ist vorab schwer abzuschätzen, welche (ggf. temporären) Folgen durch die Operation entstehen können. Erkrankungen und Behandlungen, die unser Gehirn betreffen, sind deshalb nicht nur sehr heikel, sondern verlangen aufgrund der situativen Gegebenheiten auch ein spezifisches Vorgehen. Dieses beginnt bereits mit der Diagnose des Tumors: Einzelne Bereiche des Hirns übernehmen eine je eigene Funktion, wie die Steuerung der Sprache, der Motorik, des Sehens usf. Entsprechend der Lokalisation des Tumors kann er also verschiedene symptomatische Auffälligkeiten produzieren, je nachdem in welchem Bereich er durch sein Wachstum Druck auf das Gehirngewebe ausübt. Die Diagnose eines Hirntumors allein aufgrund von auftretenden Symptomen ist deshalb unmöglich, hierfür ist immer weiteres Wissen notwendig: Ein Wissen, welches sich direkt auf das vermeintlich betroffene Gewebe bezieht, auf die Ursache der Symptome, die Läsion im Körper.

Einen Einblick in das Gehirn erreicht man heutzutage mit Hilfe von bildgebenden Verfahren, wodurch auffällige Veränderungen erkannt werden können. Diese gilt es für eine nähere Bestimmung hinsichtlich ihres strukturellen Erscheinungsbildes, ihrer Größe und ihres Verhaltens mit dem injizierten Kontrastmittel dezidiert zu betrachten. Auf der Grundlage der visuellen Darstellung erfolgen das weitere diagnostische Vorgehen und eine erste Diagnose. Auch innerhalb des weiteren Krankheits- bzw. Therapieverlaufs spielen die MRT-Aufnahmen, mithilfe sogenannter Magnetresonanztomografen hergestellte Darstellungen, eine wichtige Rolle, weil ein direkter Blick auf das Gewebe durch den Schädel versperrt wird. Wenn im Therapieverlauf aktuelle Informationen des Krankheitsverlaufs besprochen werden, muss dabei immer auf MRT-Aufnahmen zurückgegriffen werden, denn sie allein erlauben einen Blick auf das betroffene Gewebe. Die Arzt-Patienten-Gespräche innerhalb der Neuroonkologie beziehen sich somit zwangsläufig auf nichtmenschliche Akteure wie die besagten MRT-Aufnahmen, um nachvollziehen zu können, wie die Krankheit aktuell verläuft, oder ob die Therapie wie intendiert wirkt. Der in dieser Arbeit verwendete Akteursbegriff lehnt sich an den von Latour im Rahmen seiner Akteur-Netzwerk-Theorie entworfenen an (dezidiertere Informationen siehe Kapitel 4) und ist als erweiterter Akteursbegriff zu bezeichnen. All jene, die zum Handeln befähigt sind oder mit denen gehandelt wird bzw. die ein Teil der Handlung sind, werden hierbei als Akteure bezeichnet. Die wichtige Stellung der nichtmenschlichen Akteure ist auch den Patienten bewusst. Tom Lubbock, ein erkrankter englischer Journalist, beschreibt das wie folgt:

> Whatever happens in my brain, won't become fact until I get the result of the next scan. Whatever happens in my brain, won't come into existence until I'm told about it. The fact is the news (Lubbock 2012, S. 73).

Die MRT-Aufnahme ist die alles entscheidende Instanz. Nicht der Arzt allein, sondern der Arzt, der die entsprechende MRT-Aufnahme besitzt und dazu imstande ist, sie zu lesen, vermag dem Patienten Auskunft über seinen aktuellen Gesundheitszustand zu geben. Einzig durch die Interaktion dieser beiden Akteure wird das Arzt-Patient-Gespräch ermöglicht und insofern ist die bedeutende Stellung der MRT-Aufnahme innerhalb des Gesprächs nachvollziehbar. Die nichtmenschlichen Akteure schaffen somit überhaupt erst eine Grundlage für das Gespräch. In diesem Zuge könnte man den Passus Arzt-Patienten-Kommunikation um die bei den Gesprächen ebenso wichtigen nichtmenschlichen Akteure ergänzen: Arzt-nichtmenschlicher-Akteur-Patienten-Kommunikation. Fehlt einer der drei Akteure, so kann die Kommunikation nicht erfolgreich stattfinden.

Die Bedeutung der MRT-Aufnahmen resultiert auch aus einer zweiten Spezifik der Erkrankung. Aufgrund der oben bereits angesprochenen Komplexität des Gehirns ergeben sich nicht nur spezifische Symptome, die der Patient wahrnimmt. Über einen langen Zeitraum können auch Symptome vorhanden sein, die für den Patienten überhaupt nicht spürbar sind. Dies liegt zum einen daran, dass das Gehirn einen gewissen Druck, der durch das Wachstum des Tumors zustande kommt, kompensieren kann und der Patient sich zum anderen, bedingt durch das sukzessive Wachstum des Tumors, meist der Einschränkungen nur schwer bewusst wird, da diese allmählich auftreten und nicht in größeren Schüben. Außerdem gilt innerhalb der Therapie von Hirntumoren die Resektion des Tumors, dessen operative Entfernung, als zentrales Therapieelement. Der vormals durch das Tumorwachstum vorhandene Druck auf das Gehirn wird durch das Entfernen beseitigt. Danach gibt es Patienten, die keinerlei physische und psychische Einschränkungen mehr zeigen. Denn das Gehirn vermag den Wegfall bestimmter kleinerer Bereiche ebenso zu kompensieren, wie ein gewisses Maß an Druck. Es liegt also das Paradoxon vor, dass einigen der Patienten eine äußerst schwerwiegende Krankheit diagnostiziert wurde und dass sie auch entsprechend behandelt werden, allerdings über weite Teile des Krankheitsverlaufs nicht spüren, dass sie erkrankt sind. Wolfgang Herrndorf – ein deutscher Schriftsteller, der an einem Glioblastom erkrankte – beschreibt diesen Zustand wie folgt:

> Mit das Unangenehmste an der Krankheit: dass man sich nicht krank fühlt. Wenn ich schlapp bin oder leichte Kopfschmerzen habe, ist es besser, fühlt sich richtiger an. Aber körperlich fit und hellwach und mit dem idiotischen Gefühl noch dreißig Jahre leben zu können, damit kommt mein Denken nicht klar (Herrndorf 2013, S. 161).

Die neuroonkologischen Erkrankungen sind also zum einen hochgradig existenziell gefährdend und schwer behandelbar, zum anderen aber schwer zu erkennen, da es keine spezifischen und lange Zeit keine wahrnehmbaren Anzeichen gibt. Der zentrale Aspekt der Lösung liegt wiederum in der Nutzung der MRT-Aufnahmen. Durch die heute vorliegenden technischen Möglichkeiten können Tumore erkannt und deshalb auch behandelt werden. Die MRT-Aufnahmen sind demnach das wichtigste diagnostische Werkzeug des Arztes bei derartigen Erkrankungen. Nur auf ihrer Grundlage kann er den Tumor erkennen und sein Vorgehen planen. Logischerweise nehmen sie deshalb innerhalb der Ambulanzgespräche zwischen Arzt und Patient eine zentrale Rolle ein. Dort wird in der Hauptsache nicht über besondere Symptome gesprochen, sondern über das, was der Arzt auf der MRT-Aufnahme sieht. Hinzu kommt das bereits erwähnte Moment der nicht-Heilbarkeit dieser Erkrankungen. Auch wenn Therapien vorhanden sind, so bieten diese keine Standardbehandlung und keinen sicher zu garantierenden Therapieerfolg. Die Wahl der Therapieform ist wie bei allen onkologischen Erkrankungen besonders subtil, da diese Erkrankungen jeweils individuell ausgeprägt sind: „Normale Zellen sind identisch normal; bösartige Zellen werden leider auf einzigartige Weise bösartig" (Mukherjee 2012, S. 558). Der sich an die Diagnose dieser Krankheit anschließende langwierige Therapieprozess ist daher nicht prognostizierbar, denn wie genau die Chemo- oder Strahlentherapie wirkt, muss jeweils individuell überprüft werden. Der Arzt muss also für den individuellen Fall entscheiden und besitzt hierzu als konstante und sicher prognostizierbare Größe einzig das Wachstum des Tumors: Ohne therapeutische Eingriffe wird dieser exponentiell wachsen. Durch etwaige Interventionen kann es verlangsamt oder zeitweise gestoppt werden. Die Kommunikation über die notwendigen therapeutischen Entscheidungen nimmt deshalb neben der Besprechung der MRT-Aufnahme ebenfalls einen wichtigen Teil der Gespräche ein. In die Kommunikation über die Krankheit sind indes wiederum nicht nur Arzt und Patient involviert, sondern auch die Medikamente der gewählten Therapieform – ein weiterer nichtmenschlicher Akteur. Ihre Vor- und Nachteile und ihr potenzieller Einfluss auf den Tumor müssen abgewogen werden, um eine Prognose für die Entwicklung des Tumors und des Gesundheitszustands des Patienten aufstellen zu können. Hieraus resultiert ein in den Gesprächen stets vorhandenes Moment der Unsicherheit, welches durch die Nutzung der MRT-Aufnahmen noch verstärkt wird. Es liegt nahe, das für diese Gespräche charakteristische Merkmal zu untersuchen: Die Kommunikation über die notwendigerweise enthaltenen nichtmenschlichen Akteure. Zum Überblick und zur Einordnung dieser Arbeit soll im Folgenden eine kurze Darstellung der bisherigen linguistischen Forschung zu diesem Gesprächstyp erfolgen.

1.2 Die Arzt-Patienten-Kommunikation als linguistischer Forschungsgegenstand

Innerhalb gesprächslinguistischer Forschungen stellt die Arzt-Patienten-Kommunikation seit Langem einen festen Forschungsgegenstand dar. Auch benachbarte Disziplinen wie die Psychologie[3] und Soziologie[4] sowie bestimmte Bereiche der Medizin[5] befassen sich intensiv mit dieser Thematik. Erst in jüngster Zeit erfolgt jedoch eine interdisziplinäre Aufbereitung des Forschungsgegenstands. Innerhalb der Medizin wird aufgrund der neu gewonnenen Erkenntnis von einem „*narrative turn*"[6] (Köhle 2011a, S. 328) gesprochen, woraufhin jetzt „die Augen für die reichen Forschungsergebnisse der Narratologie in den Kultur- und insbesondere den Sprachwissenschaften geöffnet" (Köhle 2011a, S. 328) wurden. Grundsätzlich wird die Arzt-Patienten-Kommunikation zur Experten-Laien-Kommunikationen hinzugezählt. Das Gespräch unterliegt deshalb bestimmten soziokulturellen Bestimmungen, die seinen inneren und äußeren Rahmen bilden[7] und auf die im Folgenden näher einzugehen ist. Die äußeren Strukturen, wie beispielsweise die räumlichen Gegebenheiten oder die institutionellen Bedingungen wirken jeweils auf die inneren ein. Sie entziehen sich aufgrund ihrer weiten Spanne und Verortung im Kontext des Gesprächs allerdings häufig direkten linguistischen Analysen. Linguistisch fokussiert worden sind vor allem die inneren Strukturen des Gesprächs, wie die Phasierungen oder die Handlungsstruktur[8] dieses Gesprächstyps, die jeweils exemplarisch an Anamnesegesprächen untersucht wurden. Zwar gibt es eine Vielzahl an unterschiedlichen Gesprächstypen[9] innerhalb der Arzt-Patienten-Kommunikation, aber dies ist der Gesprächstyp,

3 Vgl. hierzu als beispielhafte Auswahl die Arbeiten von Kasper 2011; Kasper und Geiger 2007; Kasper et al. 2010.

4 Für einen Überblick sei auf den Sammelband von Begenau et al. 2009 sowie die Arbeiten zum Nichtwissen in der Medizin von Wehling 2013 verwiesen.

5 Siehe dazu die Werke von Köhle 2011a; Köhle 2011b, Köhle et al. 2010 und von Geisler 2008a; Geisler 2008b (der Fokus liegt jeweils auf den neueren Titeln in Auszügen).

6 Hervorhebungen in Zitaten stammen, wenn nicht vermerkt, von den jeweiligen Autoren.

7 Mittlerweile ist die Trennung bzw. Gewichtung dieser Aspekte unscharf geworden. Das Zusammenspiel beider Strukturen für das Gesamtkonstrukt Situation wird u.a. durch Adele Clarkes Ansatz der Situationsmap (Clarke et al. 2010) deutlich. Dieser Ansatz wird im weiteren Verlauf auch auf die in diesem Buch untersuchte Situation angewendet.

8 Vgl. hierzu Spranz-Fogasy 1987; Spranz-Fogasy 2005; Spranz-Fogasy 2007; Spranz-Fogasy 2008.

9 Als Beispiel seien die Forschungen zu anästhesiologischen Aufklärungsgesprächen (Spranz-Fogasy et al. 2012), oder die weiter untenstehenden Untersuchungen zu Gesprächen bei speziellen Krankheitsbildern, genannt.

welcher in der Regel mit Arzt-Patienten-Gesprächen in Verbindung gebracht wird. Bei der näheren Untersuchung dieser Gespräche steht vor allem das vorhandene Wissensgefälle zwischen Arzt und Patient im Mittelpunkt. Es resultiert aus dem durch die institutionalisierte Ausbildung erlangten fachlichen Wissen, welches den Arzt zum professionellen Handeln und als Experten legitimiert. Der Patient wendet sich aufgrund seines persönlichen Wissensmangels an den Arzt als Experten, um seine Beschwerden behandeln zu lassen. Hinzu kommt der kulturell erfahrene Wissensvorsprung bei Experten, der infolge der institutionellen Sozialisierung des Arztes beispielsweise durch dessen Titel öffentlich kenntlich gemacht wird (vgl. Spranz-Fogasy 2010, S. 33). Im Gegensatz zu anderen Experten-Laien-Kommunikationen erhält das vorliegende Wissensgefälle innerhalb der Arzt-Patienten-Kommunikation wegen der persönlichen Betroffenheit des Patienten einen bedeutenden Stellenwert. Der Patient als Träger der Krankheit und subjektiv betroffenes Individuum entwickelt durch sein Empfinden und Durchleben der Situation eigene Krankheitstheorien, die z. T. auch mit den professionellen konkurrieren können, weil als Maßstab nicht die medizinische Auswertung genutzt wurde, sondern das eigene persönliche Empfinden (Birkner 2006). So mag der Patient beispielsweise die Annahme vertreten, dass die vom Arzt als Tumoranzeichen gewerteten epileptischen Anfälle lediglich einer Überanstrengung zuzuschreiben seien, sodass im Folgenden die vom Arzt gestellte Diagnose entsprechend verhandelt werden müsse. Der Patient besitzt im Verhältnis zum Arzt also nicht nur einen fachlichen Wissensmangel, sondern auch einen subjektiv erfahrenen, (vermeintlichen) Wissensvorsprung (vgl. Brünner und Gülich 2002b, S. 18). Während der Arzt die vorgetragenen Schilderungen in einen standardisierten Fall einzuordnen versucht und diesen innerhalb seines routinierten Rasters betrachtet, sind jene Schilderungen für den Patienten nicht nur intim, persönlich und emotional (vgl. Fiehler 1990; Fiehler 2005), sondern sie belasten seine momentane Lebenssituation auch in deutlichem Maße (vgl. Menz et al. 2008). Die Einschränkung seiner gewohnten Lebenssituation gilt es durch das Aufsuchen des Arztes zu beheben, da seine individuelle Sorge, jenen Zustand schnellst- und bestmöglich behandelt hinter sich zulassen, durch die Konsultation befriedigt werden soll. Das Wissen über die individuelle Ausprägung der Krankheit des Patienten bzw. seine Verhandlung und Aushandlung sind folglich ebenso wie der praktischer Nutzen des Wissens, wenn es in Form von therapeutischen Interventionen eingebracht wird, essenziell für diesen Kommunikationstyp.

Die daraus resultierenden unterschiedlichen Gesprächsrollen der Teilnehmer ergeben sich unweigerlich aus der Asymmetrie der Wissensbestände (vgl. Brünner 2005). In der Medizin wird im Zuge des oben bereits angesprochenen *narrative turns* auf eine Annäherung in jenem Punkt hingearbeitet, weil erkannt wurde,

> dass Patienten ihren Antwortraum häufig dazu nutzen ‚lifeworld narratives' einzubringen, die im restriktiven Rahmen der Beschwerdenexploration nicht direkt erfragt wurden, die die Patienten aber in diesem Kontext für relevant halten (Spranz-Fogasy 2010, S. 77).

Sie bieten dem Arzt die Möglichkeit, vertiefendes Hintergrundwissen über Krankheit und Patient zu erhalten, was auch für die Stellung der Diagnose von Relevanz sein kann. Jene Relevanzeinschätzung des Patienten ist es, der in diesem Zusammenhang mehr Aufmerksamkeit zukommt, um entscheidende Details über die Lebenssituation des Patienten zu erfahren und hieraus potenzielle Rückschlüsse für die Diagnose ziehen zu können. Der Fokus innerhalb der Gespräche verlagert sich also – weg von der reinen Betrachtung der Krankheit, hin zu einer zusätzlichen Berücksichtigung des sie umgebenden ‚Systems Mensch'.

Hieran schließt sich die Betrachtung der Kommunikation zu verschiedenen Krankheitsbildern an. Daraus ergeben sich bestimmte Anforderungen an die Kommunikation, weil unterschiedliche Krankheiten jeweils andere Auswirkungen auf den Patienten und dessen Lebensqualität haben, sodass im Hinblick auf die Kommunikation bei bestimmten Krankheiten vor allem deren Auswirkungen auf die Lebensqualität und den Alltag des Patienten als entscheidende Kriterien auf die Kommunikation einwirken. Beispielhaft seien hier auch im Bezug zum Korpus dieser Arbeit die Arbeiten zum Krankheitsbild des Schlaganfalls und das Feld der onkologischen Krankheiten erwähnt (Vgl. dazu u.a. Brünner 2002b und Vogel 2006). Bei Schlaganfällen erhalten die sprachlichen Äußerungen einen besonderen Stellenwert, da es im Zuge der Darlegung der Anfälle zu einer „Beschreibung des Unbeschreibbaren" (Gülich und Furchner 2002) kommt. Im Hinblick auf die spezifische Kommunikation bei Schlaganfallpatienten sind die vielfältigen Arbeiten von Elisabeth Gülich[10] und Gisela Brünner zu nennen. Bei onkologischen Erkrankungen sei auf die Arbeiten von Susanne Ditz und Barbara Vogel et al.[11] verwiesen. Besonders bedeutend ist hier die Schaffung einer gemeinsamen Wirklichkeit, weil der Patient sich von seiner Krankheit „existenziell bedroht" (Ditz 2005, S. 225) fühlt und so das Gefühl entsteht, dass der Arzt als Helfer unbedingt benötigt wird. Durch dieses gefühlte Abhängigkeitsverhältnis

---

10 Vgl. in Auszügen jeweils Gülich und Furchner 2002; Gülich 2005; Brünner und Gülich 2002a; Brünner und Gülich 2002b.

11 Siehe hierzu: Ditz 2005; Vogel et al. 2006; Jones et al. 2006; Buiting et al. 2011.

zum Arzt wird die „Überbrückung [der] Diskrepanz von Arzt und Patient“ (Vogel et al. 2006, S. 152), also die Schaffung einer möglichst guten Arzt-Patienten-Beziehung, zu einer Notwendigkeit für einen Therapieerfolg. Durch die bereits angesprochene Individualität des Krebses, aus der jeweils eine auf den Patienten ausgerichtete Therapie resultiert, können Fehlschläge eintreten, die für den Patienten eine enorme Belastung darstellen. Diese sollten durch eine gefestigte Arzt-Patienten-Beziehung z. T. kompensiert werden.

Die vorliegende Arbeit knüpft thematisch an die zuvor beschriebenen onkologischen Krankheiten an. Ergebnisse aus der Forschung zu onkologischen Krankheiten können zumindest teilweise auf neuroonkologische übertragen oder zumindest als entsprechend relevant eingestuft werden. Im Folgenden soll durch die Erörterung der Fragestellung der Arbeit ein Einblick in das Vorgehen und die weitere Bearbeitung des Forschungsfelds gegeben werden, um das Desiderat zu skizzieren und aufzuzeigen, inwiefern sie eine Erweiterung zu den bisherigen Forschungen zur Arzt-Patient-Kommunikation darstellt.

1.3 Fragestellung und Zielsetzung

Die im Korpus vorgefundene Situation knüpft an die innerhalb der Science Studies gewonnene Sichtweise an.[12] Dort wurde der Blick auf wissenschaftliche Produkte wie etwa MRT- oder CT-Aufnahmen gerichtet, um die Divergenz zwischen den wissenschaftlich generierten Produkten und der tatsächlich zu bewältigenden Wirklichkeit zu untersuchen. Sie werden als Wissensmanifestationen verstanden, die einen Einblick in die jeweilige wissenschaftliche Arbeit erlauben. Des Weiteren sind sie Konstrukte der Wirklichkeit, die sie in reduzierter und fokussierter Form darstellen. Auch innerhalb der Neuroonkologie erfüllen die wissenschaftlichen Produkte diese Funktion. Das Entscheidende ist hier, dass aufgrund der gegebenen Umstände nahezu ausschließlich mit diesen Fragmenten der Wirklichkeit gearbeitet werden kann. Der Arzt muss mit der durch die MRT-Aufnahme dargestellten Wirklichkeit arbeiten und auf ihrer Basis handeln, weil keine andere als evident geltende Grundlage möglich ist. Auf Basis seines professionellen Wissensbestandes und den von ihm bereits als Darstellung von Wirklichkeit erachteten diskursiven Wissens erfolgen dann situative Überprüfungen, ob und wie weit das gewonnene Fragment der Wirklichkeit mit dem diskursiven Wissen korreliert. Eine ebenso zentrale Stellung wie die zuvor angesprochenen

12 Zu nennen sind hier etwa die Werke von Knorr-Cetina 2002; Knorr-Cetina und Harré 1991; Latour und Woolgar 1986.

Produkte bildgebender Verfahren nehmen die therapeutisch eingesetzten Substanzen, wie beispielsweise die Chemotherapeutika und die Radiotherapie, in den Gesprächen ein. Auch sie sind Manifestationen von Wissen und situative Handlungsträger, sprich Akteure. Die therapeutisch genutzten Akteure bilden gemeinsam mit der MRT-Aufnahme und dem Tumor die in der Situation vorliegenden nichtmenschlichen Akteure, mit denen im Sinne Latours im Netzwerk agiert werden muss. Da der Tumor nur mithilfe des MRT-Gerätes zu sehen ist, fungiert die MRT-Aufnahme nicht nur als Akteur, sondern auch als Vermittler zwischen den Menschen und den nichtmenschlichen Akteuren. Denn die Interaktionen zwischen den nichtmenschlichen Akteuren können allein mithilfe von MRT-Aufnahmen in vivo nachvollzogen werden. So liegt es auf der Hand, dass sich im praktischen Alltag routinierte Handlungsstrategien etabliert haben, mit denen unter diesen Bedingungen gearbeitet werden kann. Diese Vorgänge sind nicht nur routiniert, sondern schließen auch an die basale diskursive Wissensbasis dieser sozialen Welt an. Innerhalb linguistischer Forschungen zur Arzt-Patient-Kommunikation wurden die beteiligten technischen Akteure und Medikamente, also die beteiligten nichtmenschlichen Akteure, bisher selten als gleichrangige Akteure betrachtet[13]. Im Rahmen dieser Arbeit soll eine erweiterte Gesprächsanalyse erfolgen, die in Anlehnung an die Science Studies und auf Basis von Latours Akteur-Netzwerk-Theorie konzipiert ist und den situativen Gegebenheiten und der Dominanz der nichtmenschlichen Akteure gerecht werden soll. Der Schwerpunkt der Analyse liegt dabei darauf, wie kommunikativ mit diesen Akteuren umgegangen wird,

- also, als wie sicher das durch sie gewonnene Wissen dargestellt wird und
- wie mit jenen Fällen umgegangen wird, wo das gewonnene Wissen als unsicher markiert wird und demnach nicht zum Stellen einer Diagnose ausreicht.

Der Arzt ist im neuroonkologischen Kontext nicht nur in seiner Rolle als Mediziner, sondern auch als Forscher zu betrachten. Denn er bewegt sich an der Schnittstelle zwischen Forschung und ihrer praktischen Anwendung. Durch seine Handlungen trägt er dazu bei, die Krankheit weiter zu ergründen bzw. Therapieformen zu entwickeln. Das gewonnene Wissen baut auf dem medizinisch-pathologischen Diskurs auf, der systematisiertes und theoretisches Wissen über den menschlichen Körper und dort vorkommende pathologische Strukturen enthält. Es muss aber in den Gesprächen mithilfe der nichtmenschlichen Akteure neu gewonnen und verortet werden. So geht es weniger um die Analyse „der kollektiven

13 Eine aktuelle linguistische Forschung hierzu stammt von Susanne Uhmann, die die Mensch-Maschinen-Kommunikation bei Operationen im Bauchraum erforscht.

und institutionellen Prozesse, in denen spezifisches Wissen zur gesellschaftlichen Wirklichkeit wird“ (Keller 2011b, S. 190), sondern um die Betrachtung des spezifischen Einzelfalls. Die Arbeit nimmt in den Fokus, wie die Kommunikation mit diesen spezifischen nichtmenschlichen Akteuren von statten geht und wie mit der aufkommenden Unsicherheit umgegangen wird, die aufgrund ihrer Konstruktion der Wirklichkeit entsteht. Forschungsleitend ist demnach die Betrachtung des ärztlichen Umgangs mit den nichtmenschlichen Akteuren und die Frage, wie dieser im Gespräch an den Patienten weitergegeben wird. In den Transkripten wird folglich der Gebrauch, die Möglichkeiten, die Besonderheiten und die Unsicherheiten, die an diese Akteure gebunden sind, dargestellt, und das jeweilige Vorgehen analysiert. Hierbei darf nicht vergessen werden, dass auch der situative Rahmen, in welchem diese Darstellungen erfolgen, das Gespräch zwischen Arzt und Patient, einen wichtigen Bestandteil der Therapie ausmacht. In diesem Sinne müssen die oben aufgeworfenen Fragen und ihre kommunikative Bearbeitung im Gespräch auch im Hinblick auf ihre Funktion innerhalb der Therapie beleuchtet werden.

1.4 Aufbau der Arbeit

Die vorliegende Arbeit widmet sich einem Forschungsgegenstand, der bereits eine lange Tradition in vielen Fachbereichen besitzt, so auch innerhalb der Linguistik. Dort wurden bisher vor allem mithilfe gesprächslinguistischer Verfahren wichtige Aspekte herausgearbeitet.[14] Innerhalb dieser Arbeit soll ein neuer Zugang zu diesem Forschungsgegenstand gefunden werden. Im Mittelpunkt der Analyse steht das Gespräch zwischen Arzt und Patient, allerdings wird es als Diskursfragment (Kapitel 2.1) verstanden und hermeneutisch und diskurslinguistisch bearbeitet. Durch das induktiv-hermeneutische Vorgehen mittels der Grounded Theory (Kapitel 2.2) ist durch die Struktur des Feldes die Struktur dieser Arbeit entstanden. Im Sinne hermeneutischer Paradigmen wurde bereits während des Aufenthalts im Feld mit der Analyse der Daten begonnen. Die weitere

14 Arzt-Patient-Gespräche wurden in der Linguistik bis auf wenige Ausnahmen, wie beispielsweise die Arbeit von Menz 1991, S. 15, bisher vorrangig gesprächsanalytisch bearbeitet, siehe hierzu u.a. die umfangreichen Werke von Spranz-Fogasy oder Lalouschek. Dieses Vorgehen liegt aufgrund des Mediums nahe, muss aber nicht die Methode der Wahl sein. Dieser Zugang hat sich auch im Rahmen dieses Buches als hilfreich erwiesen, musste aber erweitert werden, um den Kern dieser Gespräche – die Beteiligung der nichtmenschlichen Akteure – zu erfassen. Denn hierfür mussten zwangsläufig weitere Kontextinformationen berücksichtigt werden. Der Fokus konnte somit nicht allein auf dem Gespräch liegen, sondern muss auch auf dem Kontext liegen.

Datengewinnung ist stets im Hinblick auf die bereits gewonnenen Analyseergebnisse vollzogen worden (Kapitel 2.2.2 und 2.2.3). Dem trägt auch die abschließende Struktur der Feldforschung und das Korpus Rechnung, weil es jeweils den bereits erzielten Ergebnissen angepasst wurde.

Die diskursanalytische Betrachtung der Akteure wurde in dieser Arbeit mithilfe des Ansatzes von Adele Clarke durchgeführt (Kapitel 2.3). Sie hat in Anlehnung an die Akteur-Netzwerk-Theorie einen Mappingansatz entwickelt, der es erlaubt, den strukturellen Aufbau situativer Verflechtungen darzustellen. Die Maps sind in erster Linie als methodische Werkzeuge innerhalb der Analyse gedacht und ermöglichen ein Nachverfolgen der situativ vollzogenen Aktionen (Kapitel 2.3.1). Dieser soziologische Ansatz, den Clarke als Weiterentwicklung der Grounded Theory versteht, wurde im Hinblick auf seinen linguistischen Anwendungsfokus erweitert, um eine sinnvolle Integration in die Analyse gewährleisten zu können (Kapitel 2.3.2). Dadurch erfolgt eine explizite Berücksichtigung der nichtmenschlichen Akteure und der in den Gesprächen präsentierten Aushandlungen und Verhandlungen von Wissen. Viele Formen der nichtmenschlichen Akteure können im Sinne Bruno Latours als manifestiertes Wissen erachtet werden und nehmen daher direkt Einfluss auf unser Handeln und somit auch auf unsere Kommunikation (vgl. beispielsweise Latour 2006b). In diesem Sinne wird der Tumor als manifeste Form der Krankheit im Körper des Patienten und als eigenständig handelnder Akteur angesehen. Diese Sichtweise ermöglicht einen neuartigen Zugang zur Betrachtung der Arzt-Patient-Gespräche, weil Arzt, Patient und Tumor als gleichrangig handelnde Akteure innerhalb eines Netzwerks[15] agieren. Außerdem innerhalb dieses Netzwerks als Akteur beheimatet sind die bereits angesprochene MRT-Aufnahme und Therapieformen, wie beispielsweise die Chemotherapie und weitere Akteure, die im Verlauf der Arbeit behandelt werden.

Wissen als essenzieller Gegenstand dieser Gespräche wird im theoretischen Teil dieser Arbeit einer näheren Betrachtung unterzogen. Das Hauptaugenmerk wird nicht allein auf dieses Phänomen, sondern ebenfalls auf das ihm diametral gegenüberstehende Phänomen des Nichtwissens (Kapitel 3.2) gelegt. Beide Aspekte werden als Produkte des gleichen Erkenntnisprozesses erachtet. Allerdings resultiert das Nichtwissen als nicht intendiertes Produkt aus der notwendigen Fokussierung der Erkenntnisproduktion. Erkenntnis wird demzufolge als spezifisch sozial gebildetes Konstrukt verstanden, mit dem nicht nur Wissen, sondern auch Wirklichkeit hergestellt werden (Kapitel 3.1). In einem weiteren Schritt werden

---

15 Der Netzwerkbegriff entstammt der von Latour und Callon entwickelten Akteur-Netzwerk-Theorie. Er bezieht sich hier auf das durch das Zusammenspiel dieser Akteure entstehende situative Konstrukt, welches demnach zu gleichen Teilen von diesen gebildet wird.

die gewonnenen Erkenntnisse auf den Bereich der Medizin übertragen (Kapitel 3.3).

Die Fokussierung auf Wissen und die genutzte Situationsanalyse legen einen mikrosoziologischen Blick auf die an der Situation beteiligten Akteure und die von ihnen vollzogenen Interaktionen nahe. Dies geschieht mithilfe der Akteur-Netzwerk-Theorie (Kapitel 4.1 und 4.2). Der dort eingenommene Blick auf Akteure schließt an die im vorangegangenen Kapitel ausgearbeiteten Konzepte der Konstruktion der sozialen Wirklichkeit an und betrachtet nun die Produkte dieses Prozesses (Kapitel 4.3). Daraufhin werden der nichtmenschliche Akteur MRT und sein Produkt, die MRT-Aufnahme, dezidiert in den Blick genommen. Diese nimmt auch aufgrund ihrer Medialität eine besondere Stellung ein, der in diesem Kapitel auf den Grund gegangen werden soll (Kapitel 4.4.1). Ebenso wird auf den Tumor als dem ursächlichen nichtmenschlichen Akteur dieses Netzwerks eingegangen (Kapitel 4.4.2)

Die bereits angesprochene Situationsmap von Adele Clarke bildet die grundlegende Struktur der Analyse. Hierfür wurden in Anlehnung an ihr Konzept zwei Maps angefertigt, die es in der Analyse sukzessive zu beleuchten gilt (Kapitel 5.1). Der Fokus der Analyse liegt auf jener Situation, die durch die kommunikativen Interaktionen von Arzt und Patient bearbeitet wird, da sie allein durch die Transkripte nachvollzogen werden kann. Innerhalb der Gespräche und innerhalb ihrer situativer Rekonstruktion in den Maps nehmen einige Akteure besonders zentrale Positionen ein: die bereits angesprochenen MRT-Aufnahmen (Kapitel 5.2.1) und ein weiteres bildgebendes Verfahren, das FET-PET (Kapitel 5.2.2), die therapeutisch wirksamen Substanzen als das Feld der dinglich vorliegenden Akteure (Kapitel 5.3) und der Tumor selbst (Kapitel 5.4). Aufgrund der vom Arzt eingeleiteten therapeutischen Maßnahmen sind die nichtmenschlichen Akteure miteinander in Interaktion getreten, sodass ihre stetige Beobachtung nun im Zentrum der Aufmerksamkeit von Arzt und Patient steht. Die Aktionen dieser drei Akteure bzw. Akteurgruppen stehen im Mittelpunkt des Gesprächs und ihre Interaktionen untereinander und mit dem Patienten, als die sie umgebende Akteurwelt, werden sukzessive aufgearbeitet. Denn diese Interaktionen nehmen direkten Einfluss auf die Therapie und somit auch auf den Krankheitsverlauf des Patienten. Ein Bereich der Therapie, die Operation, wird im Anschluss an die sukzessive Erarbeitung des Netzwerks separat aufgegriffen, weil im Kontext der Operation viele der bereits kennengelernten Akteure eine andere Bedeutung erlangen (Kapitel 5.5).

2 Methodisches Vorgehen

2.1 Betrachtung der Gespräche als Diskursfragmente

Im Zuge der Aufbereitung dieser Daten wurde zunächst der eher klassische Weg über einen gesprächsanalytischen Zugang gewählt und einige Zeit verfolgt.[16]

Aber im Hinblick auf die immer offensichtlicher werdende Dominanz der nichtmenschlichen Akteure gestaltete sich eine solche Analyse als beschwerlich und wenig ergiebig. Die Betrachtung der nichtmenschlichen Akteure als diskursive Elemente von Kommunikation, die über diese eine Situation hinausreichen und jeweils auf Situationen außerhalb des Gesprächs referieren, zeugte von dem komplexen Aufbau und der situativen Verankerung dieser Gespräche. Sie zeigte, dass eine Analyse, die allein die sprachlichen Elemente der Kommunikation fokussiert, zu kurz greift, um der dominanten Stellung dieser Akteure analytisch nachspüren zu können. Aus diesem Grund erfolgte die Hinwendung zu postmodernen Theorien und zur diskursanalytischen Betrachtung der Daten. Aufgrund ihrer Beschaffenheit kann nicht gänzlich auf die Ergebnisse der Gesprächsforschung verzichtet werden. Diese werden allerdings nicht methodisch, sondern strukturell-analytisch verwendet. Den methodischen Ansatzpunkt bildet die bereits angeführte Diskursanalyse. Hierbei werden die Gespräche und die in ihnen enthaltenen Akteure direkt in der Struktur betrachtet, in die sie eingebettet sind, in der sie entstehen und vergehen können. „Sie sind also stets situativ, lokal und historisch kontextualisiert" (Liebert, in Vorbereitung, S. 8), sodass eine Reflexion dieses Faktors zum Erkennen der diesen Gesprächen zugrundeliegenden strukturellen Spezifik notwendig ist (vgl. Liebert, in Vorbereitung, S. 8).

Die aufgenommenen Arzt-Patienten-Gespräche werden als Diskursfragmente, „als *kompatible* Teilstücke von Diskursen" (Keller 2011a, S. 113) betrachtet, die einen Einblick in die institutionellen Strukturen dieses medizinischen Fachbereichs erlauben. Dabei wird davon ausgegangen, dass die empirisch gewonnenen Daten singuläre Ereignisse dokumentieren, die den strukturellen Zusammenhängen des Diskurses unterliegen (vgl. Keller 2011a, S. 113). Durch deren institutionelle Einbettung kann ebenfalls von vorherrschenden diskursiven Restriktionen auf die Gespräche ausgegangen werden. Die Gespräche sind

---

16 An dieser Stelle möchte ich nochmals Reinhold Schmitt und Jenny Winterscheidt vom Institut für Deutsche Sprache in Mannheim dafür danken, dass sie gemeinsam mit mir meine Daten bearbeitet haben. Durch die gemeinsamen Sitzungen konnte ich meine Gespräche in einer Tiefe durchdringen, die ich ansonsten nicht erreicht hätte.

DOI 10.1515/9783110533540-002

als Resultat jenes Netzes aus Restriktionen und institutionellen Vorschriften anzusehen, welche im Diskurs gebündelt werden und zugleich von ihm beeinflusst werden. Die Anordnung, der Ablauf und der Inhalt des Gesprächs sind daher immer Zeugnisse des auf dieses einwirkenden Diskurses, auch wenn diese Gespräche – anders als im Falle großflächig verbreiteter Diskurselemente – nur in einem partiell offenen Raum stattfinden, zu dem allein Befugte wie das entsprechende fachliche Personal oder subjektiv involvierte Personen wie Patienten und deren Begleitpersonen Zutritt besitzen (vgl. Roth 2008, S. 327-330). Sie unterliegen ebenso wie öffentlich zugängliche Diskurselemente den oben angesprochenen Ordnungen und Regeln und können in diesem Sinne auch mithilfe diskursanalytischer Verfahren erfasst werden (vgl. Roth 2008, S. 349). Im vorliegenden Fall sind die einzigen Zeugnisse dieser Fragmente die gesicherten Audioaufnahmen.[17]

„Die Diskursanalyse ist kein genuin linguistisches Unterfangen" (Warnke und Spitzmüller 2011, S. 4), wie es die obigen Schilderungen zum fokussierten Diskursfragment vielleicht vermuten ließen. Sie ist, da sie von der grundsätzlichen sozialen Einbindung von Interaktion und somit auch Kommunikation ausgeht, ein analytischer Bestandteil geisteswissenschaftlicher Disziplinen und wird innerhalb dieser mit jeweils verschiedenen Konzepten und Diskursbegriffen betrieben (vgl. Warnke und Spitzmüller 2011, S. 4). Unter dem Begriff Diskurs werden in diesem Buch in Anlehnung an Foucault all jene Praktiken verstanden, „die systematisch die Gegenstände bilden, von denen sie sprechen" (Foucault 1981, S. 74). Der Diskurs formt dabei die Regeln, die zur „Beherrschung der Gegenstände" (ebd.) führen und damit essenziell sind für die Zuschreibung von Bedeutung und die daraus resultierende Sinnordnung. Sie geben den Rahmen für das Hervorbringen von Wissen. Dieses gilt als soziales Gut, welches verhandelbar und folglich das gemeinschaftliche Resultat von Vereinbarungen ist. In diesem Sinne liegt es stets fluid vor, weil es fortwährenden Aushandlungs- und Anerkennungsprozessen innerhalb der Gesellschaft unterliegt (vgl. Warnke und Spitzmüller 2011, S. 41f.). Der Diskurs vermag es, zumindest für einige Zeit, dieses Wissen zu stabilisieren, sodass sich kollektiv gefestigte Wissensstrukturen und -ordnungen ergeben.

Bei den vorangegangenen Ausführungen ist vorausgesetzt, dass diese Strukturen und Ordnungen in einer Form vorliegen, in der sie beobachtet werden können. Eine Analyse von Wissen ist immer gebunden an Darstellungsfor-

---

17 Die vorliegende Arbeit bietet ausschließlich dem Forschungsinteresse dienliche Transkriptausschnitte aus dem Korpus. Interessierten Forschern wird nach Absprache gern Einblick in die vollständigen Aufnahmen der Gespräche gewährt.

mate, wie etwa sprachliche Äußerungen. Sie ist abhängig von der Medialität des Wissens. Busse spitzt dies folgendermaßen zu: „Es hat mithin den Anschein, als sei der übliche Begriff des Wissens an den Aspekt der Aussprechbarkeit gebunden" (Busse 2008a, S. 58). Diese Zugänglichkeit des Wissens durch Sprache geht in gewissem Sinne einher mit der von Foucault angesprochenen Entsubjektivierung des Wissens (vgl. Busse 2008b, S. 80f.). Aufgrund seiner Verfestigung in Sprache ist Wissen allgemein zugänglich und zirkuliert im sozialen Raum und damit unabhängig vom Subjekt. Die einzelne sprachliche Aussage ist dabei als interpretative Darstellung der Situation nicht nur innerhalb ihres globalen Kontexts, sondern auch innerhalb der dadurch konstruierten Wirklichkeit[18] zu betrachten. Diskurse und die durch sie gebildete und strukturierte soziale Welt können so als sich wechselseitig bedingend angesehen werden: Diskurse konstituieren die Welt und sie werden umgekehrt durch diese konstituiert (vgl. Keller 2011a, S. 29). Sprache als Beispiel von situativem Handeln wird dabei nicht als innerhalb der Situation entstehend betrachtet, sondern durch diese bedingt. Sie wird folglich eingeordnet als situatives und situiertes Handeln, das Aufschluss über die einwirkenden Konstitutionsprozesse des Diskurses erlaubt.[19] Durch die konsequente Weiterentwicklung der Entsubjektivierung des Wissens wird innerhalb von Diskursanalysen von Akteuren gesprochen. Hierunter werden „Gruppen von Individuen, Netzwerke von Individuen, aber auch nicht-personale Handlungsinstanzen wie Institutionen, Parteien, Medien" (Warnke und Spitzmüller 2011, S. 172) gefasst. Auch Dinge, unbelebte Objekte wie Gebäude, Mobiliar oder technische Geräte werden in Anlehnung an die Akteur-Netzwerk-Theorie unter diesem Oberbegriff verortet.[20] Ebenso wie Wissen manifestieren sich diese Akteure innerhalb von Sprache und erlangen dadurch eine situative Aktivierung. Sie werden z. T. partiell konstruiert und daher ebenso wie Wissen durch Sprache beobachtbar und beschreibbar. In diesem Rahmen werden vor allem nichtmenschliche Akteure, wie beispielsweise Technik, als weitere Darstellungsmöglichkeit von Wissen im sozialen Raum angesehen. Die Kommunikation über den Umgang mit diesen Akteuren kann

---

18 Für weitere Ausführungen zur sozialen Konstruktion von Wirklichkeit siehe Kapitel 3.

19 Busse plädiert aufgrund der sozialen Bedingtheit von Sprache für eine stärkere Einbindung der Linguistik in die Sozialwissenschaften. Das Soziale konstruiert jeweils den auf die Kommunikation einwirkenden Handlungsrahmen, welcher entscheidend für deren Verständnis ist, da sich aus ihm das für das Verständnis von Kommunikation relevante Wissen ergibt. Linguistische Analysen müssen demnach immer soziale Analysen miteinbeziehen und können infolgedessen als Sozialwissenschaft erachtet werden, da sie soziale Phänomene und Interaktionen stets mitbetrachten. Vgl. hierzu Busse 2005.

20 Dezidierte Ausführungen zu diesem Punkt erfolgen innerhalb von Kapitel 4.

als zweifache Betrachtung des Wissens verstanden werden: Es wird über das Wissen gesprochen, welches über diese wissensbasierten Akteure vorhanden ist. Im Hinblick auf das Ziel dieser Arbeit werden deshalb wissenssoziologische Betrachtungsweisen in die linguistische Analyse miteinbezogen. Bislang hat die Linguistik auf die sprachvermittelte Präsentation des Wissens fokussiert und all jene Präsentationen, die manifestiert in anderen Akteurtypen vorliegen, außer Acht gelassen.[21] Die in dieser Arbeit vollzogene Ausrichtung verhilft allerdings dazu, einen Blick auf den praktischen Umgang mit nichtmenschlichen Akteuren und den ihren Produkten vorausgehenden Verstehensleistungen zu erlangen. Es kann rekonstruiert werden, warum sie genutzt werden und zur etablierten Handlungsgrundlage wurden und schließlich zu einer Erweiterung des Wissenshorizonts geführt haben.

> Pointiert: es geht um die (Re-)Konstruktion der Prozesse, wie handelnde Subjekte sich in einer historisch vorgegebenen sozialen Welt immer wieder ‚neu' finden, d. h. auch: zurechtfinden und wie sie dadurch zugleich auch diese Welt stets aufs Neue erschaffen und verändern (Reichenz und Schröer 1994 zit. nach Keller 2011b, S. 180).

In Bezug auf diese Sichtweise wird mithilfe des wissenssoziologischen Forschungsprogramms rekonstruiert, welche Prozesse zur sozialen Konstruktion, Zirkulation und Vermittlung von Interpretations- und Handlungsweisen führen (vgl. Keller 2011b, S. 192). Dieses Vorgehen erscheint deshalb sinnvoll, weil Wissen und seine sozialen Manifestationen, wie Institutionen oder Technik, als temporäre Strukturen betrachtet werden, die ein Handeln erst ermöglichen, aber auch zugleich beschränken (vgl. Keller 2011b, S. 12f.). So begreift das wissenssoziologische Forschungsprogramm den „sozialen Wandel nicht nur als sozialstrukturellen Prozess, sondern als Verschiebung von Wissensregimen" (Keller 2011b, S. 193). Das Ziel dieser diskursanalytischen Betrachtungsweise ist es, die rekonstruierenden Prozesse aufzuzeigen, innerhalb derer Wissen existiert, zirkuliert, gedeutet und vermittelt wird.

Im Folgenden soll durch die Darlegung des methodischen Vorgehens der Korpusgewinnung, durch die bereits angesprochene Grounded Theory und die auf ihr basierende Situationsanalyse von Adele Clarke die Korpusstruktur aufgezeigt werden. Hierbei wird aufgrund des gewählten Forschungsdesigns eine Verzahnung zwischen der Darstellung der Forschungsmethodik und der Entwicklung der Korpusstruktur vorgenommen.

---

21 Vgl. hierzu u.a. die Ausführungen von Warnke und Spitzmüller 2011 und Busse 2005.

2.2 Entwicklung des Korpus nach den Prinzipien der Grounded Theory

Das der Arbeit zugrundeliegende Korpus wurde über einen Zeitraum von insgesamt fünf Monaten (Ende Januar 2013 bis Juni 2013) innerhalb der neuroonkologischen Sprechstunde der Neurochirurgischen Klinik des Heinrich-Heine-Universitätsklinikums in Düsseldorf gewonnen. Sie findet im wöchentlichen Turnus statt. Die aufgenommenen Gespräche stammen von einem Team, das aus zwei Ärzten besteht. Beide haben aber i. d. R. zu allen Patienten Kontakt und kein Patient ist einem der beiden Ärzte fest zugeordnet, sodass die Patienten beide Ärzte kennen. Die Gespräche wurden immer von einem der beiden Ärzte geleitet, eine nähere Differenzierung der beiden Ärzte erfolgt nicht. Durch die Therapiestruktur bei diesen Erkrankungen ergeben sich regelmäßige Gespräche zwischen Arzt und Patient,[22] um die zuvor erstellten MRT-Aufnahmen zu besprechen. Demnach bieten diese Termine die Möglichkeit, den Fortgang der Therapie gemeinsam zu planen.

Diese routinemäßigen Kontrollgespräche eignen sich besonders für eine Arbeit entsprechend hermeneutischer Paradigma[23], wie es bei der der Grounded Theory nach Barney Glaser und Anselm Strauss (vgl. hierzu Glaser et al. 2010; Strauss und Corbin 1996; Breuer 2010) vorgesehen ist, weil zwischen den Gesprächen der einzelnen Patienten Raum für ihre Auswertung gegeben ist. Mit ihrer interaktionistischen Handlungstheorie verfolgen Glaser und Strauss einen qualitativen und gegenstandsorientierten Forschungsentwurf, der zu einer „*Theorie des sozialen Handelns* in gesellschaftlichen, (sub-)kulturellen und institutionellen Kontexten“ (Breuer 2010, S. 85) führt. Diesem Ansatz liegt die epistemologische Vorstellung „der kausalen Bedingtheit von Sachverhalten, Ereignissen und Handlungen“ (ebd.) im sozialen Raum zugrunde. Strauss sieht die Grounded Theory nicht als klassische Methode, die eine bestimmte Herangehensweise vorgibt. Seiner Meinung nach ist die „Grounded Theory [...] weniger eine Methode oder ein Set von Methoden, sondern eine Methodologie und ein Stil, analytisch über soziale Phänomene nachzudenken“ (Breuer 2010, S. 40). Sie liefert Werkzeuge, mit denen der Forscher sein eigenes Feld erkunden

---

22 Aufgrund der zu wahrenden Anonymität der Patienten und der kommunikativ nicht thematisierten Relevanz ihres eigenen Geschlechts wurde für alle aufgenommenen Patienten, seien sie männlich oder weiblich, einheitlich die maskuline Form verwendet.

23 Dieses ist nicht allein der Grounded Theory zugehörig, sondern im Rahmen hermeneutischer Forschungsansätze relativ gängig. Vgl. hierzu Liebert, in Vorbereitung, S. 2f.

kann. Die Daten erwachsen während der Datenanalyse und erlangen bei der hier vollzogenen komparativen Analyse eine direkte Anbindung ans Feld. Dies geschieht mittels verschiedener Codierschritte: dem offenen Codieren, dem axialen Codieren und dem selektiven Codieren.[24] Es stellt dabei

> [...] die Vorgehensweise dar, durch die die Daten aufgebrochen, konzeptionalisiert und auf neue Art zusammengesetzt werden. Es ist der zentrale Prozeß, durch den aus den Daten Theorien entwickelt werden (Strauss und Corbin 1996, S. 39).

Durch die zeitliche Ausdehnung des Untersuchungsraums auf die angesprochenen fünf Monate, was in der Anpassung an die jeweiligen Therapiezyklen der Patienten begründet liegt, konnte zwischen den einzelnen Gesprächen mit dem Auswerten und Codieren begonnen werden. Zudem konnte an jede Reihung von Gesprächsterminen mit einem spezifizierten „theoretischen Sampling“ (Glaser 2010, S. 61) herangegangen werden. „Der Prozeß der Datenerhebung wird durch die im Entstehen begriffene – materiale und formale – Theorie kontrolliert“ (ebd.). Während des Kontakts zum Feld wurde so sukzessive aus ihm das Forschungsthema gewissermaßen herausdestilliert. Die vormals offene Haltung wandelte sich zu einer immer spezifischeren. Im Zentrum der Analysearbeit steht die auf diese Art gewonnene Schlüsselkategorie. Sie muss nach Strauss im Material in einer gewissen Häufigkeit vorkommen und Anknüpfungspunkte zu den übrigen Kategorien aufweisen, sodass ihre zentrale Stellung innerhalb der Situation deutlich wird (vgl. Breuer 2010, S. 93). Der Fokus der Feldforschung liegt auf der Betrachtung der Situation, in der sich die Mitglieder des Felds befinden. Dem Forscher verlangt dieses Vorgehen die Bereitschaft ab, diese mit den Teilnehmern zu durchleben, in sie einzutauchen und sie dann in reflektierter Form nochmals zu betrachten:

> Die Reflexion über den Fachdiskurs, den weiteren gesellschaftlichen Kontext und sich selbst, insbesondere in der Rolle als Forscher/in sind die Voraussetzung dafür, dass das Forschungssubjekt etwas erkennen kann [...] (Liebert in Vorbereitung, S. 6).

Der Forscher muss aber nicht nur selbst in das Feld eintauchen und sich darauf einlassen. Er muss auch eingelassen und akzeptiert werden. Nur wenn innerhalb des Felds die Bereitschaft besteht, diesen Fremdkörper, so gut er sich auch anzupassen vermag, zu akzeptieren, ist dessen Arbeit möglich. Der Forscher ist während seiner Zeit im Feld und bei jeglichem Kontakt mit dem Feld stets Beobachter und Beobachteter zugleich und kann sich dieser Position nicht entle-

24 Für weitere Informationen siehe Strauss und Corbin 1996, S. 54f., 76, 95.

digen: Er ist ein reflektierender Teilnehmer der Situation, der stets nur ein auf seine Anwesenheit angepasstes Verhalten der Feldmitglieder erwarten kann (vgl. Liebert, in Vorbereitung, S. 9). Dies verschafft ihm die Möglichkeit, die vorgefundene Situation mit ihren Abläufen und Routinen zu abstrahieren und zu reflektieren. Die Einnahme dieser Haltung ermöglicht es dem Forscher, „bestimmte Gegenstände als mögliche Untersuchungsgegenstände und bestimmte Fragen als mögliche Forschungsfragen“ (Liebert, in Vorbereitung S. 6) zu identifizieren. Die möglichen Forschungsansätze sind somit zu klassifizieren und abzuwägen, woraufhin man sich ihnen sukzessive widmet. Die oben beschriebene Haltung verstärkt allerdings das durch die Anwesenheit des Forschers ohnehin schon vorliegende Störmoment, weil die Feldmitglieder sich der Tatsache bewusst sind, dass sie ein Teil dieses Forschungsvorhabens sind. Ein kritischer Umgang und eine Offenheit zum Feld mögen Barrieren abbauen und eine Integration ermöglichen, allerdings wird der Forscher nie tatsächlich zu einem Teil des Felds.

Neben den sich im Feld ergebenden Irritationen durch die Anwesenheit des Forschers ergeben sich auch beim Forscher Veränderungen durch seine Anwesenheit im Feld. Sein Eintauchen bringt ihm ethnografisches Wissen über das Feld, welches ihn dazu ermächtigt sukzessive tiefer in die fachlichen Diskussionen der Teilnehmer einzusteigen sowie die Strukturierung von deren Arbeitsabläufen nachzuvollziehen. Jenes Wissen findet auch Einzug in die sich anschließende Datenauswertung und -analyse, wird jedoch dort nicht explizit als ethnografisch basiert markiert. Hinzu kommt für diese besondere Forschungssituation außerdem, dass die Forscherin neben Germanistik auch Biologie studiert hat, sodass bereits vor dem Feldaufenthalt ein fundiertes Wissen über die Entstehung und Behandlung der Erkrankung vorhanden war. Auch dieses Wissen ist in die Analyse miteingeflossen und ergänzt in Verschränkung mit dem ethnografischen Wissen die linguistische Analyse um biologisch-medizinisches Grundlagenwissen.

Der Darlegung der Korpusgewinnung soll eine Beschreibung der räumlichen und organisatorischen Gegebenheiten vorangestellt werden, welche unmittelbar mit den Aufnahmen in Verbindung standen. Auch diese notwendigen Vorgaben nehmen einen Einfluss auf das gewonnene Datenmaterial, indem sie einen Rahmen für die Einbindung des Forschungsvorhabens vorgeben, in welchem die Gespräche situiert sind.

2.2.1 Lokales Setting im Korpus

Im Folgenden soll auf die (möglicherweise) für die Patienten ersichtlichen Aspekte der Anwesenheit der Forscherin eingegangen werden, da diese u. a. Einflüsse auf deren Gesprächshaltung nehmen können. Es muss bei der Auswertung der Audioaufnahmen immer davon ausgegangen werden, dass diese weitgehend authentisch verlaufen sind, jedoch aufgrund der notwendigen Eingriffe ins Feld beeinflusst wurden. Hierbei ist sowohl der Einfluss auf den Arzt wie auch auf den Patienten von Bedeutung. Ein kritischer Umgang mit den notwendigen Störgrößen, die innerhalb der Ambulanz lokalisiert sind, soll helfen, ihren Einfluss auf die Aufnahmen abzuschätzen.

Vor den eigentlichen Aufnahmen musste das Einverständnis des jeweiligen Patienten eingeholt und eine kurze Information zum Forschungszweck und -vorhaben gegeben werden. Diese Einverständniserklärung war neutral und knapp formuliert, indem als Zweck „qualitätssichernde Maßnahmen“[25] angegeben war. Die Patienten erhielten dieses Formular zusammen mit ihrem Anmeldeformular für die Sprechstunde im Sekretariat und brachten es i. d. R. mit den anderen benötigten Unterlagen wieder dorthin zurück. Zwischen der Anmeldung im Sekretariat, dem Ausfüllen der Formulare und dem Gespräch, der eigentlichen Aufnahme, verstrich meist einige Zeit. Die Aufnahme wurde innerhalb des Gesprächs nicht mehr thematisiert. Die Einverständniserklärungen, welche nicht im Sekretariat abgegeben wurden, nahm der Arzt kommentarlos entgegen.

Wegen der oben bereits angesprochenen diffusen und z. T. schwerwiegenden Einschränkungen und der enormen psychischen Belastungen, welche durch die Krankheit oder die Therapie auftreten können, waren bei nahezu allen Patienten Begleitpersonen anwesend. Die Anzahl der Begleitpersonen konnte dabei stark variieren, sodass zum Teil Gruppen von bis zu vier Begleitpersonen neben dem Patienten am Gespräch teilnahmen. Sie setzten sich mangels weiterer Stühle meist auf die im Raum befindliche Liege. Im Rahmen dieser Arbeit werden der Patient und die Begleitperson(en) als Interaktantengruppe des Patienten zusammengefasst und als eine kommunikative Einheit betrachtet, da sie ein Ziel vereint – die Verbesserung des Allgemeinzustands des Patienten – und da sie (meist auch) ein gemeinsames Wissensrepertoire besitzen.

---

25 Siehe Anlage 1.

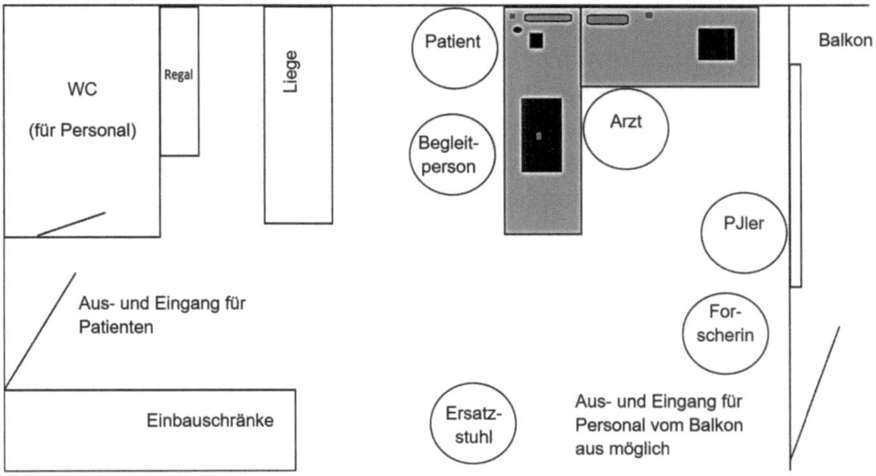

Abb. 1: Räumliche Gegebenheiten bei den Gesprächsaufnahmen

Die Gespräche wurden mit einem digitalen Audiogerät der Firma Olympus und zwei externen Standmikrofonen aufgezeichnet. Bei der Anordnung der Mikrofone (durch die weißen Quadrate auf dem Schreibtisch innerhalb von Abbildung 1 markiert) wurde auf eine möglichst verdeckte Platzierung geachtet, sodass die beiden Standmikrofone jeweils hinter Monitoren standen. Hierbei war eines für die Äußerungen des Arztes gedacht und ein weiteres für die des Patienten bzw. der Begleitperson. Die während der Gespräche anwesenden Personen sind durch Kreise dargestellt. Ihre jeweilige Anordnung während der Gespräche kann Abbildung 1 entnommen werden. Das Audiogerät selbst lag mittig zwischen dem Arzt und der Interaktantengruppe auf einer Schreibtischunterlage. Der Schreibtisch war immer durch eine Vielzahl an Dokumenten, Heftern und ähnlichen Utensilien belegt, die das Gerät verdeckten. Es wurde außerdem stets darauf geachtet, dass das Gerät bereits vor Eintritt der Interaktantengruppe in den Raum aktiv aufnahm, sodass keine irritierenden Bewegungen zu Beginn die Atmosphäre beeinflussten. Neben den Audioaufnahmen liegen schriftliche Aufzeichnungen zu den einzelnen Gesprächen vor, die u. a. Informationen zum Gesundheitszustand des Patienten, Art und Formen von Störungen oder wichtigen nonverbalen Äußerungen enthalten. Eine besondere Spezifik innerhalb des Settings ergab sich durch den Umstand, dass die Aufnahmen innerhalb eines Universitätsklinikums stattfanden. So waren häufig Medizinstudenten innerhalb ihres praktischen Jahrs, sogenannte PJler, anwesend, um den Ablauf solcher Gespräche nachzuvollziehen. Im Hinblick auf die Teilnahme der Forscherin kann die Anwesenheit der PJler als positiv bewertet werden, denn dadurch wurde keine zusätzliche Aufmerksamkeit auf die Forscherin als weiteren Zuhörer gelenkt. Die Anwesenheit dieser Zuhörer war Normalität, sodass weiteren Teilnehmern keine direkte Aufmerksamkeit geschenkt wurde. Ihre Gegenwart galt als gegeben und wurde vom Arzt als Bestandteil der Situation präsentiert, indem er jeweils entsprechend darauf verwies:

{00:15}	A[26]	ich hab WIEder nen ganzes team von kollegen dabei ne,=
{00:17}		=DAS stört sie hoffentlich nich;

Transkript 1: Kontrollgespräch - Patienten 19.1[27] , Gesprächsdauer: 6 Min. 6 Sek.

{00:11}	A	setzen SIE sich,=[28]
{00:12}		=ICH hab auch wieder nen paar zuschauer mitgebracht,

Transkript 2: Kontrollgespräch - Patienten 20.8, Gesprächsdauer: 7 Min. 53 Sek.

Es kann natürlich nicht nachvollzogen werden, ob die Gespräche ohne die getroffenen Vorbereitungen eventuell anders verlaufen wären. Allerdings konnte durch die aufgeführten Maßnahmen dafür gesorgt werden, dass der Aufnahmevorgang während des Gesprächs soweit wie möglich verdeckt wurde und dadurch ggf. in gewisser Weise vergessen werden konnte, da durch ihn keine Irritationen aufgetreten sind. Dafür spricht, dass keiner der aufgenommenen Patienten zu irgendeinem Zeitpunkt von seinem Recht auf Einsicht bzw. Löschung seines Gesprächs Gebrauch machte und generell keinerlei Nachfragen zu den Aufnahmen und ihrer Verwendung auftraten.

26 Die Siglen innerhalb der Transkripte repräsentieren die folgenden Personengruppen: A = Arzt, P = Patient, BP = Begleitperson.
27 Für die Anonymisierung der Patienten gilt, dass die erste Zahl jeweils dem Patienten fest zugeordnet ist. Die zweite Zahl bezieht sich jeweils auf den Aufnahmetag. Die folgenden Kürzel (Patient 1.7, Patient 1.3) verweisen daher immer auf denselben Patienten, allerdings auf unterschiedliche Gesprächstermine. Dieses Verfahren erlaubt das Erkennen der Patienten, von denen mehrere Gespräche aufgenommen wurden. Zudem kann nachvollzogen werden, wenn Abschnitte desselben Tags und Patienten an mehreren Stellen innerhalb der Arbeit verortet sind.
28 Der Arzt hat den Patienten auf dem Flur abgeholt, dort begrüßt und in den Raum begleitet.

2.2.2 Der erste Zyklus und die ersten Ergebnisse

Die Feldarbeit wurde damit begonnen, dass zunächst drei aufeinanderfolgende Ambulanztage vollständig aufgezeichnet wurden. Diese dienten als Grundlage für die Auswahl der weiter zu beobachtenden Patienten, wobei der Fokus zunächst recht grob gefasst war und auf der Konstruktion der Arzt-Patient-Beziehung lag. Die Feldarbeit war so konzipiert, dass durch den ersten Zyklus eine Gruppe von Patienten ausgewählt wurde, die über einen gewissen Zeitraum bei ihrem Kontakt mit dem Arzt aufgenommen werden sollte. Durch die angesprochene Regelmäßigkeit der Kontroll-MRTs stellt dieser Krankheitstyp einen guten Rahmen für das gewählte Studiendesign dar. Hierbei galt: Je höher der Malignitätsgrad des Tumors ist, desto engmaschiger waren die Kontrollen und desto häufiger war der Kontakt mit dem Arzt innerhalb des Untersuchungszeitraums.

Innerhalb des ersten Zyklus wurden 77 Gespräche aufgezeichnet, die als Grundlage zur Auswahl der Versuchsgruppe dienten. Die Gesprächsdauer variierte dabei zwischen sieben Minuten und einer Dreiviertelstunde. Im Durchschnitt lag sie bei etwa einer Viertelstunde. Während der Feldforschung konnten unterschiedliche Gesprächstypen identifiziert werden:

- Erstgespräch: Dies sind solche Gespräche, bei denen Patient und Arzt erstmals in Kontakt miteinander treten. Hierunter fällt auch das Einholen einer Zweitmeinung, da beide Gesprächstypen durch den erstmaligen Kontakt mit dem Arzt und grundsätzlichen Fragen zum Krankheits- und Therapieverlauf geprägt sind.
- Therapiekontrollgespräch: Dieser Gesprächstyp findet immer im Anschluss an eine MRT-Aufnahme statt. Er ist im Korpus am häufigsten zu finden und charakteristisch für den therapeutischen Ablauf bei diesem Krankheitsbild. Je nach MRT-Befund kann er deutliche Züge von einem präoperativen Gespräch annehmen oder einen deutlichen Schwerpunkt im Bereich der therapeutischen Maßnahmen haben.
- Präoperatives Gespräch: Thematisiert werden sowohl organisatorische als auch therapeutisch-diagnostische Aspekte, die für die Planung der Operation essenziell sind. Dieser Gesprächstyp ist nicht zu verwechseln mit dem anästhesistischen Aufklärungsgespräch, das meist unmittelbar vor der Operation von einem Anästhesisten durchgeführt wird. Aufgrund des im Therapiekontrollgespräch übermittelten MRT-Befunds kann dieses in weiten Teilen Züge eines präoperativen Gesprächs annehmen, sodass in einigen Fällen kein eigener Gesprächstermin für die Operationsplanung nötig ist.

- Postoperatives Gespräch: Je nach Malignitätsgrad des Tumors und Verlauf der Operation wird innerhalb dieses Gesprächs die medizinische Nachsorge der Operation besprochen, um ein aktuelles Bild über den Allgemeinzustand des Patienten zu erhalten. Es können aber auch die weiteren therapeutischen Schritte, die sich an die Operation anschließen, im Zentrum des Gesprächs stehen.
- Palliatives Gespräch: Hierbei handelt es sich um einen äußerst diffizilen Gesprächstyp, der aufgrund vielfältiger Bedingungen vorliegen kann. Dazu zählen ein schlechter Allgemeinzustand des Patienten bzw. dessen Wunsch nach einem Abbruch der Therapie. Außerdem wird ein palliatives Gespräch geführt, wenn alle zur Verfügung stehenden Möglichkeiten ausgenutzt wurden und kein Erfolg im Sinne einer Stabilisierung der Lebenssituation des Patienten erreicht werden konnte.

Neuroonkologische Erkrankungen zeichnen sich unter anderem, wie viele onkologische Krankheiten auch, durch einen sehr individuellen Krankheitsverlauf aus. Dem wird durch die oben dargestellten Gesprächstypen Rechnung getragen. Auch innerhalb der Gespräche ist meist keine einheitliche Struktur vorzufinden, sondern lediglich der eben dargestellte thematische Fokus. Im Rahmen der Analyse sollen zwei Gesprächstypen außen vorgelassen werden: zum einen der des postoperativen Gesprächs, sofern innerhalb des Gesprächs keinerlei therapierelevante Aspekte thematisiert werden und demnach nur geringe Bezugspunkte zu epistemischen Prozessen und Medien vorliegen. Zum anderen soll aufgrund seiner differenten Komplexität das palliative Gespräch ausgeklammert werden. Hier stehen weniger therapeutische, als vielmehr die Lebensqualität erhaltende Handlungen im Mittelpunkt, sodass vom Arzt ein anderes kommunikatives Verhalten gefordert wird. Außerdem ist wie bereits beim vorigen Gesprächstyp auch hier nur eine geringe Relevanz der MRT-Aufnahme und anderer nichtmenschlicher Akteure innerhalb der Gespräche zu verzeichnen. Der Arzt ist als Neuroonkologe zudem kein Spezialist für die palliative Versorgung von Patienten, sodass er diese zur weiteren Betreuung vielfach an Kollegen verweist.

Es müssen zwei weitere Einschränkungen bei der Auswahl der Gespräche vorgenommen werden, die organisatorisch-technischer Natur sind: Bei Erkrankungen des Gehirns können Symptome auftreten, die teilweise in ihrer Wirkung extrem divergieren. Je nach Tumor oder ehemaliger Tumorlage können die unterschiedlichsten Ausfallerscheinungen auftreten, die die motorische Steuerung von Handlungen, die sprachliche Artikulation, die Sprachfindung und das Kurz- und/oder Langzeitgedächtnis betreffen. Hinzu kommen sekundäre Symptome, die nicht direkt oder nicht direkt nachweisbar durch die Therapie entstehen können, wie beispielsweise Depressionen, Sensibilitätsstörungen, Antriebslosigkeit oder Wesensveränderungen. Dementsprechend vielschichtig gestaltet sich der allgemeine Zustand der Patienten, auch mit Fokus auf jene Gruppe der Patienten, die keinerlei spürbare Symptome aufweist. Im Hinblick auf die mediale Grundlage der Arbeit – digitale Audioaufnahmen – wurden Patienten mit starken Sprachstörungen und Sprachfindungsstörungen, die keinen bzw. einen sehr geringen Redeanteil hatten und/oder schlecht verständlich waren, nicht in die Analyse miteinbezogen. Gleiches gilt für ausländische Patienten, die Dolmetscher oder Verwandte zum Dolmetschen nutzten und keinen direkten Redeanteil hatten, sodass die Kommunikation gänzlich mithilfe des Mittelmanns stattfand.

Eine weitere organisatorische Einschränkung ergab sich daraus, dass die Sprechstunde sowohl von Patienten mit hirneigenen Tumoren – Erkrankungen, die innerhalb des Nervensystems oder Gehirns entstehen und die aufgrund ihrer Spezialisierung auf spezielle Bestandteile von Nervenzellen nur dort existieren können – wie auch von Patienten mit im Gehirn lokalisierten Metastasen besucht wurde. Für die Studie waren nur solche mit hirneigenem Tumor relevant, da bei den Patienten mit Metastasen eine weitere ursächliche onkologische Erkrankung vorliegt, die primär behandelt werden muss. Der Besuch der neuroonkologischen Sprechstunde stellt somit nur einen Teil der Therapie dieses Patienten dar. Innerhalb der Gespräche geht es demnach nicht um die Therapie betreffende Fragen, sondern um die Auswertung des MRT-Bildes und eventuell daraus resultierende Operationen. Alle therapeutischen Maßnahmen werden bei diesen Patienten von einem anderen Spezialisten, dem für die ursächliche Erkrankung, durchgeführt und koordiniert. Eine Ausnahme stellen jene Patienten dar, die sowohl an einem diagnostizierten hirneigenen Tumor als auch an einer weiteren metastasierenden Krebsart mit etwaigen Hirnmetastasen erkrankt sind, denn hier ist der Neuroonkologe wiederum direkt therapeutisch tätig.

Im Hinblick auf das angestrebte Forschungsinteresse dieser Arbeit, das auf der Aufnahme eines intensiven Kontakts zwischen Arzt und Patient beruht, haben sich zwei bzw. drei Gesprächstypen als besonders geeignet herausgestellt: Dies sind zum einen solche Gespräche, bei denen erstmals Kontakt zwischen Arzt und Patient hergestellt wurde und die als Initiation für einen gemeinsamen Therapieprozess anzusehen sind. Wichtig ist, dass innerhalb der Erstgespräche meist keine Diagnose mitgeteilt wird. Die Patienten werden i. d. R. von einem Kollegen zu einem Spezialisten verwiesen, sodass ihnen ihre Diagnose, zumindest eine vorläufige Verdachtsdiagnose, schon mitgeteilt wurde. Im Mittelpunkt des Gesprächs stehen nun Fragen zum weiteren therapeutischen Vorgehen und zum Umgang mit der Krankheit. Diese münden meist in die Vorbereitung weiterer diagnostischer Maßnahmen zur dezidierten Planung der anschließenden therapeutischen Interventionen wie der Operation oder dem Beginn einer Strahlen- bzw. Chemotherapie. Das Erstgespräch kann aber auch – je nach Materialgrundlage und Tumorlokalisation – deutliche Züge eines präoperativen Aufklärungsgesprächs annehmen. Das ist der Fall, wenn durch die vorliegenden MRT-Aufnahmen eindeutige Indizien für einen malignen und gut operierbaren Tumor vorliegen oder wenn durch das Tumorwachstum bereits deutlich spürbare Symptome zu erkennen sind. Die Identifikation einer charakteristischen Struktur dieses Gesprächstypus ist wegen des unterschiedlich vorliegenden Wissensbestands der Interaktantengruppe und der Varianz der potenziell möglichen weiteren Vorgehensweisen im Bezug zur Tumorgröße und Lokalisation nicht möglich. Die jeweiligen inhaltlichen Schwerpunkte bei diesem Gespräch variieren somit mit dem individuellen Fall, sodass auch nicht alle Bestandteile zwangsläufig enthalten sein müssen. Außerdem gibt es im Rahmen der Therapiekontrollgespräche Unterredungen mit Patienten, die bereits einen längeren gemeinsamen Therapieprozess[29] mit dem Arzt durchlaufen haben und bei denen aufgrund des nun vorliegenden MRT-Befunds[30] eine Veränderung des therapeutischen Vorgehens nötig wird. Die MRT-Aufnahme zeigt also einen auffälligen Bereich, der ein mögliches Tumorrezidiv darstellen könnte. Dieser aktuell nicht präziser zu beschreibende Zustand ist ursächlich dafür, dass im Folgenden engmaschiger beobachtet wird. Häufig wird auch ein vorgezogener MRT-Kontrolltermin vereinbart oder präventiv eine Intensivierung der Therapie vorgenommen. Sollten bereits mehrere Veränderungen bei der aktuellen Chemotherapie vorgenommen worden sein, besteht die Option, dass ein anderes Chemotherapeutikum gegeben werden könnte.

Eine dritte Variante von Gesprächen bildet jene mit Patienten, bei denen die Krankheit erst seit Kurzem diagnostiziert ist und die sich in ihrem ersten Therapiezyklus – unmittelbar nach der ersten Operation – befinden. Im Verlauf der

---

29 Die Länge kann hierbei stark variieren: von wenigen Monaten bis hin zu einigen Jahren.

30 Zu jeder MRT-Aufnahme wird von einem Radiologen ein MRT-Befund erstellt. Darin hält er seine Interpretation des Bilds fest. Sie muss nicht mit der des aufgezeichneten Spezialisten übereinstimmen, sodass dieser teilweise Kritik am vorliegenden Befund äußert. In einigen Fällen liegt der Befund zum Gesprächstermin noch nicht vor. Dies kann u. a. an der zeitlichen Nähe der MRT-Aufnahme zum Gesprächstermin liegen, sodass allein die verbal vorgetragene Interpretation des Spezialisten Gesprächsgegenstand ist. In einem solchen Fall wird immer darauf verwiesen, dass ein schriftlicher Befund nachgereicht wird und dieser mit dem eben vorgetragenen übereinstimmen sollte, aber nicht muss.

Standardtherapie bei malignen Tumoren wird nach der Diagnose eines Tumors, sofern möglich, dessen operative Entfernung angestrebt. Eine möglichst vollständige Entfernung wird als wichtiger erster Therapieschritt angesehen und kann bei den meisten Patienten aufgrund der vorliegenden Tumorstruktur[31] und -lage durchgeführt werden. Erst nach der Operation beginnen die langwierigen Therapiezyklen mit Chemo- und/oder Strahlentherapie. Die Aufnahme oder die Umstellung der Therapieform stellen hierbei entscheidende Momente innerhalb des Verlaufs dar, wo jeweils neu zu bewältigende Probleme für den Patienten auftreten können. Vielfach sind Unsicherheiten über den Ablauf, die Wirkung und die weiteren Konsequenzen der Therapie bzw. den sich dadurch verändernden Krankheitsverlauf vorhanden, welche innerhalb der Gespräche besprochen werden müssen.

Bereits im Verlauf dieses ersten Forschungszyklus konnte die vormals innerhalb der Einleitung beschriebene Dominanz der MRT-Aufnahme festgestellt werden. Aufgrund ihrer charakteristischen Stellung innerhalb der Gespräche wurde sie als zentrale Kategorie in die Analyse integriert. Für die weitere Auswahl der Gespräche wurden die oben dargestellten drei Gesprächstypen – das Erstgespräch, das Therapiekontrollgespräch mit therapeutischem und/oder operativem Schwerpunkt sowie das präoperative Aufklärungsgespräch – fokussiert. Festzuhalten bleibt, dass bei den drei ausgewählten Typen ein deutlich erhöhter Gesprächsbedarf vorliegt, der z. T. durch das Vorwissen bzw. direkte Durchleben von Therapien gemindert oder auch erhöht werden kann. Der Patient wird im Bezug zu seiner Krankheit zum subjektiven Experten für die einzelnen Therapieformen. Er weiß, wie er sich bei der jeweiligen Therapie gefühlt und wie sehr sie seinen Alltag beeinflusst hat. Er entwickelt auf der Grundlage seines Erlebens eigene Präferenzen und einen eigenen Wissensbestand, der mit dem professionellen Wissensbestand des Arztes abgeglichen werden muss. Notwendig werdende Veränderungen innerhalb der momentanen Therapie sind deshalb im Allgemeinen nicht nur aufgrund des noch fehlenden Wissensdefizits über die evtl. neue Therapie zu diskutieren, sondern auch im Hinblick auf das bereits erworbene Wissen mit den anderen Therapien. Der jeweils eigene Umgang bzw. das jeweils eigene Durchleben einer solchen Therapie und die Auswirkungen auf sich selbst als betroffenes Subjekt stellen hier den hauptsächlichen Gesprächsbedarf dar. Natürlich ist immer auch der prognostizierbare

---

31 Die meisten Tumore besitzen eine klar abgegrenzte Struktur und sind somit gut operabel. Allerdings können Tumore auch eine disperse, sich z. T. über das gesamte Gehirn erstreckende Struktur aufweisen. Liegt der Tumor in dieser Form vor, so ist eine Resektion mit erheblichen Nebenwirkungen verbunden und nur schwer durchführbar.

Erfolg einer Therapie Gegenstand des Gesprächs. Aufgrund der stark individuell variierenden Erfolge und Nebenwirkungen ist jedoch gerade dies schwer vorauszusagen.

Für die Auswahl der Patienten wurde der folgende Kriterienkatalog erarbeitet: Die ausgewählten Patienten sollten über einen längeren Zeitraum begleitet werden. Die Anzahl der aufgenommenen Gespräche pro Patient kann stark variieren, zum einen je nach Malignität des Tumors und den entsprechenden Abständen zwischen den Therapiekontrollgesprächen und zum anderen je nach individuellem Krankheitsverlauf und Gesundheitszustand. Im Hinblick auf die Fragestellung der Arbeit wurden bewusst hauptsächlich hochgradig maligne Tumore ausgewählt. Bei diesen wurde die Unsicherheit über den weiteren Verlauf der Erkrankung bei den Patienten als besonders groß angesehen, zudem war der Kontakt zum Arzt aufgrund der regelmäßig angesetzten Kontrollen am engsten. Bei der genaueren Untergliederung der Gesprächstypen war augenfällig, dass der größte Teil auf die routinemäßigen Therapiekontrollgespräche entfiel und hier ein dementsprechend großes Korpus zur Verfügung stand. Insgesamt entfielen auf diesen Typ 64 der 77 zu Beginn aufgenommenen Gespräche. In Bezug zum Forschungsinteresse waren vor allem die Erstgespräche bzw. Zweitmeinungen interessant, die letztendlich zu einer Aufnahme der Therapie geführt haben. Hier wurde besonders explizit auf die einzelnen Thematiken eingegangen und es wurden ausführliche Erklärungen zu den Therapieformen und zur Auswertung der MRT-Aufnahme und den damit zusammenhängenden Konsequenzen gegeben. Alle Gespräche dieses Typs sind zur weiteren Beobachtung des Therapieverlaufs dem Korpus beigefügt worden. Ihre Zahl war allerdings mit insgesamt sieben auch deutlich geringer als die der Therapiekontrollgespräche. Bei den Kontrollgesprächen gestaltete sich die Auswahl schwieriger. Hier wurde vor allem auf die Malignität des Tumors und auf die bereits bestehende Therapiegeschichte geschaut. Einige Patienten stehen bereits seit mehreren Jahren in Kontakt mit dem Arzt und die Beziehung war aufgrund des gemeinsam durchlebten Therapieprozesses – der unweigerlich durch viele Erfolge gekennzeichnet sein musste, sonst wäre eine solche Dauer nicht zustande gekommen – sehr eng. Solche Patienten wurden nur dann berücksichtigt, wenn Anzeichen für ein Rezidiv gefunden wurden. Unter Berücksichtigung der Ausschlusskriterien und im Bezug zu den drei Gesprächstypen wurden 24 Patienten ausgewählt, die über einen längeren Zeitraum aufgenommen werden sollten. Die nächsten Gesprächstermine dieser Patienten bildeten den zweiten Forschungszyklus.

2.2.3 Das weitere Vorgehen im Feld

Der zweite Zyklus konnte aufgrund der Terminierung der Gespräche nicht mehr innerhalb weniger Tage durchgeführt werden. Das ursprünglich erdachte Setting musste im Laufe der Feldforschungsphase den gegebenen Umständen angepasst werden. Schwierig gestaltete sich hierbei die Organisation der nachfolgenden Gesprächstermine, die häufig umgelegt wurden. Ein Grund war beispielsweise der sich rapide verändernde Gesundheitszustand eines Patienten, der häufig zusätzliche Termine und Operationen zur Folge hatte. Als außenstehende Person war es unmöglich, alle diese veränderten Bedingungen rechtzeitig zu erfahren und somit jeweils den aktuellen Termin des Patienten zu kennen. So sind die zuvor angedachten Folgegespräche nur bei einigen Patienten durchgeführt worden. Aus organisatorischen Gründen wurden an den weiteren Feldtagen alle Gespräche aufgenommen und somit neue Patientengespräche gesammelt. Insgesamt erstreckte sich dieser Zyklus auf fünf Feldtage innerhalb von sieben Wochen, an denen 65 Gespräche aufgezeichnet wurden. Die Anzahl der Gespräche pro Tag variierte stark, weil der routinierte Ablauf innerhalb der Sprechstunde durch die Aufnahmen nicht beeinträchtigt werden sollte und je nach zeitlicher Platzierung der Gespräche unterschiedlich viele Gespräche zusätzlich aufgezeichnet wurden. Dies hatte den Vorteil, dass neu hinzugekommene Erstgespräche ebenfalls mit in das Korpus integriert werden konnten. Gleiches gilt für Gespräche, die einer der beiden anderen oben dargestellten Gruppen zuzuordnen sind. Das endgültige Korpus enthält nun sowohl Patienten, von denen drei oder vier Gespräche aufgezeichnet wurden, wie auch Patienten mit nur einem Gespräch. Diese Zahl ist zum Teil der Malignität der Tumore und der daraus resultierenden Zeitspanne zwischen den einzelnen Gesprächsterminen zuzuschreiben.

Innerhalb des zweiten Zyklus wurde durch die komparative Analyse ein Schlüsselmoment dieser Gespräche herausgefiltert: Vom Arzt an den Patienten kommunizierte Unsicherheiten bezüglich seiner Krankheit, Diagnose oder Therapie, die auf unsicherem Wissen, gewissermaßen nur theoretischem Wissen können beruhen, weil der Arzt das Gesehene mit ihm bekannten diskursiven Darstellungen abgleicht, so aber die Individualität des Falles unbeachtet lässt. Aufgrund der vorliegenden Situation innerhalb der Neuroonkologie sind diese Wissenskategorisierungen an die MRT-Aufnahme bzw. andere bildgebende Verfahren gebunden. Im Zuge dessen sind Parallelen zwischen den bildgebenden Verfahren, als ein Akteur-Typ, und den therapeutisch eingesetzten Substanzen und Techniken, als einem weiteren Akteur-Typ, deutlich geworden. Bei beiden lässt sich die an sie gebundene Unsicherheit auf das gleiche basale Moment zurückführen, wie sich im Laufe der Analyse zeigen wird. Quantitativ gesehen nimmt die Besprechung der Therapie im Korpus einen großen Raum ein, sodass dieser zweite Akteur-Typ ebenfalls in die analytische Betrachtung integriert wurde. Die vormals vorgenommene Kategorisierung der MRT-Aufnahme rückte durch die weitere Analyse an eine zentralere Position und konnte thematisch zugespitzt werden: Sie wird als zentrales Element der Kommunikation erachtet. An die Spezifizierung der Forschungsthematik schloss sich eine erneute Durchsicht des bisher gewonnenen Materials an. Das Korpus ist in diesem Sinne als „dynamisches Korpus" (Liebert, in Vorbereitung, S. 11) zu verstehen, welches sich im Verlauf der Forschungsarbeit stetig gewandelt hat, sodass auch einige Gespräche von Patienten mit Metastasen dem Analysekorpus hinzugefügt wurden. Gespräche, in denen die oben dargestellte Thematik nicht vorkam, hatten meist einen guten MRT-Befund zum Inhalt, sodass aufgrund des erfolgreichen Therapieverlaufs keine Änderungen vorgenommen wurden. Zudem galt das für Gespräche, in denen ein Therapieabbruch initiiert wurde. Innerhalb des Korpus sind zwei Ausnahmen zu finden, bei denen trotz guter Ergebnisse der weitere Therapieverlauf bzw. dessen Struktur diskutiert wird, sodass diese Gespräche wieder in die Analyse integriert wurden. Die vormalige Gruppierung wurde umstrukturiert und nach dem thematisch-kontextuellen Auftreten des Schlüsselmoments geordnet. Hierdurch ergab sich innerhalb des theoretischen Samplings nach Meinung der Forscherin die angestrebte theoretische Sättigung: Das Schlüsselmoment konnte sowohl über die thematische Breite der Gespräche als auch innerhalb der verschiedensten (möglichen) Gesprächstypen vorgefunden werden. Die Feldforschung wurde mit einem Korpus von insgesamt 142 Arzt-Patient-Gesprächen abgeschlossen, wobei 26 Folgegespräche zu verzeichnen sind.

Nach Abschluss der Analyse fand mithilfe des zusätzlichen Materials eine Kontrolle der aufgestellten Kategorien und Thesen statt, um diese auf ihre Stichhaltigkeit hin zu überprüfen. So kam es, dass der ein oder andere treffende Ausschnitt aus den zuvor aussortierten Gesprächen wieder seinen Platz in dieser Arbeit gefunden hat. Die Analyse wurde schließlich auf Basis von 21 Gesprächen mit 18 Patienten durchgeführt.

Auch wenn die nachfolgende Analyse keinen ethnografischen Schwerpunkt besitzt, so ist doch jeder Kontakt mit einem Forschungsfeld dem Eintauchen in eine fremde Welt gleichzusetzen. Die gewonnenen ethnografischen Daten haben im Verlauf der analytischen Aufbereitung des Korpus vor allem im Zusammenhang mit der Erstellung der jeweiligen Maps[32] (vgl. Kapitel 2.3) einen großen

32 Siehe hierzu Kapitel 5.1.

Beitrag zum Verstehen des Materials geleistet. Allein durch diese Informationen konnten innerhalb der Gespräche angesprochene, aber nicht weiter thematisierte Zusammenhänge erschlossen und nachvollzogen werden, um sie so auf den Analysegegenstand zu beziehen. Aufgrund der Spezialisierung der Institution Uniklinik ist es essenziell, einige ihrer Rahmenbedingungen in den Blick zu nehmen, wie es innerhalb der Maps an späterer Stelle geschehen soll, weil diese Bedingungen als diskursive Akteure[33] z. T. innerhalb der aufgezeichneten Gespräche kommuniziert werden. Eine unmittelbare Einbindung der Rahmenbedingungen ist wichtig für die wissenschaftliche Forschung und das sich entwickelnde theoretische Konstrukt, da die beobachtete soziale Wirklichkeit keine Form kennt, die unabhängig von ihrem Kontext existiert. Ihre Bestimmung und Analyse kann demnach allein darin vollzogen und nachvollzogen werden. Die jeweilige Situation der sozialen Wirklichkeit wird damit zum „ultimativen Forschungsgegenstand" (Clarke et al. 2010, S. 24)[34]. Zum Erfassen der alltagsweltlichen Wirklichkeit wird auf Clarkes Konzept der *Situationsanalyse* zurückgegriffen. Mit dessen Hilfe soll eine partielle Strukturierung der Bereiche vorgenommen werden, die sich innerhalb der Kommunikation als besonders relevante Antezedens- bzw. Randbedingungen präsentieren. Dass die alltagsweltliche Wirklichkeit in ihrer Komplexität nicht zu fassen ist und lediglich ausschnittartige Einblicke erfolgen können, sollte dabei außer Frage stehen, und nicht als Ziel von Forschung erachtet werden. Fokussiert wird somit die Analyse eines Aspekts innerhalb seiner Situation und nicht die Situation an sich.

2.3 Verortung des Korpus im sozialen Raum

Die aufgezeichneten Gespräche finden innerhalb eines spezifischen institutionellen Rahmens statt, auf den bereits zuvor kurz eingegangen wurde und der im Folgenden noch weiter beleuchtet wird. Dieser stellt Anforderungen an die Situierung und Strukturierung der Kommunikation, die mehr oder weniger direkt oder indirekt auf diese einwirken. Die Arzt-Patienten-Kommunikation kann nur im Hinblick auf die sie umgebenden Bedingungen, aus denen sie re-

33 Für eine nähere Erklärung siehe Kapitel 2.3.

34 Jene Sichtweise Clarkes weist starke Parallelen zu dem von Foucault ausgearbeiteten Konzept des Dispositivs auf (vgl. Foucault 1981, S. 74). Beide erkennen – wie sich in den nachfolgenden Ausführungen zu Clarkes methodischem Ansatz zeigen wird – ein die einzelnen Strukturen der Situation netzartig verbindendes Konstrukt, welches im Zusammenspiel der einzelnen Bedingungen ersichtlich wird.

sultiert und auf die sie sich bezieht, nachvollzogen werden.[35] Für die im Anschluss erfolgende Analyse wird zum Erfassen dieser Aspekte auf die von Clarke entwickelte Situationsanalyse zurückgegriffen, die sie als Weiterentwicklung der Grounded Theory versteht (vgl. Clarke 2010, S. 12). Dieses Konzept basiert auf dem Gedanken, dass durch die multiperspektivisch-prozessuale Wahrnehmung der Wirklichkeit die Theorie als wissenschaftliche Betrachtungsweise von Wirklichkeit immer ein prozessuales Konstrukt sein muss, um sie angemessen präsentieren zu können. Daraus ergeben sich fluide Theorien, die stets nur den einmaligen Forschungsgegenstand möglichst umfänglich erfassen können. Die Situation wird zum ultimativen Forschungsgegenstand, weil sie zu der Bestimmung der in ihr enthaltenen Aktionen und Beziehungen dient:

> *Die Bedingungen* ***der*** *Situation sind* ***in*** *der Situation enthalten.* So etwas wie „Kontext" gibt es nicht. Die bedingten Elemente der Situation müssen in der Analyse der Situation spezifiziert werden, da *sie für diese konstitutiv sind* und sie nicht etwa nur umgeben, umrahmen oder etwas zur Situation beitragen. Sie *sind* die Situation (Clarke 2010, S. 112).

Alle Faktoren, die in einer Situation enthalten sind, konstituieren diese mit. Nur in dem durch sie vorgegebenen Rahmen, dem Bedingungsgefüge der Situation, ist Handeln möglich.

Die Situation zeichnet sich außerdem durch ihre Fluidität aus, welche wiederum an Aktion gekoppelt ist. Handeln wird in Anlehnung an Strauss als situierte Tätigkeit verstanden, welche bedingt wird durch den jeweiligen Rahmen, die jeweilige Situation (vgl. Clarke 2010, S. 107). Dadurch verändert sie sich, weil sie stetigen Aktionen bzw. Interaktionen der einzelnen Bedingungen miteinander unterliegt. Hierbei gilt Handeln als dislokal und nicht vollständig transparent, sodass es einen gewissen Grad an Unbestimmtheit in sich trägt (vgl. Latour 2010, S. 76-83), der situativ wirkt bzw. die Situation konstruiert, aber auch nur in *dieser* wirken kann. Das Weglassen oder Hinzufügen eines Faktors kann weitreichende Folgen auf das Bedingungsgefüge der Situation haben, da diese sich zueinander ko-konstitutiv verhalten, sich also zum Teil gegenseitig konstituieren (vgl. Clarke et al. 2010, S. 107). Zum Verstehen der Situation muss deshalb die ihr zugrundeliegende Handlungsstruktur samt ihrer Handlungsträger verstanden werden: „Handeln ist ein Knoten, eine Schlinge, ein Konglomerat aus vielen überraschenden Handlungsquellen, die man eine

---

35 Eine erste Anwendung dieser Methodik innerhalb linguistischer Arbeiten zur Arzt-Patienten-Kommunikation findet sich bei Menz 1991, der zur Verdeutlichung der das Gespräch umgebenden Strukturen eine tabellarische Darstellung bot, die inhaltlich denen einer Situationsmap ähnelt (vgl. Menz 1991, S. 32).

nach der anderen zu entwirren lernen muß“ (Latour 2010, S. 77). Will man die Situation verstehen, muss man die in ihr enthaltenen Handlungen und ihr Zusammenspiel analysieren, die dann wiederum gemeinsam und ko-konstitutiv die Situation bilden. Denn die Situation ergibt sich allein aufgrund des auf sie einwirkenden Bedingungsgefüges, sodass innerhalb der Situationsanalyse auch zwangsläufig darauf eingegangen werden muss, warum das, „was als ‚in der Situation‘ definiert wird“ (Clarke et al. 2010, S. 105), genau in dieser Weise wahrgenommen wird.

Die Betrachtung der Situation als basalen Bestandteil von Welt kann zum Erreichen eines Verständnisses für die komplexe Organisation des Sozialen und seinen Organisationsformen führen, wenn „die in der Situation und ihre Diskurse involvierten sozialen Welten und Arenen“ (Clarke et al. 2010, S. 105) sowie ihre „Positionen zu zentralen Fragen zu diesen Diskursen“ (ebd.) als Teil des situativen Bedingungsgefüges erachtet werden. So werden die Verflechtungen einer sozialen Welt mit anderen deutlich. Sie sind dabei nicht an die Grenzen von Institutionen oder Organisationen gebunden, sondern an das sie einende Ziel bzw. Interesse. Um eine soziale Welt und ihre Elemente verstehen zu können, darf eine an sie angrenzende demnach nicht ausgeblendet werden, da sie diese ebenfalls ko-konstitutiv beeinflusst. Die Analyse einer sozialen Welt, d. h. einer Situation innerhalb dieser sozialen Welt, muss

> alle Arenen[36], in denen die Welt involviert ist sowie die anderen Welten in diesen Arenen und die damit verbundenen Diskurse verstehen [...], da diese sich alle gegenseitig beeinflussen/für diese Welt konstitutiv sind (Clarke et al. 2010, S. 89).

Als soziale Welt gilt hierbei eine Gruppe mit gemeinsam geteiltem Interesse oder gemeinsam geteilter Aktivität, die im Hinblick auf das Erreichen ihrer Ziele zusammenarbeitet. Sie bildet nach Strauss „the principal affiliative mechanisms through which people organize social life“(Clarke 1991, S. 131). Die Gesellschaft setzt sich nach Strauss aus einem Mosaik verschiedener sozialer Welten zusammen. Ein Individuum kann in mehreren sozialen Welten zugleich beheima-

---

36 Arenen sind Diskursorte und dadurch zumindest einige Zeit relativ stabil. Innerhalb einer Arena manifestiert sich der Diskurs (für eine nähere Begriffsbestimmung siehe Kapitel 3.1.2 und 3.1.3). Hier sind spezifische auf und durch ihn gerichtete Strukturen vorhanden, die ihm zur Manifestation verhelfen. Diskurse liegen allerdings nicht nur in ihrer spezifischen Gruppe vor, sondern auch innerhalb von Diskursen nahe verwandter Gruppen, sodass sich innerhalb einer Arena auch Überschneidungsbereiche von Diskursen finden (vgl. Clarke et al. 2010, S. 77f.).

tet sein, die Bindung an diese ist jeweils fluid (vgl. Clarke 1991, S. 132). Innerhalb einer Arena agieren die Mitglieder dann repräsentativ für ihre soziale Welt.

Handeln als entscheidendes Moment der Situation ist nicht an Menschen gebunden, sondern an Akteure. Clarke knüpft dabei explizit an die von Latour und Callon entwickelte Akteur-Netzwerk-Theorie an. Sie verdrängt das erkennende Subjekt aus dem Fokus der Analyse und rückt das Netz der Akteure, das Zusammenspiel aller zu Aktionen befähigten Subjekte wie Objekte, in den Mittelpunkt: Alles, was in der Situation handelt bzw. etwas tut, selbstständig oder beeinflusst durch andere, nimmt Einfluss und wird zum Handlungsträger, zum Akteur, der seine „beobachtbaren Spuren hinter[lässt]" (Latour 2010, S. 92f.). Explizit werden so – im Sinne diskursanalytischer Betrachtungen – auch nichtmenschliche Bestandteile der Welt[37] als gleichberechtigte Akteure in die Analyse miteinbezogen (vgl. Clarke et al. 2010, S. 88). Clarke bezeichnet implizit, nicht materiell anwesende, in der Situation enthaltene Handlungsträger als diskursive Akteure der Situation (vgl. Clarke et al. 2010, S. 88). Sie liegen i. d. R. kommunikativ in der Situation vor, beispielsweise durch Äußerungen anderer Akteure, die die Position oder das Wirken dieses diskursiven Akteurs problematisieren.

Nichtmenschliche Aktanten konditionieren die Interaktion in der Situation strukturell durch ihre spezifischen Materialeigenschaften und -an-forderungen sowie durch unsere Verpflichtungen ihnen gegenüber, ihre Handlungsmacht ist allgegenwärtig. Die Situationsanalyse berücksichtigt explizit sowohl auf materielle als auch auf diskursive Weise die nicht menschlichen Elemente in der erforschten Situation (Clarke et al. 2010, S. 104).

Methodisch wird dieses Forschungsanliegen durch drei Typen von Maps umgesetzt:

- Situationsmap
- Maps von sozialen Welten und Arenen und
- Positionsmaps

Diese fokussieren dabei jeweils einen spezifischen Aspekt. Sie fungieren im Sinne Clarkes vorrangig als Instrument für die Analysearbeit (vgl. Clarke et al. 2010, S. 122f.).

37 Dezidierte Ausführungen zu diesem Aspekt folgen in Kapitel 4.

2.3.1 Maps als Strukturierungshilfe

Da soziale Welten durch Akteure bedingt sind, erlaubt deren Analyse einen tieferen Einblick in diese soziale Welten. Zur Strukturierung der Positionen und der enthaltenen Akteure nutzt Clarke verschiedene Maps. Sie durchbrechen dabei aufgrund ihrer Visualität „unsere normalen Arbeitsweisen und fordern uns heraus, die Dinge ganz neu zu betrachten" (Clarke et al. 2010, S. 74). Sie nehmen deshalb innerhalb der analytischen Arbeit die Funktion von Werkzeugen ein, die durch die zunächst willkürliche Auflistung der Aspekte und der sukzessive zunehmenden Strukturierung dazu verhelfen, Gruppierungen und Verbindungen herauszuarbeiten. Aufgrund ihrer Visualität erlauben sie dem Forscher einen besseren Überblick. Er kann seine Forschung beobachten und schneller einzelne Bestandteile herausgreifen, verschieben oder neu verorten. Als fundamentales Ziel einer solchen Map gilt das Verständnis für einen lokalen und temporären Ausschnitt der sozialen Welt und aller Faktoren, die für diesen konstitutiv sind:

> Wir brauchen analytische Maps, um Positionen und ihre [die der Handlungen] relative Verortung zu erläutern. [...] Wir müssen in methodologischer Hinsicht zugleich Handelnde beim Handeln und Reflektieren angehen und ausholende diskursive Konstruktionen von menschlichen und nichtmenschlichen Akteuren, Positionen und deren Implikationen (Clarke et al. 2010, S. 274).

Maps dienen also der Visualisierung dieser Zusammenhänge, der Darstellung von Verbindungen untereinander und den unterschiedlichen Positionen zueinander. Die Anfertigung der einzelnen Maps ist dabei mit den einzelnen Codierschritten der Grounded Theory vergleichbar bzw. ergänzt diese auf der Perspektive der Mesoebene, um zunächst den vollen Umfang des Forschungsvorhabens überblicken zu können (vgl. Clarke et al. 2010, S. 35). Davon ausgehend werden die sich darbietenden Verflechtungen beleuchtet. Auf die drei Typen von Maps soll nun kurz eingegangen werden:

– Die Situationsmap fokussiert die Darstellung aller für die Situation relevanten Akteure: menschliche wie nichtmenschliche, materielle wie diskursive, symbolische wie kulturelle u. a. werden zunächst im Überblick dargestellt, um dann nacheinander die unterschiedlichen Beziehungen herausarbeiten und kritisch reflektieren zu können. Durch diese Darstellung soll die Forschungssituation für das weitere analytische Vorgehen geöffnet werden (vgl. Clarke et al. 2010, S. 125).
– Die Map von sozialen Welten oder Arenen dient der Veranschaulichung von kollektiven Akteuren und wichtigen nichtmenschlichen Akteuren. Es wird untersucht, wie sie in einer exemplarischen Situation vorliegen. Ihr Fokus

liegt auf der Darstellung der stetigen Aushandlungsprozesse zwischen den einzelnen Akteuren. Explizit soll in dieser Map auch die jeweilige sozial-organisatorische bzw. institutionelle Dimension, in der die Akteure verortet sind, berücksichtigt werden (vgl. Clarke et al. 2010, S. 38).
- Positionsmaps zeigen die Schlüsselpositionen auf, indem durch unterschiedliche Varianten Gemeinsamkeiten, Kontroversen und Unterschiede herausgearbeitet werden, die innerhalb der Situation vorliegen oder auch *nicht* vorliegen. Sie versuchen, „das gesamte Spektrum der *diskursiven* Positionen zu bestimmten Fragen abzubilden" (Clarke et al. 2010, S. 38). Eine Beschränkung auf Personen wird nicht vorgenommen, sondern der Fokus bleibt auf allen Handlungsträgern der Situation (vgl. Clarke et al. 2010, S. 125).

Die bereits angesprochene Fluidität zwischen einzelnen sozialen Welten stellt innerhalb der Analyse dieser Konstellation ein entscheidendes Merkmal für deren Struktur dar. Der Fokus auf der Akteurebene und somit auch auf kollektiven Akteuren und ihrem sozialen Handeln zeigt, dass sie sich durch Interaktionen stetig wandeln. Dadurch erlangt die Situation die „plastische Fähigkeit, Wandel und heterogene Perspektiven zu berücksichtigen" (Clarke et al. 2010, S. 148f.). Innerhalb der Maps wird diesem Phänomen mithilfe mehr oder weniger starker gestrichelter Linien Rechnung getragen, die so ausgehend vom jeweils fokussierten Akteur die Durchlässigkeit der einzelnen Grenzen symbolisieren. Diese kartografische Art zur Darstellung von Relationalität und Positionalität verhilft strukturiert zur weiteren Öffnung der Daten. Sie versucht den Blick auf Handlungen als basales Moment des Sozialen zu lenken, um so ein tieferes Verständnis für dieses Phänomen zu erlangen.

2.3.2 Die Situationsanalyse aus linguistischer Perspektive

Sprache wird in Anlehnung an Searle und Austin als eine Form des Handelns und als situative Tätigkeit verstanden (vgl. beispielsweise Searle 2011). Hierbei ist zu beachten, dass die in der Situation genutzte Sprache als Indiz für vergangene Aktionen und somit bereits als *eine* Interpretation der Situation angesehen werden kann. Eine Situation ist immer größer als die Summe ihrer Teile, da sie deren Relationalität in einem bestimmten zeitlichen und räumlichen Monitor enthält (vgl. grundlegend Searle 2011). Folglich müssen zur Erkenntnis und Nachvollziehbarkeit die spezifischen Handlungsbedingungen der Situation zugänglich gemacht werden.

Für eine linguistische Analyse ist der Ansatz der Situationsanalyse vor allem im Hinblick auf die hier vorrangig thematisierte Fokussierung auf die Situation als Untersuchungsgegenstand interessant. Diese wird als eine Momentaufnahme von Interaktionen in einer sozialen Welt aufgefasst und zeigt ausschnittartig die dort vorzufindenden Verflechtungen der einzelnen Akteure. Linguistisch sind deren Manifestationen innerhalb der Kommunikation und die durch ihr Einwirken auf die Kommunikation entstehende Struktur von Interesse. Die strukturellen Besonderheiten verschiedener institutionell angebundener Kommunikationsformen sind dabei nicht neu für die Linguistik, denn sie wurden im Rahmen gesprächsanalytischer Forschungen stets berücksichtigt (vgl. Deppermann 2008, S. 9f), da das Verstehen der Gesprächswirklichkeit ausschließlich mithilfe des kontextuellen Rahmens möglich ist. Dieser rahmt die Interaktion, sodass ihre prinzipielle Bedeutungsoffenheit hin zur größtmöglichen kontextuellen Eindeutigkeit gewandelt werden kann (vgl. Goffman 1980 und Searle). Als Konsequenz haben sich neben den klassischen eindimensionalen Gesprächsanalysen multimodale Interaktionsanalysen entwickelt, die neben der mündlichen Kommunikation weitere Bereiche der kommunikativen Situation betrachten (vgl. Schmitt 2015). Clarkes Ansatz stellt hier eine Bereicherung dar, da mit seiner Hilfe die Situation systematisch analysiert wird und mithilfe der Maps übersichtlich dargestellt werden kann. Durch das Anfertigen einer Map erfolgt eine Sensibilisierung für die jeweils in dieser spezifischen Forschungssituation auf Kommunikation einwirkenden Akteure, die dadurch zu entscheidenden Größen für die diskursanalytische Betrachtung werden. Es wird nicht mehr nur die Frage gestellt, warum genau jene Äußerung zu diesem Zeitpunkt entstanden ist. Der Blick verlagert sich auf die in ihrem Zusammenhang stehenden Akteure: Warum ist jener Akteur bzw. jene mit ihm in Verbindung stehende Äußerung oder kommunizierte Interaktion mit ihm zu diesem Zeitpunkt wichtig für die Situation und aus welchem Grund ist sie getätigt worden, oder warum wird der Akteur gerade zu diesem Zeitpunkt nicht erwähnt? Die Analysen von Kommunikation müssen als analytische Betrachtungen von situativem Handeln und als metareflexives Element über unser Handeln dem Handlungsträger insgesamt und nicht allein seinen Spuren oder seinen Handlungen Aufmerksamkeit schenken. Durch diese Perspektivverlagerung erfolgt eine Sensibilisierung für Sprache als situierte Handlung, weil der Fokus auf all jene Bestandteile unserer Umwelt gelenkt wird, die kommunikativ als gegeben dargestellt werden. Innerhalb der analytischen Arbeit wird also darauf geachtet, wie diese Bestandteile als Element der Situation fungieren und zu einem solchen werden konnten. Der Fokus auf Sprache verlangt eine etwas andere Herangehensweise, als im soziologischen Ansatz Clarkes vorgesehen. Liegt ihr

Fokus vor allem auf der Verflechtung der einzelnen sozialen Welten innerhalb der Arenen, so wird dies hier auf mikrostruktureller Ebene geschehen. Tatsächlich wird die einzelne Situation, wie von Clarke intendiert, mit ihren kommunikativen Interaktionen den Untersuchungsgegenstand bilden. Es werden also die Verflechtungen der einzelnen sozialen Welten innerhalb eines Gesprächs untersucht – ebenso wie ihr jeweiliger Verweis über die Grenzen dieser situierten Kommunikation hinaus. Um ihn erfassen zu können, muss aber auch seine Verflechtung über die Gesprächssituation hinaus in dem Maße betrachtet werden, in welchem er sich innerhalb der Kommunikation durch die diskursiven Elemente der einzelnen Akteure widerspiegelt und dadurch Einfluss auf die Kommunikation nimmt.

Zur dezidierten Herausarbeitung der möglichen und schließlich eingegangenen Handlungsstrukturen sowie für deren Reflexion wird innerhalb der Analyse weniger auf Clarkes Maps zurückgegriffen. Sie waren grundlegend für die Schaffung des Analysegegenstands und dessen Rahmung bzw. Fokussierung durch die Öffnung der Daten relevant. Es wird stattdessen auf das ihnen zugrundeliegende Konzept der Akteur-Netzwerk-Theorie von Callon und Latour zurückgegriffen. Die Ähnlichkeiten zwischen beiden Ansätzen sind nicht von der Hand zu weisen. Allerdings fokussieren Callon und Latour den mikrosoziologischen Bereich der einzelnen Akteure und sie betrachten, wie sie ihre Handlungsstruktur entwickeln und worauf diese basiert. Genau diese Perspektive erscheint für die Analyse sehr fruchtbar, sodass an späterer Stelle[38] das theoretische Gerüst dieses Ansatzes erörtert wird, um ein geeignetes Analyseinstrument für die Mikroebene zu erhalten. Es schließt sich an Clarkes an und soll innerhalb dieser Arbeit entsprechend eingebunden werden, um die Bedeutung des durch die Situation entstehenden Bedingungsgefüges und auf die in ihr stattfindenden Handlungen zu thematisieren (vgl. Clarke et al. 2010, S. 61).

---

38 Siehe hierzu Kapitel 4.

3 Genese und Materialisierung von Wissen

Arzt-Patienten-Gespräche zählen zur Experten-Laien-Kommunikation. Merkmale dieses Kommunikationstyps sind u.a. ein Wissensgefälle und ein i. d. R. ursächlicher und gesprächsinitiierender Grund. Im Fall von Arzt-Patienten-Gesprächen ist dieser Grund durch das Auftreten einer Krankheit gegeben. Innerhalb der Gespräche wird deshalb zunächst die Krankheit diagnostiziert und sodann in Absprache mit den Wünschen und Vorstellungen des Patienten eine Therapie initiiert. Beides sind Prozesse, bei denen der Patient auf das Wissen des Arztes angewiesen ist, jedoch i.d.R. auch seine eigenen Erfahrungen mit der Krankheit miteinbringt, sodass es zu Wissensaushandlungen kommt (vgl. Birkner 2006, S. 158), da das Wissen des Patienten und das professionelle Wissen des Arztes nicht kongruent sein müssen. Dem Patienten ist es mittels selbstermächtigter Recherchen im Internet oder dem Aufsuchen von Beratungsstellen möglich, sich über Therapiemöglichkeiten zu informieren.

Gerade im Bereich der Neuroonkologie wird jedoch zurzeit noch viel Grundlagenforschung betrieben, deren Ergebnisse dem Patienten nicht ohne weiteres zugänglich sind. Für die aufgenommenen Gespräche bedeutet dies, dass die von Patienten eingebrachten Therapiemöglichkeiten meist abgelehnt wurden. Dies liegt schlichtweg daran, dass ihr erworbenes Wissen nicht dem aktuellen wissenschaftlich-medizinischen Stand entspricht, sodass bei den Gesprächen zu diesen Erkrankungen eine spürbare Wissensasymmetrie vorliegt[39]. Hinzu kommt, dass anderes als bei vielen anderen onkologischen Erkrankungen, nur eine bisher etablierte Standardtherapie zur Wahl[40] steht, sodass den Patienten keine Auswahl innerhalb der Therapiegestaltung bleibt. Neben seinem eigenen Wissen kann der Arzt auch auf Ergebnisse von Untersuchungen wie beispielsweise Messungen des Blutdrucks, Analysen der Blutwerte, Ultraschall- oder MRT-Aufnahmen zugreifen. Die Untersuchungsergebnisse sind als evidenzbasiertes Wissen anzusehen, weil die Methoden, durch welche dieses Wissen ge-

---

39 Dies führt dazu, dass sich die untersuchten Gespräche deutlich von vielen Studien zur Arzt-Patient-Kommunikation abgrenzen. Wenn im Folgenden auf Arzt-Patienten-Gespräche referiert wird, so sind damit stets die in der Arbeit untersuchten gemeint. Wenn sich auf andere Bereiche oder Studien der Arzt-Patienten-Kommunikation bezogen wird, so ist dies durch entsprechende Verweise oder Bemerkungen kenntlich gemacht.

40 Die hier beschriebene Situation kann innerhalb von Arzt-Patienten-Gesprächen als „Sonderfall" gewertet werden, da vielfach mehrere etablierte und wirksame Therapien für den Patienten zur Auswahl stehen, sodass im Gespräch Aushandlungsprozesse zu verzeichnen sind. Siehe hierzu bspw. Birkner 2006, oder Gülich 2005.

DOI 10.1515/9783110533540-003

wonnen wurde, wissenschaftlich geprüften und institutionell geregelten Auflagen entsprechen, die für eine Vergleichbarkeit der Ergebnisse sorgen. Jene Ergebnisse sind dem Patienten nicht nur unzugänglich, sondern ihre Ergebnisse sowie deren Kombination miteinander sind ihm aufgrund von mangelndem professionellem Wissen auch unmöglich, sodass die Mitteilung einer Diagnose bzw. das Besprechen eines Therapieprozesses innerhalb dieses Gesprächstypus als Weitergabe von professionellen Erkenntnissen anzusehen sind, die dem Patienten mitgeteilt, jedoch nicht mit ihm verhandelt werden.

Der dem Stellen einer Diagnose zugrundeliegende Erkenntnisprozess beginnt in der Neuroonkologie bereits vor dem eigentlichen Gespräch. Mithilfe von MRT-Aufnahmen wird eine Arbeitshypothese aufgestellt, die an die eigene Erfahrung und das professionelle Wissen des Arztes anknüpft. Diese Arbeitshypothese ist der erste Schritt auf dem Weg zur Diagnose der Krankheit. Die Diagnose ist somit eine wissensgestützte und als evident geltende Aussage über den aktuellen Zustand des Patienten. Eine diskutable Verhandlungsbasis stellt die diagnostische Annahme des Arztes nicht dar, weil dem Patienten i. d. R. das zum Nachvollziehen notwendige Wissen fehlt. Dies bedeutet aber nicht, dass die vom Arzt kommunizierte Annahme der subjektiven Krankheitstheorie des Patienten entspricht. In Transkript 10 aus Kapitel 5.2.1.5 zeigt sich, dass trotz mangelndem Wissen gewisse Aushandlungssituationen bezüglich der Diagnosestellung möglich sind, die die Krankheitstheorie des Patienten und auch seine „rationalisierende Abwehr“ (Birkner 2006, S. 158) gegenüber der vom Arzt gestellten Diagnose verdeutlichen. Auch wenn diese Theorie kurz nach der Diagnosestellung als relativ instabil betrachtet werden kann, so ist ihr aufbrechen doch ein wesentlicher Bestanteil zur Annahme der Krankheit und zur Emotionsbewältigung und somit ist die Angleichung beider Krankheitstheorien ein wesentlicher Bestandteil der Compliance und wesentlich für einen gelungenen Therapieprozess (vgl. ebd. S. 158 u. 160). Nahezu gleich verhält es sich mit der Unterbreitung der möglichen Therapieoptionen. Sie sind zunächst einmal wissensbasierte Aussagen, die aus dem Abgleich der Diagnose mit den aktuellen wissenschaftlichen Erkenntnissen und dem eigenen Wissensbestand des Arztes resultieren. Verhandelbar sind die sich hieraus ergebenden therapeutischen Maßnahmen. Sie sind als Vorschläge anzusehen, die der Patient mit Hinblick auf seine momentane Situation und den ggf. bereits bekannten Nebenwirkungen annehmen oder ablehnen kann, sodass die für diesen Patienten optimale Therapie ermittelt wird.

Dieser kurze Abriss offenbart, dass in Arzt-Patienten-Gesprächen innerhalb der Neuroonkologie, vielfach die Resultate von Erkenntnisprozessen thematisiert und teilweise auch diskutiert werden. Wie oben bereits kurz angedeutet wurde, kann dieser Prozess in zwei Bereiche unterteilt werden: In jenen Bereich, der auf Basis des dem Arzt inhärenten Wissens verläuft und in den, der auf der Anwendung bzw. Einbindung von diagnostischen Untersuchungen, die an technische Apparate wie Magnetresonanztomografen, Stethoskope oder bestimmte Techniken wie beispielsweise Blutanalysen gekoppelt sind, beruht. Das aus den verschiedenen Formen von Untersuchungen gewonnene Wissen ergänzt den professionellen Wissensbestand des Arztes um das spezifische Wissen über den Patienten. Der Arzt nutzt also ein Konglomerat von Akteuren und Praktiken bzw. das durch ihre Nutzung entstehende Ergebnis, um sein Wissen um den individuellen Fall zu ergänzen. Nur durch die Anwesenheit dieser Akteure vermag er also zu diagnostizieren und zu therapieren.

Beide Bestandteile des ärztlichen Erkenntnisprozesses agieren in diesen Gesprächen Hand in Hand miteinander, sodass ein Blick auf die Entwicklung von Erkenntnis und die damit einhergehende Konstruktion von Wirklichkeit als notwendiges theoretisches Fundament erscheint. Durch die Einnahme dieses Betrachtungsfokus ist es naheliegend, die basalen kognitiven Prozesse des Gespräches näher zu beleuchten. So soll erörtert werden, wie Erkenntnisprozesse verlaufen und Wissen entsteht, um diese theoretischen Erkenntnisse im analytischen Teil dieses Buches auf die Gespräche anzuwenden. Dort soll untersucht werden, wie der Arzt seine diagnostischen Ergebnisse dem Patienten kommunikativ präsentiert. In einem zweiten Schritt, der in Kapitel vier folgen wird, werden dann die integrierten Akteure und ihre Stellung im Erkenntnisprozess des Arztes dargestellt.

3.1 Konstruktion von Erkenntnis

Im folgenden Kapitel soll zunächst ein Blick auf „die gesellschaftliche Konstruktion der Wirklichkeit“ (Berger und Luckmann 1980) erfolgen, um in einem zweiten Schritt mit Hilfe von Ludwik Flecks Konzept des Denkstils den Fokus auf „die Entstehung einer wissenschaftlichen Tatsache“ (Fleck 1980) zu legen. Es schließt sich „die Fabrikation von Erkenntnis“ (Knorr-Cetina und Harré 1991) und Flecks indirekte Rezeption innerhalb der Labor-Studien, insbesondere bei Knorr-Cetina, an, um mithilfe dieser Eckpunkte einen dezidierten Blick auf die Konstruktion und den Umgang mit Wissen zu werfen[41].

41 Die dargelegten konstruktivistischen Sichtweisen orientieren sich an den für die sogenannten Science Studies in deren Zuge die Werke Flecks eine Renaissance erlangten. Zudem können

Mitte der 1960er Jahre legten Berger und Luckmann einen Grundstein für die konstruktivistische Betrachtung von Wissen und Wirklichkeit, indem sie darlegten, dass die gesellschaftliche Wirklichkeit und Wissen sozial konstruiert sind (vgl. zu dieser Position Berger und Luckmann 1980). Phänomenologisch aufbauend auf diesem Ansatz gab es ab den späten 1970er Jahren eine Vielzahl an Arbeiten, die sich mit dem Thema der wissenschaftlichen Praxis, dem *Wie* der Erkenntnisproduktion, beschäftigten und nicht wie bisher, mit deren Ergebnissen. In den Fokus gerückt war der Prozess der Forschung an sich und unter welchen sozialen Kontextbedingungen er vonstattengeht. Seinen Ursprung hatte dieser Forschungszweig in Großbritannien durch die Arbeiten von Barry Barnes (1977, 1979), David Bloor (1976) und Steven Shapin (1979) genommen. Er erreichte durch die enge zeitliche Abfolge der sogenannten Labor-Studien von Bruno Latour und Steve Woolgar (1979) sowie Karin Knorr-Cetina (1981 [1984], 1991 [2002]), in denen jeweils das Labor als spezifischer Ort der wissenschaftlichen Erkenntnisproduktion untersucht wurde, seinen Höhepunkt. Im Zuge dessen wurden Ludwik Flecks (1935 [1980]) Ansätze erneut rezipiert, waren sie doch durch Thomas Kuhns Arbeit (1962) wieder in den Fokus des wissenschaftlichen Publikums gerückt. Anknüpfend an diese wissenssoziologische Perspektive erfolgt in dieser Arbeit die Betrachtung von Wissen als sozialem Produkt, welches stets im Bezug zu seinem Hervorbringungskontext betrachtet werden muss. Ebenfalls unabdingbar an diesen Prozess gebunden ist das Nichtwissen, das aufgrund der Selektivität unserer Wahrnehmung[42] immerfort – zum Teil bewusst und zum Teil unbewusst – mitproduziert wird. Die Forschung zu diesem Thema nahm in den letzten Jahren, seit allgemeine Klarheit über die Unumgänglichkeit dieses Phänomens besteht, innerhalb verschiedener wissenschaftlicher Forschungsbereiche an Dominanz zu. In der neueren Zeit sind in der Soziologie unter anderem Nico Stehr (2013), Peter Wehling (2006, 2011, 2012, 2013) auch gemeinsam mit Stefan Böschen (2004, 2012) zu nennen. Innerhalb der Linguistik sind es Nina Janich (2012, 2013) und Ingo Warnke (2012), die sich der Bearbeitung dieser Thematik widmen. Ein Indiz dafür, dass diese Perspektive auch in der Medizin eine gewisse Relevanz besitzt, sind die im Sammelband von Dorett Funcke und Claudia Peter (2013) abgedruckten Aufsätze. Die Arbeiten stehen dabei zum einen in der phänomenologischen Tradition von Berger und Luckmanns konstruktivistischem Ansatz und stützen sich zum

---

sie als gedankliches Fundament für die von Callon und Latour in den Folgejahren entwickelte Akteur-Netzwerk-Theorie angesehen werden.

42 In welcher Hinsicht unsere Wahrnehmung als selektiv zu betrachten ist, soll im Folgenden (vgl. hierzu Kapitel 3.1.1) dezidiert erörtert werden.

anderen auf die Forschungstradition der Gesprächsforschung, die die (Gesprächs-)Wirklichkeit erforscht und auf deren Basis rekonstruiert, wie aus einer Möglichkeit die Wirklichkeit werden konnte[43].

Wissen und Nichtwissen werden im Folgenden als Produkte von Erkenntnisprozessen angesehen. Hierbei soll nicht nur auf die beiden sich diametral gegenüberstehenden Pole dieser Beziehung geschaut werden, sondern auch auf das „Dazwischen", die epistemischen Modalitäten des Wissens. Für dieses Anliegen dient Flecks *„Soziologie des Denkens"* (Fleck 1983c, S. 75) als rahmender Kontext für die Betrachtung

- des spezifisch sozial determinierten Erkennens und Wahrnehmens im Hinblick auf das von ihm ausgearbeitete Konzept des Denkstils und
- der sich gegenseitig bedingenden Produktion von Wissen und Nichtwissen.

Anschließend erfolgt durch die Berücksichtigung des ärztlichen Werkzeugs par excellence, dem Blick, ein direkter Bezug auf den medizinischen Kontext. Hierbei wird neben der Betrachtung Flecks, auf Michel Foucaults Werk *Die Geburt der Klinik* zurückgegriffen, in welchem dieser den Weg des ärztlichen Blicks nachzeichnet – mit all seinen Irrungen, Umwegen und Veränderungen, die ihn zu diesem bedeutenden Erkenntniswerkzeug gemacht haben, das er nun ist.

3.1.1 Konstruktion von Wirklichkeit

Wir alle haben durch unsere kulturelle und familiäre Sozialisation bereits eine bestimmte Vorstellung davon, *wie* die Wirklichkeit ist. Ebenso haben wir ein bestimmtes Wissen darüber, *was* wirklich ist und was nicht wirklich sein *kann*. Unsere Wirklichkeit ist demnach eine Repräsentation einer Möglichkeit, und zwar derjenigen, die wir aktuell zu realisieren vermögen, weil wir sie als wahr erachten (vgl. hierzu die Ausführungen zum Thomas-Theorem von Thomas 1928). Diese Vorstellung, welche sich auf tatsächlich seiende Dinge bezieht, „bezeichnet dann die Totalität dessen, was ‚wirklich ist'" (Trappe op. 1971b-2007, S. 829). Aber

43 In vielen gesprächswissenschaftlichen Arbeiten, die sich mit Varianten der Experten-Laien-Kommunikation wie bspw. die Arzt-Patient-Kommunikation beschäftigen, wird diese Thematik stets indirekt durch die Kommunikanten verhandelt, denn Verstehen baut zumindest in Teilen auf gleichen Wissensbeständen und somit Wirklichkeiten auf. (vgl. dazu Spranz-Fogasy 2014a. 2014b und 2010).

> selbst unsere sogenannten ‚Erfahrungen' haben es niemals direkt mit der ‚Wirklichkeit' zu tun, sondern sind von unseren Begriffen durchdrungen und können sich letztlich immer nur auf unsere Erfahrungen beziehen (Searle 2011, S. 182).

Die uns täglich umgebende Wirklichkeit ist der Maßstab für alle weiteren Wirklichkeiten, in denen wir leben. Sie vermittelt das, was zum Funktionieren von Welt und unserem sozialen Leben nötig ist:

> Sie ist einfach *da* – als selbstverständliche, zwingende Faktizität. Ich *weiß*, daß sie wirklich ist. Obgleich ich in der Lage bin, ihre Wirklichkeit auch in Frage zu stellen, muß ich solche Zweifel doch abwehren, um in meiner Routinewelt existieren zu können (Berger und Luckmann 1980, S. 26).

Aufbauend auf diesem bestehenden Gerüst erfahren wir unsere Umgebung. Beeinflussende Faktoren sind mannigfach zu finden und führen zu einer perspektivisch und zeitlich determinierten Form der Wirklichkeit: unserer Wahrnehmung der Wirklichkeit.[44] Sie muss zwingend sozial konstruiert sein, um eine unseren Vorstellungen von Wirklichkeit entsprechende Sinnordnung der Welt zu gestalten. Diese objektiv anmutende Präsentation der Wirklichkeit wird durch unseren routinierten Umgang mit ihr zugleich verstärkt und entwickelt, sodass die soziale Welt als „objektivierte und deswegen objektive Wirklichkeit einerseits, angeeignete/gebrochene und deswegen subjektive Wirklichkeit andererseits" (Keller 2011b, S. 42) vorliegt. Hieraus ergibt sich die enge Beziehung zwischen unserer Wahrnehmung und dem, was wir als Wirklichkeit betrachten. Der kritische Umgang mit Wirklichkeit bietet die Basis für erkenntnistheoretische Ansätze, um in der stetigen Relation zur Wirklichkeit Erfahrung und Erkenntnis zu ermöglichen. Diese konstruktivistische Sichtweise sorgt dafür, dass *die* unstrittige Wirklichkeit untergegangen ist und wir in Wirklichkei*ten* leben, die einander mehr oder weniger ähnlich und auch mehr oder weniger eng miteinander verbunden sind. In diesem Zusammenhang ist es evident, dass unsere Wahrnehmung auf einem von uns ausgehenden Selektionsprozess beruht und alles Sichtbare zugleich auf Unsichtbares verweist. Ludwik Fleck formuliert dies folgendermaßen: „Wir schauen mit den eigenen Augen, aber wir sehen mit den Augen des Kollektivs" (Fleck 1983a, S. 154). Sehen, welches hier als Erkenntnispraktik betrachtet wird, ist somit in Abhängigkeit zum jeweils bedingenden sozialen Kontext, der jeweiligen Wirklichkeit, zu verstehen. Es hat in diesem

44 Unsere Wahrnehmung kann folglich immer nur einen Teil der Realität erfassen und bildet hieraus unsere Wirklichkeit, die einer interpretierten Realität nahekommt. Die Wirkung der Realität, die wir wahrnehmen, ist demnach unsere Wirklichkeit (Lohoff 2008, S. 82).

Rahmen die von Michel Foucault beschriebene Kraft, die Wirklichkeit zu erkennen: „Das Auge wird zum Hüter und zur Quelle der Wahrheit; es hat die Macht eine Wahrheit an den Tag kommen zu lassen [...]; indem es sich öffnet, eröffnet es die Wahrheit" (Foucault 1993, S. 11). Es vermag also zwischen dem, was als wahr und dem was als unwahr gilt, zu unterscheiden. Unsere visuelle Auffassung eines Objekts stellt folglich ein wichtiges Kriterium für dessen Wahr-Nehmung dar. Unser Wissen über ein Objekt ist oftmals geknüpft an dessen visuelle Erscheinung. Sie fußt auf unseren Erinnerungen, bereits bekannten und somit erkannten Objekten, die unser Verstand neu zu kombinieren weiß, und ist abhängig vom jeweiligen Wahrnehmungsorgan. Dies ist deshalb wichtig, weil auf diese Weise unterschiedliche Wahrnehmungen entstehen, die zueinander inkommensurabel sind (vgl. Trappe op. 1971a-2007, S. 194). Aus der Addition dieser Wirklichkeitsrepräsentationen ergibt sich letztlich ein Konstrukt, das wir zu erkennen vermögen. Dies ist uns möglich, indem wir uns auf die Bereiche fokussieren, die einander in den Repräsentationen ergänzen und stützen und jene, die nicht miteinander kommensurabel sind, ausblenden. Allerdings ist nicht ausschließlich die Wahrnehmung für die Entwicklung der Objektgestalt verantwortlich:

> Denn Erkennen ist weder passive Kontemplation noch Erwerb einzig möglicher Einsicht im fertig Gegebenen. Es ist ein tätiges, lebendiges Beziehungseingehen, ein Umformen und Umgeformt-werden, kurz ein Schaffen (Fleck 1983e, S. 48).

Das Erkennen steht somit in einer interdependenten Beziehung zur Situation, die als Bedingungsgefüge fungiert. Sie gibt den Rahmen vor, sodass die wahrgenommene Situation als einzig mögliche Repräsentation und somit als unsere Wirklichkeit angesehen wird. Demnach scheint es angemessener, von einer sinn- und situativ bedingten Wirklichkeit auszugehen, die zudem auf ihren inhärenten zeitlich-prozessualen Charakter verweist. Durch diese Selektivität unserer Wahrnehmung bleiben Teile außen vor, andere werden zusammengerechnet oder besonders expliziert, sodass zwei Personen dieselbe Szene unabhängig voneinander nicht gleich beschreiben werden. In großen Teilen basiert unsere Wahrnehmung demnach nicht auf individuellen, sondern auf sozial und kollektiv geprägten Strukturen. „So ist die Gestalt eines Objektes nicht aus ‚objektiven und physikalischen Elementen' aufgebaut, sondern aus kulturellen und historischen Momenten" (Fleck 1983b, S. 156).

Als kulturell bedingte Praxis ist Erkennen immer als ein zu erlernendes und die Wirklichkeit partiell wiedergebendes Konstrukt einer sozialen Welt zu verstehen. „Die Sichtbarkeit der Welt ist jedoch keine fraglose Vorhandenheit, sondern eine perspektivisch abgeschattete Weise qualitativen sich Zeigens und

Gesehenwerdens“ (Schürmann 2008, S. 139). Erkennen kann nur vor dem entsprechenden persönlich-sozialen Wahrnehmungs- und Erfahrungshorizont[45] und durch einen Abgleich mit den eigenen Vorstellungen von Wirklichkeit wahrnehmen, was den kulturellen Vorstellungen entspricht. Deshalb erweitert sich die Beziehung zwischen erkennendem Subjekt und zu erkennendem Objekt um den „Wissensbestand“ (Fleck 1980, S. 53f.), welcher als „grundsätzlicher Faktor“ (Fleck 1980, S. 53f.) jede Erkenntnis bedingt. Jener Wissensbestand gilt als sozial konstituiert und das Soziale konstituierend.

Im Folgenden soll mit Hilfe von Ludwik Flecks „Soziologie des Denkens“ (Fleck 1983c, S. 75) näher auf die Entwicklung dieses Wissensbestands eingegangen werden, weil er eine essenzielle Bedeutung bei der Genese von Tatsachen bzw. Wissen einnimmt.

3.1.2 Genese des Denkstils

Ludwik Fleck bezeichnet eine durch den gleichen Wissensbestand geeinte Gruppierung als „Denkkollektiv“[46] (Fleck 1980, S. 54). Hierunter fasst er die *„Gemeinschaft der Menschen, die im Gedankenaustausch oder in gedanklicher Wechselwirkung stehen“* (ebd.). Durch die Summation des Wissensbestands eines Individuums zu dem des Kollektivs wird jeder Einzelne zum *„Träger geschichtlicher Entwicklung eines Denkgebietes, eines bestimmten Wissensbestandes und Kulturstandes, also eines besonderen Denkstils“* (Fleck 1980, S. 54f.). Der Wissensbestand vereint folglich die kollektiv gefestigte und selektiv gerichtete Wahrnehmung einer Gruppe, Gemeinschaft oder Disziplin auf Grundlage ihrer jeweiligen kognitiven Konzepte, zur Sicherung zielgerichteten Handelns. Das ihn strukturierende Moment bezeichnet er als Denkstil: „Wir können also *Denkstil als gerichtetes Wahrnehmen, mit entsprechendem gedanklichem und sachli-*

---

45 Wir besitzen einen Erfahrungshorizont für gewisse Dinge, der auf unseren bisherigen Erfahrungen und unserem Wissen basiert. Kosseleck beschreibt ihn als „meta-historische Kategorie“ (zit. n. Wehling 2006, S. 24), die Erfahrungen überhaupt erst ermöglicht. Aufgrund des temporalen Wandels des Wissens ist es evident, dass auch unser Erfahrungshorizont stetigen Veränderungen unterliegt. Es ist die im Zusammenhang des Wandels stetig ablaufende Durchbrechung des Erwartungshorizontes, die zu immer neuen Erfahrungen und zur Erweiterung des Erfahrungshorizonts führt (vgl. Wehling 2006, S. 24).

46 Flecks Konzept des Denkkollektivs weist große Parallelen zum Ansatz der Sozialen Welten von Strauss auf. Allerdings begrenzt Fleck sein Konzept innerhalb seiner Ausführung auf den Bereich der Wissenschaft, sodass Denkkollektive als eine spezifische Form von Sozialen Welten verstanden werden können.

*chem Verarbeiten des Wahrgenommenen, definieren“ (*Fleck 1980, S. 130). Er bestimmt, „was nicht anders gedacht werden kann“ (ebd.) und strukturiert alle das Denkkollektiv betreffenden und von ihm als charakteristisch aufgefassten Merkmale, Methoden, Medien, Experimente. Innerhalb des Kollektivs kann sich deshalb ein eigener „technischer und literarischer Stil des Wissenssystems“ (ebd.) ausbilden. Der Denkstil repräsentiert dabei keine festen Positionen, sondern „Zirkulationen von Ideen und sozialen Praktiken und die aus ihnen resultierende unbewußte stilgemäße Konditionierung von Wahrnehmung“ (Werner und Zittel 2011, S. 19), sodass Denkstile als *„Motoren der Weltanschauungsproduktion“ (*Werner und Zittel 2011, S. 21) gelten können. Sie liegen im Wissensbestand des Denkkollektivs vor und fungieren als dessen basales Instrument zur Erarbeitung von Wirklichkeit.[47] Sie sind also wie das Erkennen sozial-historisch bedingt.

Die Wahrheit ist im Sinne Flecks demnach *„im historischen Längsschnitt* [betrachtet]: *denkgeschichtliches Ereignis, in momentanem Zusammenhange; stilgemäßer Denkzwang“* (Fleck 1980, S. 131). Die Wirklichkeit befindet sich folglich in einer wechselseitigen Abhängigkeitsbeziehung zum Denkstil, die durch die Gedankenzirkulation der Kollektivmitglieder entsteht. Sie sorgt für die Entwicklung des Denkstils, sodass die vom Kollektiv als Wirklichkeit erachtete Sichtweise auf die Welt beständig durch den Denkstil konstruiert wird. Diese Konstruktionen der Wirklichkeit verweisen darauf, dass es unterschiedliche

---

47 Karin Knorr-Cetina hat sich in ihrer Monografie „Wissenskulturen“ ebenfalls mit dem Umgang mit Wissen und wissensgenerierenden Prozessen befasst. Unter einer Wissenskultur versteht sie „diejenigen Praktiken, Mechanismen und Prinzipien, die, gebunden durch Verwandtschaft, Notwendigkeit und historische Koinzidenz, in einem Wissensgebiet bestimmen, *wie wir wissen, was wir wissen“* (Knorr-Cetina 2002, S. 11). Es liegt nahe, dass eine Wissenskultur als strukturiertes Phänomen zu erachten ist, welches entscheidend für die Wissensproduktion und die Wissensgenerierung der jeweiligen Disziplin ist. Im Sinne Ludwik Flecks wäre eine Wissenskultur ein Denkstil, der durch den von ihm ausgehenden Denkzwang vorgibt, „was nicht anders gedacht werden kann" (Fleck 1980, S. 130) und aufgrund dessen strukturierend auf den Erkenntnisprozess einwirkt. In ihrer Monografie stellt Knorr-Cetina zwei unterschiedliche Wissenskulturen, die der Molekularbiologie und die der Hochenergiephysik, dar und beschreibt sukzessive deren differente Erkenntniswege anhand ihrer jeweils spezifisch genutzten „Maschinerien, durch die Erkenntnis konstruiert wird“ (Knorr-Cetina 2002, S. 13), so erweitern ihre Ausführungen in weiten Teilen Flecks Denkstil-Konzept. Im Gegensatz zu Fleck fokussiert Knorr-Cetina allerdings den entsprechend notwendigen und auf das Produkt einwirkenden spezifischen Entstehungskontext, wohingegen Fleck seinen Schwerpunkt auf den Forscher selbst legt. Zusätzlich legt sie ein explizites Augenmerk auf den Umgang mit Wissen und seinen manifesten Erkenntnisprodukten.

Anschauungen derselben Problematik geben muss und Äußerungen allein in Hinblick auf ihren Denkstil, auf die Wirklichkeit, in die diese eingebettet sind, betrachtet werden können. Dies legt nahe, dass unsere Einschätzung über das potenziell Mögliche an unsere durch den Denkstil strukturierte Wahrnehmung gebunden und ein Abbild unserer habitualisierten Wahrnehmung von Wirklichkeit ist und kein Beweis für die prinzipielle Unmöglichkeit der Sache. Als unmöglich erachtete Sachverhalte verweisen somit nicht auf ihre tatsächliche Unmöglichkeit, sondern auf ihre „Inkongruenz mit dem gewohnten Denkstil" (Fleck 1980, S. 66).

Bettina Radeiski spitzt diesen Punkt zu, indem sie die durch das Denkkollektiv getroffenen kategorialen Zuschreibungen des wahren bzw. falschen Denkens auf ihr metastrukturelles Moment hin beschreibt. Ein Denkstil kann ihrer Meinung nach nur durch die Abgrenzung zu einem anderen in seinem ‚Stil' ausgebildet werden:

> Es liegt also die theoretische Ironie vor, dass gerade das in seinem eigenen Denkstil befangene Denkkollektiv eine quasi intuitive Denkstiltheorie aufstellt: nicht eine Theorie über das Denken, sondern eine Theorie über das andere Denken: Man entdeckt beim Anderen die Mangelhaftigkeit, die Begrenztheit, die Befangenheit und Hermetik, das ‚Sich-Widersprechende', das ‚Unbewiesene' usw. (Radeiski, im Erscheinen, S. 163).

Innerhalb des Wissensbestands des Denkkollektivs besteht eine Tatsache nicht isoliert, sondern tritt innerhalb eines Geflechts von mehr oder weniger ähnlichen Tatsachen auf. Es bildet sich hieraus ein allseitig zusammenhängendes Tatsachengeflecht,[48] „durch beständige Wechselwirkung sich im Gleichgewichte erhaltend" (Fleck 1980, S. 134f.). Dieses bildet, zumindest teilweise, den Sinn des Denkstils, sein logisches Prinzip, und gewährleistet, dass der Denkstil sinnhaft ist und sich dessen *Beharrungstendenz* ausbilden kann. Diese liegt dem Denkstil zugrunde und trägt dafür Sorge, dass das Kollektiv die intendierten Strukturen übernimmt. Ebenso soll der Widerspruch gegen den Denkstil undenkbar erscheinen, denn nicht in das System passende Tatsachen werden, sofern sie erkannt werden, verschwiegen oder als widersprechend erklärt (vgl. Fleck 1980, S. 40). So ist „[d]ie Abhängigkeit der wissenschaftlichen Tatsache

---

48 Jenes von Fleck betitelte Konstrukt gleicht dem von Duhem und Quine in ihrer These beschriebenen Moment, dass „[...] unsere Behauptungen über die Außenwelt nicht einzeln[,] sondern im Verbund vor dem Tribunal der Sinneserfahrungen stehen" (Bartels und Stöckler 2007, S. 329). Ebenso weist es Parallelen zu der von Foucault entwickelten Diskurstheorie auf. Er betrachtet Diskurse als spezifische Konstellationen von Wissen mit der Macht, Realität zu erzeugen und zu strukturieren (Verdicchio und Dirk 2012, S. 106).

vom Denkstil [...] evident“ (Fleck 1980, S. 85). Die den wissenschaftlichen Beobachtungen zugesprochene Objektivität wird durch die Bindung an den gemeinschaftlichen Denkstil und die solchermaßen angeleitete Konstruktion der Wirklichkeit erreicht, sodass sie durch die Anbindung an den kollektiven Wissensvorrat ihre Statuszuschreibung erhält (vgl. Fleck 1983b, S. 166f.). So

> [...] verschwindet die Kluft zwischen ‚Natur‘ und ‚Kultur‘, weil die Erkenntnistätigkeit (nota bene kollektive, die einen besonderen Denkstil erzeugt) nicht einseitige Handlung wie z. B.: die plastische Wiedergabe irgendeines Gegenstandes ist, sondern auf beiderseitiger Wechselwirkung beruht: Der Denkstil erschafft die Wirklichkeit nicht anders als andere Produkte der Kultur und macht zugleich selbst gewisse harmonische Veränderungen durch (Fleck 1983a, S. 126).

Eine Tatsache, die in diesem kollektiven Gedächtnis des Denkstils gewissermaßen gespeichert ist, wirkt im Verborgenen, da über Selbstverständliches nicht gesprochen wird (vgl. Siegel 2003, S. 17). Nur wenn ihre existenziellen Grundmauern gefährdet sind, manifestiert sie sich, da „die schweigende Einigkeit zerbrochen ist“ (Geideck und Liebert 2003, S. 8). Dann ist jedoch die von ihr ausgehende Macht am kleinsten, weil ihre Strukturen aktuell als problematisch betrachtet werden und ihre Beziehung zur Wirklichkeit infrage gestellt wird. Nach Beilegung der Kontroversen sinkt die Tatsache wieder ab in die Selbstverständlichkeit und wirkt (ggf. transformiert) weiter.

Im Anschluss soll ein kurzer Exkurs zur Vermittlung des Erkenntnisprozesses durch Sprache und hier insbesondere durch Kognitiva und epistemische Sinneseindrücke erfolgen. Vor allem im Hinblick auf die sich anschließende Analyse von transkribierten Gesprächen erscheint deren Betrachtung als gesprächsanalytische Erweiterung der oben beschriebenen Vorgänge essenziell.

Exkurs: Kognitiva als Gliederungsmoment der Kommunikation

Den Untersuchungen dieses Buches liegt transkribiertes Gesprächsmaterial zugrunde, die Situation wird daher allein kommunikativ mit Hilfe von Audioaufnahmen analysiert. Im Hinblick auf die vormals ausgeführte Bedeutung der Sprache während des Erkenntnisprozesses soll die Betrachtung der gesprächsintern explizierten Kognitiva erfolgen. Sie erlauben einen unmittelbaren Einblick in die ablaufende situative und kognitive Verarbeitung und knüpfen an die dem Gespräch zugrundeliegenden epistemischen Prozesse an. Sie werden im Kontext dieses Buches im Bezug auf ihre soziale Relevanz und nicht aufgrund ihrer mentalen Funktion untersucht (vgl. Maynard 2006, S. 106). Es wird deshalb an dieser Stelle keine dezidiertere Eingrenzung des recht weiten Kognitionsbegriffs gegeben. Kognitive Vorgänge sollen im Sinne des oben beschriebenen praktisch-stilistisch geprägten Wahrnehmungsprozesses verstanden werden, die Rückgriffe auf den Erkenntnisprozess zulassen.

Der Bereich der Kognitiva ist erst seit kurzem Gegenstand der Gesprächslinguistik.[49] Hierbei spielte die Erkenntnis, dass die relevanten kognitiven Zustände von den Interaktionspartnern selbst thematisiert werden, eine große Rolle. Kognitive Ausdrücke wie beispielsweise *glauben, wissen, meinen* oder *vermuten*[50] können auch der Selbststrukturierung bzw. Selbstvergewisserung dienen und müssen –vielmehr sind sie es i. d. R. – nicht explizit strukturell motiviert sein. Durch Kognitiva kann also das Verstehen innerhalb der Kommunikation direkt verbal angezeigt, geprüft und rückbezogen werden und dabei zum Aushandeln von Verständnis verhelfen.

Kognitive Verben unterliegen in hohem Maße der individuellen Wahrnehmung, sodass bei ihrer Verwendung dem sozialen Kontext und dem eigenen Erfahrungshorizont eine besondere Bedeutung beigemessen werden muss. Da die Verben im Gebrauch nicht reflektiert werden, sondern situativ genutzt und beiderseitiges Verständnis des Ausdrucks implizit vorausgesetzt wird, ist hier insbesondere der spezifische situative Kontext ausschlaggebend:

> Thus, it is the use of the mental terms themselves within a social ‚language game', which accounts for their meaning, and not the existence and nature of the cognitive phenomena (Deppermann 2012, S. 748).

Sprache ist situatives Ad-hoc-Handeln, folglich können kognitive Äußerungen im Hinblick auf die Strukturierung praktischer Prozesse als Indiz dafür betrachtet werden, dass erweiterte Informationen über die subjektiv vorhandene Gewissheit als nötig erachtet werden. Es wird somit deutlich markiert, wie viel Erfahrung – im Sinne von bekannten Techniken und entsprechender Routine – mit dem verbalisierten Handeln verbunden wird. Dies bedeutet im Umkehrschluss, dass Kognitiva auf gefestigte und bereits vorhandene Wissensstrukturen verweisen. Auch wenn das entsprechende Konzept nicht erwähnt wird, eine Referenz zum Wissen über dieses Konzept wird dennoch hergestellt. Hierbei fungieren epistemische, Sinnes- und Performativausdrücke als explizite Verweise auf den entsprechenden Zustand, der meist durch Verben wie sehen,

---

49 Siehe hierzu u. a. Maynard 2006, Imo 2011 und Deppermann 2012, Spranz-Fogasy 2014b, Spranz-Fogasy 2014a.

50 Die ihnen jeweils zugesprochene Konnotation steht in direkter Beziehung zu ihrer jeweiligen epistemischen Qualität, sodass Kognitiva nach diesen gegliedert werden können, woraus sich unterschiedliche epistemische Modalitäten ergeben. Für weitere Informationen hierzu siehe Kapitel 3.2.1.

hören oder fühlen und einen sprachlichen Miteinbezug der Person ausgedrückt wird (vgl. Spranz-Fogasy 2014a, S. 430f.). Besonders deutlich wird das Einbeziehen der Person bei den ego-referenziellen Kognitionsausdrücken (vgl. Spranz-Fogasy 2014b, S. 65). Dort wird er dazu genutzt, Interaktionsproblematiken zu lösen und die eigene Kompetenz bzw. den eigenen Standpunkt zur Thematik hervorzuheben (vgl. Spranz-Fogasy 2014a, S. 433, 438). Dabei entsteht im Kontext der Gespräche dieses Buches das Paradoxon, dass durch die bewusste Aufgabe der professionellen Rolle und dem Pochen auf die eigene subjektive Meinung die professionelle Position gestärkt werden kann, da der explizite Verweis auf die eigene Person als Garant für die Wahrhaftigkeit der Äußerung gewertet wird. Kognitiva werden in der nachfolgenden Analyse folglich als Indikator für aktuell ablaufende Erkenntnisprozesse angesehen, die einen Einblick in die Strukturierung des Wissensbestands des Kommunikanten erlauben.

Im Weiteren soll näher auf das reziproke Verhältnis von Sprache und Denkstil innerhalb des Erkenntnisprozesses eingegangen werden, welches zwangsläufig in der Genese von Denkkollektiven und der Ausprägung von Sprachvariationen kulminiert.

3.1.3 Genese von Denkkollektiven und materiellem Wissen

Auf Grundlage der beschriebenen stilistischen Erkenntnisproduktion und Wahrnehmung ergeben sich Gruppierungen, die sich mehr oder weniger gut miteinander verständigen können, da ihnen z. T. stark divergierende Wortschätze zugrunde liegen. Dies ist damit zu begründen, dass Objekten im Zuge ihrer Versprachlichung symbolisch Sinn zugesprochen wird (vgl. Searle 2011, S. 84), wobei Sprache als kulturelles Gut gemeinsam geteilter Erfahrung fungiert und dadurch direkt an den jeweiligen Wissensbestand eines Denkkollektivs anbindet. Sie wird somit zu *dem* Medium des kollektiven Wissensbestandes und ist ebenso konstitutiv für dessen Entwicklung wie für dessen Fortbestand. Aufgrund der unterschiedlichen Denkstile bzw. Wirklichkeiten gibt es nicht selten sowohl in der Fachsprache als auch in der alltäglichen Umgangssprache denselben Begriff mit einer divergenten Bedeutung[51], sodass eine Verständigung

51 Innerhalb der Biologie bezeichnet der Begriff Biotop den Lebensraum einer bestimmten Biozönose (Lebensgemeinschaft) in einem Gebiet. In der allgemeinen Umgangssprache wird mit dem Begriff ein kleineres stehendes Gewässer, ähnlich einem Teich, also *eine* spezielle Form des biologischen Biotops verbunden (vgl. http://www.spektrum.de/lexikon/biologie-kompakt/biotop/1587).

zwischen diesen Gruppen erschwert wird, weil ein gemeinschaftlicher Bezugspunkt fehlt. „Jeder formulierte Gedanke, zum tatsächlichen Gebrauch bestimmt, trägt also ein Herstellerzeichen und eine Bestimmungsadresse“ (Fleck 1983, S. 92). Durch die Bindung von Sprache an den Wissensbestand und die Erfahrung des jeweiligen Denkstils ergibt sich ein je eigener Sinn, welcher sich auf der zwischen den Gruppen vorliegenden Divergenz der Wahrnehmung gründet. Die Möglichkeit des Worts als „interkulturelles Verkehrsgut“ (Fleck 1980, S. 143) ist demzufolge an die Vereinbarkeit der zugrundeliegenden Denkstile der beiden Kommunikanten gebunden, um den „eigentümlichen Denkzauber“ (Fleck 1983a, S. 110), der in bestimmten Worten mitschwingt, erhalten und verstehen zu können. Dieser kann als spezifische Ergänzung von deren Semantik verstanden werden, beispielhaft nennt Fleck die jeweils auf eine bestimmte Position innerhalb sozialer Gruppen rekurrierenden Wörter *König, Hauptmann, Meister*, die aber andere kontextuelle Denkgebilde durch ihren Einsatz erschaffen (vgl. Fleck 1983a, S. 110). Allen ist eine führende Position innerhalb sozialer Gruppen gemein, allerdings variieren die sozialen Kontexte und die mit der Position verknüpften Rollenerwartungen stark. Diese Divergenz ergibt sich als logische Folge zunehmender Spezialisierung. Sie ist ein unumgänglicher Bestandteil zur Entwicklung neuer Wissensbestände, die aus einer jeweils perspektivisch verschobenen Bearbeitung der Wirklichkeit innerhalb des Denkkollektivs resultiert. Dies führt dazu, dass es Bereiche der Wirklichkeit gibt, denen man sich mehr oder weniger vertraut fühlt und die man mehr oder weniger routinemäßig zu begreifen versteht.

Die Wissensverteilung ist damit bereits innerhalb der Etablierung der sozialen Welt angelegt, denn durch die zunehmende Spezialisierung und der damit einhergehenden Segmentierung der Arbeits- und Erkenntnisprozesse ist es entscheidend geworden zu wissen, *wie* der Wissensvorrat verteilt ist und *wer* das im Moment benötigte Wissen besitzt. Es muss gewusst werden, an wen man sich in diesem speziellen Fall wenden kann: wer der Spezialist ist, der über das theoretische Wissen dieses Bereichs verfügt. Hieraus gründet sich das Expertentum, welches sich dadurch auszeichnet, dass es über Wissen verfügt, welches nicht direkt für die Bewältigung des Alltäglichen vonnöten ist und aus diesem Grund nicht zum allgemeinen Wissensbestand eines Individuums zu zählen braucht (vgl. Berger und Luckmann 1980, S. 82f.).

Die Experten erlangen ihre Autorität und das in sie gesetzte Vertrauen des Denkkollektivs durch ihre Anbindung an das Denkgerüst der jeweiligen Gemeinschaft. Dieses fußt auf der nach Wilhelm Jerusalem beschriebenen *sozialen Verdichtung* (zit. in Anlehnung an Fleck 1980, S. 64f.). Dies führt zu ihrer notwendigen Bestätigung innerhalb der Gemeinschaft und zu ihrer Akzeptanz, intern wie extern (zit. in Anlehnung an Fleck 1980, S. 64f.):

> Was bei der Annahme ausschließlich individueller Arbeit nur durch Zufall oder Wunder erklärlich ist, wird bei der Voraussetzung kollektiver Arbeit leicht verständlich, sobald ein genug starkes Motiv für sie vorhanden ist. Es ist Zufall, wenn ein Stein ein Loch trifft. Notwendigkeit aber, daß Staub in Poren eindringt: er wirbelt eben so lange ringsherum bis er hineinkommt und beruhigt sich erst in dieser für jedes einzelne Körnchen zufälligen Stellung (Fleck 1980, S. 104).

Durch das Sich-zu-eigen-Machen eines solchen Spezialbereichs und die dadurch vollzogene Segmentierung des Wissens wird eine je eigene Konstruktion von Wirklichkeit durch die interaktive Externalisierung, Stabilisierung und Objektivierung des Wissens erreicht, das dazu führt, dass sich spezifische Mechanismen zur Arbeit mit und an Wirklichkeit ergeben. Ein Indiz für solchermaßen gefestigtes Wissen ist dessen Manifestation in mediale Träger; als prominentester Vertreter sei die Technik[52] genannt: Die „Augen des Kollektivs" (Schape-Rinker 2007, S. 252), eingepflanzt in technische Apparate[53], sorgen für die denkstilgemäße Replikation von Tatsachen. Sie können – zum Teil gilt dies auch für ihre Produkte – ebenso wie Sprache als Medium des Erkenntnisprozesses und somit als Instrument zur Erkenntnisvermittlung genutzt werden. Im Kontext dieses Buches sei als wichtigstes Medium neben der Sprache auf die MRT-Aufnahme verwiesen. Im Folgenden soll hieran anknüpfend auf die Entwicklung jener spezialisierten Erkenntnisprozesse innerhalb der Denkkollektive eingegangen werden.

3.1.4 Genese des Wissensbestands der Denkkollektive

Bei sukzessive ablaufender Differenzierung und Weiterentwicklung der Denkkollektive erhalten die bereits innerhalb des Kollektivs gewonnenen Erkenntnisse einen gewichtigen Stellenwert. Sie sind das Fundament, auf welchem, geleitet durch den Denkstil, Neues entdeckt wird. Demnach ist es evident, dass für die Mitglieder des Denkkollektivs das Erlernen spezifischer Inhalte und Praktiken und das Schulen der Sinne eine Notwendigkeit zur Differenzierung

---

52 Für weitere Ausführungen zu diesem Aspekt siehe Kapitel 4.

53 Baudry untersuchte dieses Phänomen für Kinoapparate im Zuge der Apparatus-Debatte und nutzt sie in diesem Zusammenhang. Vgl. hierzu: Jean-Louis Baudry 2003 [1970) und Ders. 2003 [1975].

der Wahrnehmung und des Handelns sind. Das Wissen, welches wir erlernen, ist allerdings bereits eine transformierte, weil sozial zirkulierte Form des ursprünglichen Erkenntnisinhalts. Aufgrund dieser Transformationen verändert sich der Wissensbestand über die Zeit sukzessive, denn

> sie [die Gedanken] sind nicht chaotisch, sondern tragen das Gepräge der Tradition, des wissenschaftlichen Augenblicks und des persönlichen Denkstils des Forschers – was jeder in der Praxis weiß, in der Theorie jedoch vergißt. Für die nächste Generation werden sie bereits zu Tatsachen (Fleck 1983e, S. 50).

Fleck verdeutlicht diesen Prozess am Beispiel einer dialogischen Lernsituation: „[A]uf dem kurzen Wege vom Munde des Lehrers zum Ohre des Schülers tritt immer eine kleine Verschiebung des Erkenntnisinhaltes ein" (Fleck 1983b, S. 46). Er bezieht sich innerhalb dieser Aussage auf die Veränderung von Sprache im Prozess der Erkenntnisvermittlung. Diese ist dafür verantwortlich, dass sich Gedanken in Bezug auf ihren Inhalt verändern können. Durch die zwischen Perzeption und Rezeption vorliegende inhaltliche Differenz entstehen sprachliche Veränderungen, die der Anlass für die Wandlung des Erkannten sind. Der Schüler kann also immer nur eine transformierte Version dessen, was der Lehrer erkannt hat, erlernen. Fleck spricht durch diese Verschiebung explizit den Wandel des Erkannten an, der entscheidend für den Erkenntnisprozess ist. Nur durch diesen Prozess wird erreicht, „daß *der Kreislauf eines Gedankens grundsätzlich immer mit dessen Umgestaltung verbunden ist*" (Fleck 1983a S. 92), aber der Gedanke auch innerhalb dieses Kreislaufs zu bleiben vermag. Fehr gelingt es, diese Beziehung zwischen Sprache und Erkenntnisproduktion zu verschränken, indem er die Ähnlichkeit der von Fleck beschriebenen Zirkulation der Gedanken mit Ferdinand de Saussures beschriebener Zirkulation der Zeichen vergleicht (vgl. Fehr 2005, S. 28):

> daß jedes Symbol, wenn es erst einmal in die Zirkulation hineingeworfen ist – aber ein jedes Symbol existiert nur, weil es in die Zirkulation hineingeworfen ist –, im selben Augenblick absolut unfähig ist zu sagen, worin seine Identität im nächsten Augenblick bestehen wird [...] (zit. nach Fehr 2005, S. 35).

Der Wissensbestand des Kollektivs setzt sich daher zu einem Großteil eben nicht aus Erkanntem, sondern aus Erlerntem zusammen (vgl. Fleck 1983e, S. 46). Hierzu wird Anleitung und Erfahrung benötigt, sodass „[a]ngesichts dessen ein vollständiger axiomatischer Aufbau des Wissens unmöglich [ist], weil keinerlei Worte noch Sätze ausreichen, seinen ganzen Inhalt wiederzugeben" (vgl. Fleck 1983e, S. 46). Hierbei wird deutlich, dass nicht nur Erkennen, sondern auch Sehen immer ein Wissen über das Objekt voraussetzt, um es überhaupt als Gestalt wahrzunehmen, „[u]m zu sehen, muß man zuerst wissen“ (vgl. Fleck 1983e, S. 46), denn nur der wissende Beobachter vermag es, eine Beobachtung zu machen, die von der Mehrzahl der Mitglieder des Kollektivs als richtig erachtet wird. Daher muss die Wissensvermittlung immer in Anlehnung an die Vorgaben des jeweiligen Denkstils vollzogen werden (vgl. Fleck 1983c, S. 67). Dies geschieht innerhalb der Wissenschaft in einem spezifischen Bedingungsgefüge, einem institutionalisierten Freiraum, der für die Erprobung und Anwendung von Wissen benötigt wird. Er bildet zusammen mit der angesprochenen Schulung der Sinne das Fundament für die Erweiterung des Wissensbestands und somit des Fortschritts der Wissenschaft bzw. eines Denkkollektivs. Markiert wird der dort gegebene moralische Freiraum durch Begriffe wie Experiment, Hypothese, Versuch oder allgemeiner durch die Beschreibung des Orts als Labor, Forschungszentrum, oder Forschungseinrichtung.

> Zu den konstitutiven Merkmalen dieses Freiraums gehör[t], daß Wahrheit und Falschheit von theoretischen Behauptungen moralisch ebenso wenig zugerechnet werden wie Erfolge und Mißerfolge im experimentellen Umgang mit Objekten (Krohn und Weyer 1989, S. 352f.).

Es verwundert nicht, dass nach Fleck „überhaupt keine gewordene Wissenschaft [...], sondern immer nur eine werdende“ (Fleck 1983e S. 55) existiert, weil sie durch das jeweilige Medium stets zirkuliert[54] und sich durch ihre Angepasstheit zur jeweiligen Wirklichkeit mittels der sozialen Verdichtung aktualisiert. Hieraus resultiert, dass die Erkenntnisproduktion und -gewinnung nach Fleck mitnichten ein individueller Prozess sein kann, da er *nur* durch die im sozialen Kontext ermöglichten Transformationen entsteht. Diese werden nur dadurch erreicht, dass die Mitglieder des Denkkollektivs, stets in mehreren zeitgleich beheimatet sind, sodass

> [d]ie Kollektive sich gegenseitig [durchdringen]. [...] In allen Kollektiven bleibt der Denkstil des Individuums gleich, verschieden ist nur das Denkmaterial, und deshalb gibt es verschiedene Resultate (Dembowski und Jan 2011, S. 617).

Der Denkstil eines Denkkollektivs wird folglich aufgrund individual- lebensgeschichtlicher Vorkommnisse und Einbindungen geprägt, weil jeder seine „eigene Wirklichkeit hat“ (Fleck 1983e, S. 48). Auch wenn eine grundsätzliche Homologie mit den Gedanken der Gruppe vorhanden ist, ist er im Detail different,

---

54 Fehr verweist in diesem Bezug ebenfalls auf den zentralen Charakter dieses Gedankens innerhalb des von Richard Rorty ausgerufenen *linguistic turn* (Fehr 2005 #216D: 27}).

sodass das Denkkollektiv aus einem Konglomerat verschiedenster minimal variierender individueller Denkstile[55] besteht. Jene Varianz ist ein entscheidendes Kriterium für die Veränderung des Denkstils, die nur allmählich und von innen heraus geschehen kann, nämlich auf Basis innerer Kontroversen: „[S]ich zu verstehen schließt notwendig ein, sich in gewisser Weise mißzuverstehen" (Schäfer und Schnelle 1983, S. 19). Der Denkverkehr zielt also nicht auf Verständnis, sondern auf gemeinschaftliche Kommunikation zum Hervorbringen *und* Beilegen von Kontroversen ab.

Innerhalb des nächsten Kapitels wird der Fokus auf den beiden Produkten des eben beschriebenen Erkenntnisprozesses liegen, dem Wissen und dem Nichtwissen, „denn wir wissen, daß das Entstehen der Fähigkeit, bestimmte Gestalten wahrzunehmen, vom Schwinden der Fähigkeit begleitet wird, bestimmte andere wahrzunehmen" (Fleck 1983c, S. 62).

3.2 Wissen und Nichtwissen

Wissen gilt als Fähigkeit zum Auffassen eines Gegenstands und beschreibt einen epistemischen Zustand, der sich auf dessen vorheriges Erkennen bezieht und darauf basierend den Umgang damit ermöglicht. Für die Beschreibung oder Beobachtung eines Gegenstands wird bereits Wissen über ihn benötigt, was darauf verweist, dass Wissen als strukturierendes Moment erfahrungs- und erkenntnisbasierter Beziehungen zwischen Subjekten und Objekten fungiert. Von besonderem wissenschaftlichen Interesse sind jene Zustandszuschreibungen, die als objektiv erachtet werden. In diesem Kontext sind die vorherigen Ausführungen zur Entwicklung und Konstruktion von Erkenntnis von Bedeutung, da durch sie deutlich wurde, dass Wissen immer im Bezug zu seinem Entstehungs- und Wirkungskontext zu betrachten ist, also seinem jeweiligen Denkkollektiv und dem dort vorherrschenden Denkstil. Allein durch den Denkzwang, der diesem Denkstil zugrunde liegt, wird eine innerhalb des Kollektivs als objektiv erachtete Darstellung ermöglicht. Foucault spitzt dies folgendermaßen zu: „[E]s gibt kein Wissen ohne definierte diskursive Praxis; und jede diskursive Praxis kann durch das Wissen bestimmt werden, das sie formiert" (Foucault 1981, S. 260).

---

55 Pierre Bourdieu spricht hier vom *individuellen Habitus* als Ausdruck eines „subjektive[n] aber nicht individuelle[n] System[s] verinnerlichter Strukturen gemeinsamer Wahrnehmungs-, Denk- und Handlungsschemata" (Bourdieu 1987, S. 112).

Flecks Konzept diente zur Klärung der Frage, wie Wissen im sozialen Raum entsteht, und ähnelt dabei Foucaults Diskurstheorie in weiten Teilen. Dieser beschreibt als strukturierendes und strukturiertes Prinzip der Erkenntnisgewinnung den Diskurs, der jeweils die Auswirkungen des oben dargestellten Denkstils innerhalb des Kollektivs einnimmt. Da Fleck sich allein mit der Frage beschäftigt hat, *wie* Wissen konstruiert wird, soll im Zuge der Frage, *was* als Wissen anzusehen ist, unter anderem auf die Ausführungen Foucaults zurückgegriffen werden. In einem zweiten Schritt wird auf all jene Beziehungen geblickt, bei denen unzureichendes Wissen vorliegt oder thematisiert wird. Zudem wird erörtert, welche Konsequenzen sich für die Wissenschaft und wissenschaftliches Arbeiten ergeben. Begonnen werden soll mit den grundsätzlichen Eigenschaften dieses epistemischen Zustands, um aufzeigen zu können, *was* genau wir im Folgenden als nicht vorhanden oder unsicher erachten. Wissen über einen Gegenstand zu besitzen, ist konstitutiver Bestandteil der Beziehung zu diesem Gegenstand, die ohne Wissen nicht aufgebaut werden könnte. „Wissen ermöglicht die Beobachtung von Welt, bringt sie aber zugleich – vielfach implizit – handel[nd] hervor" (Foucault 1981, S. 260). Die Wahrnehmung eines Objekts setzt also bereits Wissen über das wahrzunehmende Objekt voraus, da es ansonsten nicht als solches erkannt und für wahr gehalten werden könnte. Das Objekt unterliegt also den oben angesprochenen diskursiven bzw. denkstilgemäßen Strukturen, denn indem es diese Strukturen zu einem gewissen Grad widerspiegelt, ist es für die soziale Welt und für Sprache konstitutiv und konstituierend zugleich: „[Es] ist immer Voraussetzung von Kommunikation und zugleich kondensierte Kommunikation" (Keller 2011b, S. 65). Was als Wissen gilt, wird demzufolge durch den Diskurs bzw. den Denkstil bestimmt und umfasst die Gesamtheit der darin integrierten sprachlichen Äußerungen, Praktiken, Verhaltensregeln oder Eigentümlichkeiten und nicht allein „die Summe dessen, was man als wahr" (Foucault 1981, S. 259) ansieht. Daraus ergibt sich, dass man die innerhalb der diskursiven Praxis

> regelmäßig gebildeten und für die Konstitution einer Wissenschaft unerläßlichen Elemente, obwohl sie nicht notwendig dazu bestimmt sind, sie zu veranlassen, *Wissen* nennen [kann] (Foucault 1981, S. 259).

Dieses bezieht sich auf alle Objekte, mit denen das Subjekt im Diskurs bzw. Denkkollektiv in Berührung kommt und die es dann diesem entsprechend erkennt, wahrnimmt oder wiedergibt. So ergibt sich „das Feld von Koordination und Subordination der Aussagen, wo die Begriffe erscheinen, bestimmt, angewandt und verändert werden" (Foucault 1981, S. 260), als eine Ausprägung von Wissen. Es liegt allerdings nicht nur in sprachlichen Äußerungen und situativen fachlichen Demonstrationen vor, sondern „es kann auch [eingehüllt] in Fiktionen, in Überlegungen, in Berichten, institutionellen Verordnungen, in politischen Entscheidungen vorliegen" (Foucault 1981, S. 261).

Neben dem Hervorbringungskontext ist somit auch die Hervorbringungszeit, sprich die jeweilige Situation entscheidend. Wissen unterliegt den temporalen Bedingungen des Denkkollektivs, welches sich sukzessive wandelt und dadurch gelegentliche Perspektivwechsel induziert, sodass Wissen einzig im Hinblick auf den momentan vorherrschenden Denkstil bzw. Diskurs als Wissen erachtet wird, da jener Faktor den vorliegenden Denkzwang konstituiert. Mit der Betrachtung des Nichtwissens als relevante Größe des Erkenntnisprozesses neben dem Wissen wird die prinzipielle Wahrnehmung unseres Wissens als unabgeschlossen, jeweils temporär und situativ hervorgehoben. Alles wissen zu können, das ist nicht möglich, dies liegt an der Notwendigkeit der Praxis[56] zur Selektion, die eine „aktive Umformung der Realität, mit dem Ziel, diese überhaupt erst beobachtbar zu machen" (Wehling 2012, S. 79) fokussiert. Indem Wissenschaft Wissen generiert, produziert sie durch die unbeachtet bleibenden Aspekte des Objekts zugleich Nichtwissen[57]. Ebenso wie Wissen ist auch Nichtwissen immer an einen Träger gebunden und muss kommunikativ realisierbar und wahrnehmbar[58] sein, also innerhalb unseres Erfahrungshorizonts liegen. Nichtwissen und Wissen stehen sich demnach als symmetrische Eckpunkte eines Konzepts gegenüber, mit dem wir unsere Welt erfahrbar und für uns nutz-

---

56 Differenziertere Ausführungen zu diesem Aspekt erfolgen in Kapitel 3.3.

57 Peter Wehling und Stefan Böschen zeigen in ihrem Aufsatz „Nichtwissenskulturen und Nichtwissenskommunikation in den Wissenschaften" auf, dass sich in der Wissenschaft nicht nur differente Arten der Wissensproduktion, sondern ebenso unterschiedliche Umgangsweisen mit Unsicherheiten und Nichtwissen ausgebildet haben. Der Umgang mit Nichtwissen und als unsicher geltendem Wissen ist für die Entwicklung des Wissens entscheidend, weil er sich im jeweiligen Wissensbestand widerspiegelt. Sie lehnen diesen Begriff an den von Karin Knorr-Cetina entwickelten Begriff der Wissenskultur an, auf den in Fußnote 42 kurz eingegangen wurde. Sie benannten drei Kulturen („kontroll-orientierte Nichtwissenskultur" [Wehling 2012, S. 86], komplexitätsorientierte Nichtwissenskultur" [Wehling 2012, S. 86f.], „einzelfall-orientierte Nichtwissenskultur" [Wehling 2012, S. 86f.]), die sich hinsichtlich ihrer Wissensproduktion und dem Umgang mit unerwarteten Unsicherheiten grundlegend unterscheiden. Durch die aufgezeigten unterschiedlichen wissenstheoretischen Herangehensweisen der drei Kulturen ergibt sich notwendigerweise ein unterschiedlich routinierter Umgang mit ungeplanten Ereignissen, der nicht nur vom fokussierten Erkenntnisgegenstand abhängt, sondern auch vom Umgang mit den Erkenntnisgewinnen im Allgemeinen: „[W]erden [unerwartete] Ergebnisse als ‚Störung' des Wissensgewinns wahrgenommen, die es zu beseitigen gilt, oder werden sie als wichtige Erkenntnisquelle verstanden und sogar aktiv gesucht?" (Wehling 2012, S. 85).

58 Auf die besondere Problematik des nicht erkannten Nichtwissens wird an späterer Stelle noch eingegangen.

bar machen. Bereits die Semantik des Kompositums Nichtwissen verweist auf diesen Zustand und darauf, dass Wissen und Nichtwissen untrennbar aneinandergebunden sind. Das Nichtwissen erhält allein durch seine Antithetik und Abgrenzung zum Moment des Wissens seinen Daseinsgrund[59]. Indem Wissen als ein Zustand des Besitzens, des Wissens um bzw. Wissen haben von etwas charakterisiert ist (vgl. Janich und Simmerling 2013, S. 65), zeugt der Zustand des Nichtwissens vom Verlust oder Nicht-Besitzen dieses Etwas, sei es unabsichtlich oder absichtlich, z. B. aus ethischen Gründen[60]. Jene Zustandsbeschreibung ist als kausale Konsequenz für die negative Konnotation des Begriffs zu werten,[61] die dazu führt, dass der Zustand des Nichtwissens als nicht erstrebenswert erachtet wird. Die Betrachtung von Wissen als soziales Konstrukt legt nahe, dass Nichtwissen nicht persönlich induziert sein muss, sondern auch aufgrund sozialer Faktoren entstehen kann. Allen voran wäre hier die soziale Konstruktion unserer Wahrnehmung zu nennen, die in Kapitel 3.1 thematisiert wurde. Grundsätzlich können aber auch politisch-wirtschaftliche Steuerungen vorliegen, die die Verbreitung von bestimmtem Wissen legitimieren oder zu vermeiden versuchen. Das Nichtwissen der Wissenschaften darf folglich nicht als ‚Naturzustand' erachtet werden, sondern muss als „gesellschaftlich produziert, definiert, zugeschrieben und genutzt" (Wehling 2006, S. 94) verstanden werden. Aufgrund unserer strukturierten Wirklichkeitsaufnahme und der weiteren Strukturierung des Erkenntnisprozesses ist eine sich an *die* vermeintlich *tatsächliche* Wirklichkeit anlehnende Produktion von Wissen nicht gegeben, da diese immer Selektionsmechanismen wie der Perspektivität, der Kontextualität und dem Denkstil unterliegt (vgl. Wehling 2013, S. 52f.). In Anlehnung an die Laborstudien muss folglich nicht nur gefragt werden, wie Erkenntnis konstruiert wird, sondern auch warum genau *diese* hervorgebracht wird, weil sie logischer- und notwendigerweise immer nur eine Möglichkeit unter vielen darstellt. Dabei handelt es sich aber um die Erkenntnis, die aufgrund der situativ-diskursiven Gegebenheiten betrachtet wurde. Robert Proctor (Proctor 1995, S.

---

59 Innerhalb der englischen Forschungsliteratur hat sich nicht wie innerhalb der deutschsprachigen Literatur der Begriff *non-knowledge* durchgesetzt, sondern das stärker wertende *ignorance*. Trotzdem verweist dessen Existenz wiederum auf das angesprochene Moment der Untrennbarkeit der beiden Phänomene Nichtwissen und Wissen.

60 Ein Beispiel hierfür ist das populär rege diskutierte „Recht auf Nichtwissen" im Zuge pränataler Gendiagnostik im Hinblick auf potenziell auftretende Erbkrankheiten beim ungeborenen Kind.

61 Ingo Warnke hat festgestellt, dass das Nicht-Kompositum nicht ausschließlich negativ konnotiert sein muss, sodass die negative Konnotation des Nichtwissens durch die Implikation des Fehlens von etwas, dem Wissen, hervorgerufen wird (Warnke 2012, S. 53).

8f.) rät in Anlehnung an diese Beeinflussung unserer Wissensgewinnung zu folgenden Fragen:

- Why do we know what we know, and why don't we know what we don't know?
- Who gains from knowledge (or ignorance!) of a particular sort and who loses?
- How might knowledge be different, and how *should* it be different?

Diese Fragen spiegeln die Veränderung unserer Haltung zum Wissen und auch dem wissenschaftlich produzierten Wissen wider, indem sie die soziale Konstruktion von Wissen als gegebenes Faktum erachten, mit welchem umgegangen werden muss. Aufgrund dieser Basis soll sich innerhalb der Wissenschaft ein kritischer Umgang mit dem Phänomen entwickeln, wozu die oben dargestellten Fragen einen Anstoß geben. Wichtig ist hierbei, dass Wissen nicht in Abhängigkeit von Qualitäten wie wahr oder falsch existiert. Diese Kategorisierungen sind lediglich Indizien für entsprechende Wissenspolitiken: „‚Wahrheit' ist demnach keineswegs eine ‚richtige' Abbildung von Realität und niemals eine substanzielle Qualität von Aussagen, sondern ein historisch kontingentes Ergebnis von Wissenspolitiken" (Keller 2011b, S. 139). Der Denkstil bzw. der Diskurs bestimmen, was als wahr zu gelten hat und was nicht. Entsprechend dieser Ordnung gibt es Sanktions- und Legitimierungsmechanismen, die auf die Verbreitung des solchermaßen anerkannten Wissens achten. Auch wissenschaftliches Wissen gilt mittlerweile nicht mehr als statische Größe, sondern kann als diskussionswürdig betrachtet und in diesem Zuge hinterfragt werden (vgl. Schmidt 2012, S. 95). Jan Schmidt spricht davon, dass „wissenschaftliches Wissen und seine Realitätsformen[62] (Wahrheits-, Begründungs- und Relevanzansprüche) relativiert [wurden]" (Schmidt 2012, S. 95). Die Voraussetzung dafür ist, dass „die Welt des unstrittigen Wissens untergegangen [ist]" (Stehr 2013, S. 54). Zweifel und Reflexionen werden dadurch überhaupt erst ermöglicht. Dieser Wahrnehmungswandel im Bezug zum Wissen gilt gleichfalls für die Wissenschaft. Fehltritte werden nicht mehr hingenommen und als ‚unvermeidbar' betrachtet. Sondern es wird „[p]roblematisiert [...], ob und inwieweit sie sozial zurechenbar sind" (Wehling 2012, S. 83). Forschung und Wissenschaft werden folglich als abhängig von sozialen Sichtweisen erachtet, als soziale Konstrukte. Trotzdem scheinen die Wissenschaften zu einem ‚Eingeständnis' der eigenen Wissensgrenzen, der Fehlbarkeit des eigenen Wissens, noch nicht offiziell be-

62 Hierunter sind beispielsweise technische Apparate zu fassen.

reit, sodass es Vorfälle wie der Contergan-Skandal sind, die uns alle an diese Tatsache erinnern (vgl. Wehling 2012, S. 78).

Im Folgenden soll mithilfe des von Nina Janich erarbeiteten Konzepts der epistemischen Modalitäten des Wissens das Dazwischen, also die Formen des unsicheren Wissens, näher in den Blick genommen werden. Diesem Konzept liegt die Vorstellung zugrunde, die sich mittlerweile allgemein zu etablieren scheint, dass Wissen und auch wissenschaftliches Wissen in unterschiedlichen Qualitäten vorliegen. Etwas kann sowohl subjektiv als auch kollektiv als unterschiedlich gewiss oder ungewiss empfunden werden und niemals kann etwas vollkommen dargestellt werden.

3.2.1 Schattierungen des Wissens

Wissen ist nicht gleich Wissen, dies wurde durch die Darlegungen des vorherigen Kapitels deutlich. Nun soll näher auf die „epistemischen Modalitäten des Wissens" (Janich und Simmerling 2013, S. 75), die Unterschiede darin, *wie* gewiss wir uns etwas sind, eingegangen werden. Es geht um jene Konzepte, die eine ähnliche Beziehung wie Wissen zu einem Objekt besitzen, die jedoch anders wahrgenommen und bezeichnet werden und daher jeweils eine andere Konnotation besitzen. Ihre Ähnlichkeit zum Moment des Wissens ist als ursächlich dafür zu sehen, dass die Konzepte jeweils in Relation dazu betrachtet werden. Wissen muss, um als solches zu gelten, zum einen subjektiv gültig und zum anderen transsubjektiv anerkannt sein. Es muss also, mit anderen Worten, im Kontext des Denkkollektivs begründet und begründbar sein. Ist mindestens einer dieser Aspekte nicht erfüllt, liegt für den Moment eine Form des Wissens vor, jedoch in einer anderen epistemischen Modalität, woraus sich eine entsprechend differente Wissensqualität ableitet. Dieses Konzept ist nicht auf unser individuelles Empfinden beschränkt, sondern gilt grundsätzlich zur näheren Klassifikation der Qualität des entsprechenden Moments. Qualität ist in diesem Sinne nicht als gut oder schlecht, bzw. wahr oder falsch zu verstehen, sondern im Hinblick auf eine möglichst hohe situative Gewissheit, die über dieses Beziehungsmoment verfügbar ist. So kann auch ein Irrtum eine entsprechende Modalität des Wissens besitzen, da der Irrtum als vermeintlich richtiges Wissen, welches sich tatsächlich als falsch herausstellt, gelten kann. Die Sicherheit, mit welcher auf dem Objekt, das später als irrtümlich erkannt wird, beharrt wird, kann einer entsprechenden Qualität zugeordnet werden. Allerdings ist diese Zuordnung für das nachträgliche Entdecken wenig relevant, weil die Modalität dadurch als nichtig und unzureichend markiert wird. Der Irrtum ist im Moment seines Glaubens an ihn also tatsächlich Wissen über ein Objekt. Erst retrospektiv wird er als Irrtum und somit als unwahr, nicht der Realität entsprechend, eingestuft und aus dem Konzept des Wissens entfernt (vgl. Wehling 2006, S. 114). Die angesprochenen Modalitäten begegnen uns alltäglich und erlauben uns eine Klassifizierung unseres Wissens. Wir können anhand unseres eigenen Wissensbestands unterschiedliche Qualitäten von Gewissheit identifizieren und die verschiedenen epistemischen Modalitäten des Wissens wahrnehmen: Uns allen ist bewusst, dass wir etwas wissen und dass unser Wissen nicht immer gleich sicher ist, weil wir es nicht als gleichermaßen gefestigt, routiniert oder etabliert empfinden.

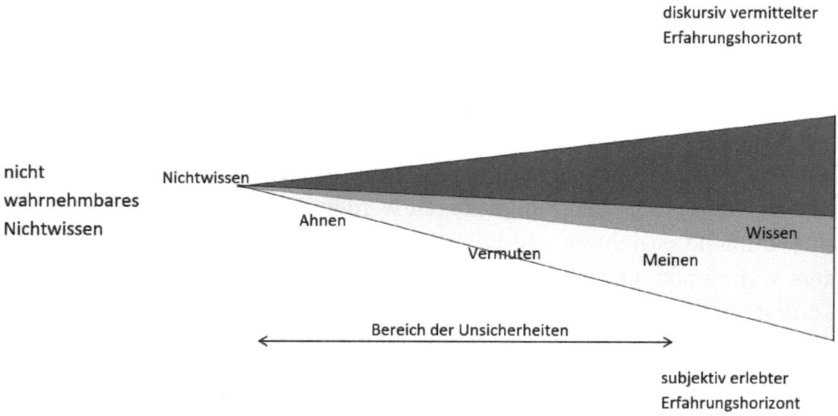

Abb. 2: Epistemische Modalitäten des Wissens

Die obige Abbildung zeigt eine schematische Darstellung der Modalitäten des Wissens in ihrem Verhältnis zu unserem subjektiven und dem diskursiv geteilten Erfahrungshorizont in Abhängigkeit zur Wahrnehmung von Unsicherheiten. Die epistemischen Modalitäten beziehen sich auf das Wissen, welches ein Individuum zu einem bestimmten Thema zu einem bestimmten Zeitpunkt besitzt. Es ist als Momentaufnahme anzusehen und dient zur Visualisierung der Beziehung der einzelnen Modalitäten zueinander und den jeweiligen Erfahrungshorizonten. Den dargestellten epistemischen Zuständen ist gemein, dass wir bereits eine mehr oder weniger gute Vorstellung über den Erkenntnisgegenstand[63]

63 Das jeweils den einzelnen epistemischen Modalitäten zugesprochene Etwas muss nicht zwangsläufig ein Objekt sein, es können ebenso Personen, thematische Zusammenhänge oder

besitzen und dass die jeweils davon ausgehende Einschätzung direkten Einfluss auf unser weiteres Handeln nimmt. Wir kennen einen Teil seiner Gestalt, da er mit unserem Erfahrungshorizont übereinstimmt, in ihm enthalten und/oder aus diesem rekonstruierbar ist. Hierbei nehmen die subjektiv wahrgenommenen Unsicherheiten zu, je weiter entfernt die epistemische Modalität vom Zustand des Wissens selbst ist. Dieser Zustand ist dadurch gekennzeichnet, dass eine vollständige Gewissheit, die sich aus beiden Erfahrungshorizonten speist, über den Erkenntnisgegenstand vorliegt. Alle weiteren epistemischen Modalitäten beziehen sich jeweils nur auf einen der beiden Erfahrungshorizonte. Sie fußen entweder auf jenem Bereich, der durch das Individuum selbst erlebt wurde, oder auf dem Bereich, der durch das Denkkollektiv oder den Diskurs vermittelt wird und sich u. a. in Restriktionen oder spezifischen Praktiken niederschlägt. Da auch innerhalb eines Denkkollektivs Spezifizierungen möglich und nötig sind, ist es unumgänglich, dass die Mitglieder lediglich eine Kenntnis über einen Teil des Wissensbestands besitzen. Sie können allerdings wissen, dass sie über eine Praktik oder einen Sachverhalt kein Wissen besitzen und deswegen einen bestimmten Spezialisten konsultieren müssen. Sie kennen im besten Fall die Grenzen ihres eigenen Erfahrungshorizonts und wissen um die Grenzen des diskursiven, sodass es möglich ist, Lücken zu identifizieren und bei Bedarf zu reduzieren. Die Kategorisierungen können somit nach dem Grad ihrer subjektiv empfundenen Anbindung an das diskursiv gefestigte Wissen gegliedert werden und zum anderen nach ihrer Übereinstimmung mit dem jeweiligen Erfahrungshorizont. Man kann eine Meinung von etwas haben, das subjektiv als richtig erachtet wird, was aber diskursiv nicht gelten muss. Aufgrund des nicht eindeutig bestimmbaren Gewissheitsstatus über den Erkenntnisgegenstand wird die epistemische Bezeichnung dieses Zustands nicht als Wissen, sondern als Meinung aufgefasst. Der Fokus dieses Erkenntniszustands liegt folglich auf der Ebene des Subjekts, da dessen Gewissheit die des Diskurses überschreitet und für die Bezeichnung dieses Zustands maßgeblich ist. Die Gewissheit und somit die Überschneidung mit dem subjektiven Erfahrungshorizont ist zur Gänze gegeben, dies zeigt sich meist dadurch, dass das Individuum die betreffende Meinung vertritt und ggf. auch verteidigt. Stimmt auch die subjektive Erfahrung – zumindest in großen Teilen – nicht mehr mit dem diskursiven Wissen überein, so verweist dieser epistemische Zustand auf Unsicherheiten, die sowohl im subjektiven als auch diskursiven Kognitionsbereich vorliegen. Bei einer Vermu-

---

Handlungen betitelt werden. Sie alle sollen an dieser Stelle unter dem Begriff „Erkenntnisgegenstand" summiert werden, worunter das den epistemischen Zustand betreffende Etwas zu zählen ist.

tung liegt in beiden epistemischen Bereichen eine Einschränkung des jeweiligen Gewissheitszustands vor, die sowohl auf subjektiver wie auch auf diskursiver Ebene dem Erkenntnisgegenstand zugesprochen werden kann. Es kann also eine Vermutung allgemeiner Art, die sich auf ungewisse Wissensgegenstände des Denkkollektivs bezieht, oder subjektiver Art, die allein auf den Erfahrungen und Erkenntnissen des Subjekts beruht, geäußert werden. Das Subjekt besitzt also nur noch lückenhaftes Wissen, somit ist ein Teil des Wissens noch nicht dem Erfahrungshorizont des Subjekts zuordnen. Fehlt auch diese Überschneidung, so kann das Objekt lediglich erahnt werden (vgl. Janich 2012, S. 28). Der Erkenntnisgegenstand besitzt dann nur einen geringen Überschneidungsbereich mit dem subjektiven Erfahrungshorizont und kann gerade noch als existent wahrgenommen werden oder es kann ihm eine bestimmte Funktion zugesprochen werden, dass meiste über ihn wird aber (noch) nicht gewusst. Ebenso ist denkbar, dass der Erkenntnisgegenstand bekannt und zudem klar ist, dass über bestimmte Bereiche kein Wissen, also ein Nichtwissen, vorliegt. Ein prominentes Beispiel für einen solchen Erkenntnisgegenstand ist das Ozonloch. In diesem Fall kann von einem bekannten Nichtwissen gesprochen werden, welches am Rande unseres Erfahrungshorizonts liegt. Existieren keinerlei Berührungspunkte mit dem Erfahrungshorizont, so liegt ein „nicht gewusstes Nichtwissen" (Wehling 2006, S. 300) vor. Hierbei kann der Erkenntnisgegenstand bekannt sein, wie z. B. das Medikament Contergan, seine Gestalt ist aber derart vielschichtig oder die eingenommene Perspektive ist durch den Denkstil zu fokussiert, um all seine Facetten wahrnehmen zu können, sodass einige Aspekte nicht wahrgenommen werden können und so kein Wissen über sie vorliegt.

> Hier besteht unerkanntes Nichtwissen eben nicht nur in einzelnen, punktuellen ‚Wissenslücken', sondern weitergehend darin, daß die kognitiven Erwartungshorizonte mit den möglichen Wirkungshorizonten von Handlungen und ihren Konsequenzen nicht übereinstimmen. Man weiß nicht, wo, wie und wie lange man beobachten soll. Und unter Umständen kann selbst das, was man tatsächlich beobachtet, nicht als ‚Überraschung' wahrgenommen und mit bestimmten Eingriffen in Verbindung gebracht werden, weil man zuvor gar keine entsprechenden Erfahrungswerte formulieren konnte (Wehling 2006, S. 300f.).

Diese Form des Nichtwissens wird wegen seiner unzureichend bekannten Relevanz und der Problematik seiner Thematisierung als irrelevant ausgeblendet: „Für die ‚Feststellung eines Besorgnispotenzials' [ist] nämlich ‚der Rekurs auf Kausalität unverzichtbar' – der aber im Blick auf unbekannte und unerwartete Risiken weitestgehend ausgeschlossen ist" (Van den Daele 2001, zit. n. Wehling 2006, S. 280).

Die oben dargestellten Formen des unsicheren Wissens sind nicht zu verwechseln mit Risiko. Die Wahrnehmung von Risiko ist meist eng an die von Unsicherheit geknüpft, weil man sich der Unvollständigkeit des eigenen Wissens bewusst ist und weiß, dass dadurch nicht zu überblickende Konsequenzen entstehen können. Daher wird Risiko meist pauschal vorausgesetzt, wobei dies nicht als notwendiges Kriterium gelten sollte (vgl. Knorr-Cetina und Harré 1991, S. 140f.). Allerdings wird das Konzept des Risikos z. T. dem des unsicheren Wissens vorgezogen, weil es dafür „relativ klare Bestimmungsverfahren und Regularien zu geben scheint" (Janich et al. 2012, S. 11). Der Fokus liegt hier nicht auf dem Fehlen des Wissens und dessen näherer Bestimmung, sondern auf den damit (meist) einhergehenden Konsequenzen. Diese gründen sich aus einem wahrgenommenen Mangel an Sicherheit, der bedingt wird durch das unvollständige Erfassen des Erkenntnisgegenstands. Trotz mangelndem Wissen darüber, wie groß oder klein das Risiko ist, weil unbekannt ist, über welche Dimensionen sich die Unsicherheit erstreckt, kann auf dieses Konzept zurückgegriffen werden. Analog zu der Wahrnehmung von Unsicherheiten kann für Risiko festgehalten werden: Je mehr wir über einen Gegenstand wissen und je sicherer wir ihn erkennen, desto geringer ist das durch seine unvollständige Wahrnehmung als riskant eingestufte Moment. Wichtig im Bezug zum Risiko ist demzufolge,

> [...] daß es kein objektives oder kontextfreies Risikokonzept gibt. Es gibt keine Risikodefinition, die universell akzeptiert wird und sich grundlegend von einem Alltagskonzept auf der Basis des gesunden Menschenverstandes unterscheidet. Stattdessen wird Risiko als soziales Konstrukt betrachtet, welches unterschiedliche Bedeutungen hat und nur unter Bezug auf spezifische soziale Kontexte und Zwecke verstanden werden kann (Bechmann und Stehr 2000, S. 119).

Diese Einschätzung ist unabhängig von dem objektinhärenten Risikofaktor des Erkenntnisgegenstands zu sehen, der mitunter durch das Wissen um seine Gestalt nicht gemindert werden kann Risiko muss deshalb nicht immer an Nichtwissen gebunden sein. Es kann auch aufgrund der Schwierigkeit der praktischen Umsetzbarkeit vorliegen, weil die situativen Gegebenheiten, wie z. B. die Lage eines Tumors, eine besonders sensible Herangehensweise benötigen und kleinste Abweichungen vom intendierten Plan schwerwiegende Folgen nach sich ziehen können.

Im Hinblick auf die Fragestellung dieser Studie ist weniger das individuelle Wissen als vielmehr die Referenz des eigenen Wissensbestands auf das diskursiv gefestigte Wissen von Bedeutung. Unklar ist bisher „von welcher (Wissens-)Position (Experte, Laie...) aus man über Nichtwissen überhaupt sprechen und es erkennen kann" (Wehling 2006, S. 20). Es liegt auf der Hand, dass Experten und Laien über jeweils andere Erfahrungs- und Wissenshorizonte verfügen und unterschiedliche Aspekte zu erkennen vermögen: Der Experte hat einen größeren diskursiv gesicherten Horizont und kann auf entsprechende Unsicherheiten eingehen. Das Wissen, welches er nicht wahrnimmt, das außerhalb seines Erfahrungs- und Erwartungshorizonts liegt, wird als unumgängliches Restrisiko akzeptiert. Schließlich ist jeder menschliche Horizont begrenzt (Wehling 2006, S. 281). Vor allem im Hinblick auf das Expertentum scheint dieses Faktum jedoch negativ gedeutet zu werden, weswegen es in der Praxis einer kritischen Reflexion bedarf.

Vergleicht man das Konzept der epistemischen Modalitäten und das des Nichtwissens mit Blick auf ihre Unterschiede, so fällt zunächst der Aspekt auf, der beide Konzepte vereint: Nichtwissen über ein Objekt setzt eine gewisse Kenntnis darüber voraus. Wenn der Erkenntnisgegenstand in seiner Form, seiner Funktion, usf. nicht bekannt ist, kann ein Nichtwissen, eine Wissenslücke über ihn bzw. einen bestimmten Aspekt von ihm vorliegen. Er kann aber aufgrund seiner bekannten Aspekte trotzdem als relevante Analysekategorie genutzt werden. Somit wird deutlich, dass das Problem der Trägerschaft von Wissen auch beim Nichtwissen gegeben ist. Wir besitzen immer ein Nichtwissen über ein bestimmtes Objekt, welches allein in Abhängigkeit zu diesem existiert. Eine Analyse der Bereiche des Nichtwissens, die nicht in unserem Erfahrungshorizont enthalten sind, erscheint schwerlich möglich, weil wir nicht wissen können, was wir nicht wissen. Es ist kein Träger identifizierbar und wir können nicht einschätzen, ob dieses Wissen für uns überhaupt eine Relevanz besitzt (vgl. Wehling 2012, S. 87). Dieses unerkannte Nichtwissen kann (wenn überhaupt) allein retrospektiv analysiert werden. Nämlich dann, wenn eine gewisse Erweiterung der Kenntnis über den Gegenstand auftritt. Diese Wissenskonzepte werden unter dem Oberbegriff der epistemischen Modalität des Wissens zusammengefasst. Die jeweiligen Unterschiede in der Qualität ihres Status sind entscheidend für ihre semantische Bezeichnung und ihre Konnotation. Sie sind alle nicht durch die Abwesenheit von Wissen gekennzeichnet, das nichtwahrnehmbare Nichtwissen einmal ausgeklammert, sondern geeint dadurch, dass Wissen und Erfahrung über sie bis zu einem gewissen Grad vorliegen. Im Weiteren soll anhand eines von Karin Knorr-Cetina ausgearbeiteten Konzepts auf die durch die gemeinsame Wissensgenerierung und -nutzung entstehende Kultur näher eingegangen werden. Der Ansatz Knorr-Cetinas ist, obwohl Ludwik Flecks Konzept des Denkstils nicht expressis verbis genannt wird, doch unmittelbar an dieses angelehnt. Knorr-Cetina nutzt es als Analyseinstrument zur Darstellung der Wissensproduktion in verschiedenen wissenschaftlichen Bereichen. Im Fokus des Kapitels steht der auf diesem Konzept aufbauende, jeweils unterschiedliche Umgang mit den dargestellten epistemischen Modalitäten innerhalb verschiedener Denkkollektive.

3.3 Erkenntnisproduktion in der Medizin

Die Erkenntnisaufgabe der Medizin unterscheidet sich grundlegend von der anderer wissenschaftlicher Disziplinen. Dies liegt zum einen am zugrundeliegenden Erkenntnisgegenstand. In dessen Mittelpunkt steht nicht das Regelmäßige und Systematische, sondern die Beobachtung des Unsystematischen, die Beobachtung dessen, was normativ als „krank", bezeichnet wird. Zum anderen sind die kontextuellen Gegebenheiten der Erkenntnisproduktion zu nennen: In der Medizin ist in weiten Bereichen keine De-Kontextualisierung des Untersuchungsgegenstands möglich. Die Medizin produziert also im Gegensatz zu den meisten wissenschaftlichen Disziplinen Wissen im Kontext.[64] Dies erklärt sich auch aus dem Anspruch, den wir Menschen an die Medizin stellen. Wir wollen nicht quasi repariert und als beeinträchtigtes System betrachtet werden, sondern im Ganzen behandelt und ganzheitlich wahrgenommen werden. Dadurch stellen wir hohe kontextuelle Anforderungen an die Medizin als wissenschaftliche Disziplin und ihre Wege der Erkenntnisproduktion. Durch seine Anwendung in der ärztlichen Praxis wird das theoretische Wissen somit immer einem direkten Praxistest unterzogen (vgl. Böschen 2004, S. 146f.). Die Medizin als wissenschaftliche Profession wird daher durchgängig durch ihre Nicht-Standardisierbarkeit charakterisiert. Wiesing spricht davon, dass die Medizin als eigene Form der Wissenschaften, nämlich als *praktische Wissenschaft*, zu verstehen sei (vgl. Wiesing 2004, S. 22f.). Hieraus ergeben sich spezifische Folgen für den Umgang mit den Modalitäten des Wissens bzw. Nichtwissens. Brukamp fasst diese zusätzlich vorkommenden Formen unter den *Begriffen des statischen Nichtwissens und des Nichtwissens aufgrund von normativen Erwägungen zusammen.*

---

64 Die De-Kontextualisierung des Wissens wird als wichtiges Moment im Bezug zur Produktion von Nichtwissen durch Wissenschaft angesehen. Wissenschaft erzeugt gerade solches Wissen, so Böschen, „das die Kontexte ignoriert [...], um eine möglichst große Zahl von Randbedingungen zu kontrollieren. Der Erfolg wissenschaftlicher Wissensproduktion beruht [...] damit gerade auf der De-Kontextualisierung von Forschung im Labor und der Genese von Wissen nach ausschließlich intern gesetzten Geltungsbedingungen. Die Berücksichtigung sozialer und umweltbezogener Kontexte [ist] damit ausgeschlossen und Wissenschaft dafür programmatisch blind" (Böschen 2004, S. 114).

Statisches Nichtwissen bezieht sich auf zufällige Fehler, die durch Ungenauigkeiten bei der Anwendung von Mess- und Diagnoseverfahren entstehen. Sie können zu unkontrollierbaren Schwankungen innerhalb des medizinisch routinierten Ablaufs führen, weil dieser – wie jeder andere wissenschaftliche Versuchsaufbau auch – auf der potenziellen Standardisierbarkeit der Ergebnisse beruhen. Hinzu kommt, dass es ein statisches Noch-nicht-Wissen gibt, welches den Bereich der Komplikationen im Bezug zu Medikamenten oder invasiven Eingriffen betrifft, die noch nicht etablierte Routine sind. Die Wahrscheinlichkeit ihres Auftretens ist genauso wie die Dauer und Intensität für den Einzelfall nicht bekannt, sodass die Handlungsabwägungen immer auch auf Basis von Risikoabschätzungen getroffen werden müssen (vgl. Brukamp 2013, S. 320f.). Nichtwissen aufgrund von normativen Erwägungen entsteht beispielsweise dadurch, dass „einige Forschungsfragen von vornherein nicht durch Humanexperimente bearbeitet [werden], da die eingesetzte Methodik gegen ethische Maßstäbe verstoßen würde" (Brukamp 2013, S. 323). Solche Festlegungen besitzen also einen großen Einfluss darauf, was überhaupt praktisch erforscht werden kann, welches Nichtwissen praktisch angegangen wird. So nimmt in der Medizin vor allem jenes Wissen, welches auf Erfahrung und praktischer Anwendung beruht, einen gewichtigen Stellenwert ein. Es erscheint nicht verwunderlich, dass „die Theorie verstummt" (Foucault 1993, S. 134). Sie verflüchtigt sich „fast immer am Bett des Kranken oder sie wird ohnmächtig, um der Beobachtung oder der Erfahrung ihren Platz abzutreten" (ebd.). Allein die Praxis scheint dieser Aufgabe gewachsen. Mithilfe des ärztlichen Blicks, dessen Verlauf in Kapitel 3.3.1 aufgezeigt wird, gelingt es, die Krankheit zu entdecken:

> Der Blick des Arztes, der so oft über die umgängliche Gelehrsamkeit und die solideste Ausbildung den Sieg davon trägt, ist nur das Resultat häufigen, methodischen und richtigen Gebrauchs der Sinne. Hier ist die Quelle jener Leichtigkeit in der Anwendung, jener Geschicklichkeit in der Darstellung und jener Sicherheit im Urteil, die so rasch sein kann, daß alle Akte gleichzeitig zu sein scheinen (Foucault 1993, S. 135).

Die dominante Rolle der Praxis für den epistemischen Prozess der Medizin legt eine dezidierte Betrachtung der Unterschiede zwischen Theorie und Praxis nahe. Nach Bourdieu unterscheiden sich Praxis und Theorie vor allem im Hinblick auf ihre zeitlichen Dimensionen von einander. Bei der Theorie liegt das Paradoxon einer gewissen Endzeitlichung der Ergebnisse vor (vgl. Bourdieu 1987, S. 148). Hier gilt das allumfassende, reflektierte Beobachten als höchstes Gut. Es soll – soweit man davon sprechen kann – eine möglichst wahre Erkenntnis gewonnen werden. Demgegenüber erhalten in der Welt der Praxis durch das

Eintauchen in die Situation die Handlungen eine besondere Relevanz. Hier rächt sich jeder Fehlgriff, dem sich ein Lern- und Angleichungsprozess anschließt (Gadamer 2010, S. 123). Die Situation stellt demnach das Bedingungsgefüge für die zu vollziehenden Handlungen dar, setzt den Rahmen und erzeugt einen direkten Handlungszwang, der fernab theoretischer Überlegungen liegt. In der Praxis muss ad hoc in der Situation entschieden werden: „Die Dringlichkeit, die mit Recht als eine der wesentlichen Eigenschaften der Praxis angesehen wird, ist das Produkt des Beteiligtseins" (Bourdieu 1987, S. 149f.) in der Situation. Daraus ergibt sich als Konsequenz, dass die Ergebnisse von Theorie und Praxis nicht deckungsgleich und übertragbar sind, weil ihnen andere Rahmenbedingungen, eine andere Logik, zugrunde liegen. Durch den unmittelbaren Handlungszwang in der Praxis unterscheidet sich jene Logik von der vermeintlich zeitlosen der Theorie; so muss man der Praxis „eine Logik zuerkennen, die anders ist als die Logik der Logik, damit man der Praxis nicht mehr Logik abverlangt als sie zu bieten hat" (Bourdieu 1987, S. 157). Bourdieu bezieht sich dabei auf das der Praxis zugrundeliegende Prinzip der Ökonomie, welches dazu führt, dass aufgrund der praktisch situativen Bedingungen Eigenschaften oder Verhältnisse unerwähnt bleiben, da sie aktuell für die Situation keine entsprechende Relevanz besitzen (vgl. Bourdieu 1987, S. 158). So erweist sich die Logik der Praxis als eng verbunden mit der der Sprache, sind doch eindeutige Verbindungen zwischen der Logik der Praxis und den Griceschen Maximen, wie beispielsweise dem der Quantität, nicht von der Hand zu weisen.

Logischerweise entsteht so eine Differenz zwischen Theorie und Praxis: Durch die Theorie soll ein vermeintlich umfänglicher Gesamteindruck aller Aspekte der Situation geschaffen werden. Dies ist jedoch in der Praxis nicht nur unmöglich, sondern auch schlicht irrelevant, denn hier wird dem singulären Moment Aufmerksamkeit geschenkt. Der Mediziner und Praktiker sucht das Allgemeine im Besonderen (vgl. Schachtner 1999, S. 26). Dies als Ausgangssituation für wissenschaftliches Handeln zu betrachten, bedeutet, auf die Differenz zwischen Theorie und Praxis und vor allem auf die innerhalb der Praxis genutzten theoretischen Elemente zu achten, um einen Einblick in den momentan die Situation steuernden Denkzwang zu erhalten. Er gilt als Indiz für die situativ selektierten theoretischen Elemente, die in die Praxis übernommen werden. Welche Fakten situativ diskutiert werden, hängt von deren Position innerhalb des Denkstils und ihrem Verhältnis zur Situation ab; aber auch vom Erfahrungsgehalt des Subjekts, welches ein praktisches Konzept des Handelns entwickelt, das auf der Anwendung des gewonnenen und erfahrenen Wissens beruht. Dieses Wissen ist nicht theoretischer Natur, es wurde vielmehr aus dem praktischen Handeln gewonnen:

> Der griechische Begriff von ‚techne‘ dagegen meint nicht die praktische Anwendung eines theoretischen Wissens, sondern eine eigene Form des praktischen Wissens. ‚techne‘ ist jenes Wissen, das ein bestimmtes, seiner selbst sicheres Können im Zusammenhang eines Herstellens ausmacht. Es ist von vornherein auf Herstellenkönnen bezogen und aus diesem Bezug erwachsen (Gadamer 2010, S. 51).

So liegen Praktiken den praktischen Handlungen zugrunde. Sie sind quasi aus ihnen heraus theoretisiert worden und ihnen in einem zweiten Schritt, nach ihrer Etablierung, als eine dem Handlungshorizont zugrundeliegende Basis wieder zugefügt worden. Sie reichern sich dadurch im individuellen Forscherhabitus sukzessive an und ermöglichen situativ-praktisches Handeln auf Basis von gewonnenem Wissen. Solchermaßen entstehende wissenschaftliche Produkte sind folglich situative Selektionsprodukte, denen praktisch etablierte Handlungstechniken zugrunde liegen, deren Relevanz sie im und durch den situativen Kontext erhalten (vgl. Knorr-Cetina und Harré 1991, S. 32f.). Im Zuge dessen erhält das Moment der Erfahrung einen neuen Stellenwert, denn es gilt als Grundlage der wissenschaftlichen Praxis und dem praktisch angewandten Wissen innerhalb der Forschung. Für Fleck bringt die praktische Erfahrung des Arztes

> [...] ein irrationales, logisch nicht legitimierbares Element in das Wissen. Die Einführung, eine Art Weihe, die andere erteilen, eröffnet den Eingang in ein Wissen, – Erfahrung, immer nur persönlich erlangbar, befähigt erst zum tätigen, selbstständigen Erkennen. Der Unerfahrene lernt nur, er erkennt nicht (Fleck 1980, S. 125f.).

Erfahrung gilt in der Medizin als notwendige Bedingung zur Bewältigung des Alltags. Es existiert ein enormer Reichtum an Vielfalt, weil das pathologische Leben in mannigfacher Form und mit vielen Übergängen vorliegt. Das Wissen um diese Vielfalt und die Erfahrung mit ihr machen die praktische Arbeit in der Medizin aus. Als Indiz hierfür können die Pseudo- und Para-Bestimmungen gelten, die nachträglich zur Klassifikation immer feinerer Unterschiede hinzugefügt wurden. Aus der kategorialen Anordnung dieser Elemente und zum Unterscheiden verschiedener Typen entstanden innerhalb der Medizin die Anatomie und die pathologische Physiologie (Fleck 1983d, S. 40). Diese Subdisziplinen versuchen, die praktischen Erfahrungen in ein theoretisches Konstrukt zu sortieren. Auch wenn eine Abgrenzung schwerlich möglich ist, weil es eine Reihe von Schattierungen zwischen gesund und krank gibt: *Die* Krankheit tritt nie zweimal in exakt gleicher Gestalt auf, denn es existieren nur „individuelle Krankheiten“ (Foucault 1993, S. 182). Dieser Anordnung liegt zwar ein kausales Grundgerüst zugrunde, welches praktisch aber keine allgegenwärtige Relevanz zu besitzen scheint, da „[d]ie Wirkung der pathogenen Ursache

Resultat ihrer Stärke und Disposition [ist]" (Fleck 1983d, S. 42). Es kann also „immer eine antagonistische Reaktion auftreten" (ebd.), sodass theoretisch fundiertes Wissen nicht vollständig und direkt auf den individuellen Fall übertragbar ist. Daraus ergibt sich, dass die Krankheit ein Konglomerat der verschiedensten Symptome ist, die zufällig zeitlich gemeinsam beobachtet werden können, jedoch nicht zwangsläufig denselben Hintergrund besitzen müssen. Anders ausgedrückt, Krankheit ist niemals statisch, immer in Bewegung und Veränderungen unterworfen. Sie erhält nur so ihre konkrete Gestalt:

> Diese wissenschaftliche Fiktion, dieses Individuum, geschaffen durch Abstraktion, gestützt auf Statistik und Intuition, das Individuum genannt Krankheit, das bei statistischer Auffassung rundweg irrational ist, unfaßbar und sich nicht eindeutig definieren läßt, wird erst in temporärer Fassung zur konkreten Einheit (Fleck 1983d, S. 43).

An die hier vorgestellte Diskrepanz zwischen Theorie und Praxis knüpft auch die spezifische Wirkungsweise von Medikamenten an. Wie bereits festgestellt wurde, tritt eine Krankheit als „das Resultat dieser Multiplikation [von Symptomen] in Erscheinung" (Foucault 1993, S. 31) und variiert jeweils individuell. Daraus ergibt sich die Problematik, dass ein Heilmittel, welches „über eine ‚exakte, logische, fast mathematische' Begründung [verfügt]" (Fleck 1983d, S. 41), meist einen besonders kurzen Anwendungszeitraum besitzt. Es entsteht eine Pseudologik: „[J]e schlechter ein Arzt ist, umso ‚logischer' seine Therapie" (ebd.), weil er praktische Gegebenheiten als Basis nutzt und nicht versucht, ein theoretisches Gerüst auf die einzelnen Faktoren anzuwenden. So ist der Vorgang der Diagnose „formal gesehen die Subsumption eines gegebenen Falles unter das Allgemeine einer Krankheit" (Gadamer 2010, S. 35) und damit der Abgleich von Theorie und Praxis. Allerdings verhält es sich tatsächlich innerhalb der Medizin ein wenig anders, denn eine „Fehldiagnose, falsche Subsumption, geht offenkundig im Allgemeinen nicht zu Lasten der Wissenschaft, sondern zu Lasten der ‚Kunst' und zuletzt der Urteilskraft des Arztes" (ebd.).

3.3.1 Der ärztliche Blick

Wie Fleck, so hat sich auch Foucault mit einem besonderen Charakteristikum der Medizin befasst, einem diagnostischen Mittel zur Erkenntnisgewinnung: dem ärztlichen Blick. Fleck diente diese Untersuchung zur Entwicklung seines Denkstil-Konzepts. Im Gegensatz zu Foucault spricht er vom ärztlichen Denken, die Unterschiede beider Konzepte sind jedoch marginal. Die Archäologie des ärztlichen Blicks soll im Folgenden durch die Brille des Denkstils gelesen werden, um die Bedeutung des Visuellen für die Medizin aufzuzeigen. Die von Foucault genutzte Metapher des ärztlichen Blicks verweist letztlich genau auf dieses Moment. Sie hebt die Beeinflussung der Ärzte durch ihre visuelle Wahrnehmung hervor und zeigt, dass das solchermaßen erfahrene Wissen meist unstrittig für wahr gehalten wird. Einzig solche Dinge, die sozusagen Erblickbar sind, werden dadurch potenziell nutzbar für die ärztliche Diagnose. Wenn Foucault auf die Veränderung des Blicks fokussiert und schreibt, dass der Unterschied zwischen Bayles und Pommes Texten[65] „winzig und total" (Foucault 1993, S. 8.) zugleich ist, so fokussiert er zum einen auf den winzigen Wandel im Denkstil, der dieser anderen Wahrnehmung zugrunde liegt, und zum anderen auf unsere Wahrnehmung des alten Denkstils als etwas völlig Anderes, möglicherweise Fantastisches, aber nicht Wissenschaftliches (vgl. Foucault 1993, S. 8). Die historische Betrachtung des ärztlichen Blicks ist deshalb reizvoll, weil nicht nur aufgezeigt wird, wie sich eines der wichtigsten diagnostischen Elemente herausgebildet hat, sondern weil nachgezeichnet werden kann, wie aus einem alltäglichen Phänomen eine fachlich spezifische und an einen Denkstil gebundene Praktik entsteht. Hierzu reicht es nicht aus, nur den ärztlichen Blick in den Fokus zu nehmen, sondern wie Foucault mit seiner Kombination von Titel und Untertitel bei *„Die Geburt der Klinik. Eine Archäologie des ärztlichen Blicks"* (Foucault 1993) zu Recht aufzeigt: Es muss ebenso auf das Umfeld geachtet werden, weil jede Erkenntnis ein Produkt einer sie spezifisch prägenden Situation ist.

In der Medizin galt der Blick lange als *das* Mittel der Wahl zum Ausführen von diagnostischen Tätigkeiten. Es entwickelten sich fachspezifische Praktiken zur Verbesserung und Normierung seines Wirkens. Sehen gilt als der Schlüssel zur „Quelle der Wahrheit" (Foucault 1993, S. 11) und durch ihn entsteht das spezifische Wissen einer sozialen Welt. Die Situation als solche wird aktiv durch den Sehenden und das Gesehene geprägt (vgl. Mead 1969, S. 111). Von einer Hegemonie des Sehsinns kann in Relation zur Gewichtung der übrigen Sinne gesprochen werden (vgl. Mitchell 2008a, S. 313). Sehen und Erkennen beruhen auf Wissen über das Gesehene und setzen habitualisiertes Wissen über die Spezifik der Welt voraus. Sie sind somit eingebunden in spezifische Denkstile. Die unmittelbare Verbindung von Sprache mit der Erkenntnisproduktion rekurriert auf Flecks und Foucaults gemeinsame epistemische Basis, die den nachfolgenden Vergleich umso fruchtbarer macht. Der hier betrachtete Denkstil kann, wenn auch im spezifischen betrachtet, als besonders grundlegend angesehen

65 Die genannten Autoren sind Ärzte, die sich mit der Anatomie des menschlichen Körpers befasst haben. Pommes Werk ist 1769 erschienen, Bayles 1825.

werden. Ist er doch durch seine Möglichkeit der Wahr-Nehmung von Objekten das Werkzeug, welches direkt auf die Erkenntnisproduktion verweist. Die angesprochene Kausalbeziehung zwischen Auge und Wissen greift Foucault in seinem „ärztlichen Blick" auf. Er verfolgt den Weg dieses Denkstils und erkennt dabei ebenso wie Fleck, dass Fortschritt und Forschung nicht linear verlaufen, sondern in Umwegen, denen sich die jeweils beteiligten Individuen nicht bewusst sind oder vielmehr nicht bewusst sein müssen. Sie folgen dem als logisch und sinnvoll empfundenen Denkzwang. Retrospektiv ist der Wandel sichtbar und verweist auf die immense Wichtigkeit des Sozialen für die letztendliche Entwicklung eines Gedankens, der nur durch seine Anwendung und Einbindung wachsen konnte. Zu Beginn war der ärztliche Blick mehr als er (heute) semantisch sein könnte: „Es [das Wort Blick] vereinigt verschiedene Sinnesfelder zu einer einzigen Struktur. Die Dreieinigkeit Sehen – Berühren – Hören definiert eine Wahrnehmungskonfiguration, die das unzulängliche Übel [...] umzingelt" (Foucault 1993, S. 177f.). Schon die Wahrnehmung der Krankheit ist an Wissen und somit an Sehen gebunden, auch wenn dieses nicht mit den Augen, so doch mit den übrigen Sinnesorganen geschieht. Foucault nennt diesen Blick den „erspähenden Blick" (ebd.). Erkennen wird bei ihm beschrieben als Komposition der Sinnesorgane, wobei das Auge keineswegs dominiert, versperrt ihm doch die Haut den Blick auf die pathologischen Strukturen. Obwohl semantisch bedeutungsvoll aufgeladen, ist das Sehen im Blick doch (noch) nicht entscheidend, weil es die „Wahrheit der Krankheit" (vgl. Foucault 1993, S. 26) nicht aufzuzeigen vermag. Allein durch das Öffnen von Leichen gelangt der Blick in den Konfigurationsraum der Krankheit, sodass die Krankheit in ihrer Vollständigkeit sichtbar wird. So wird die Basis der Symptome, die körperliche Läsion, in eine gemeinsame Verbindung mit den wahrnehmbaren Symptomen gebracht (vgl. Foucault 1993, S. 150). Es ist nicht der Blick selbst, der machtvoll ist, sondern die Wahrheit seines diskursiven Wissens (vgl. Foucault 1993, S. 76), welches pathologisch gewonnen wurde und auf diesem Weg dem Blick zugeführt werden kann. Dadurch hat sich eine grundlegende Veränderung im Bereich des Denkstils vollzogen, die dafür sorgt, dass das Erkennen der Krankheit nun in den Tiefen des Körpers gesucht wird. Dort wird nach dem „*Sitz* der Krankheit" (Foucault 1993, S. 153) geforscht. Hier steht der Bestandteil der Krankheit im Zentrum, der das Netz der Symptome aufspannt und als Voraussetzung für die Etablierung der bildgebenden Verfahren zu sehen ist. Allein dieser scheint sicher. Die Symptome können variieren, ihm als ursächlichem Subjekt liegt hingegen eine gewisse Stabilität zugrunde, auf die sich die dem Blick nun zugesprochene Sicherheit bezieht. Dem Blick wird auf diesem Weg das bislang Unmögliche eröffnet: Er kann hinter die natürlichen Barrieren des Körpers schauen.

> Tatsächlich beruht dieser angebliche Empirismus nicht auf einer Wiederentdeckung der absoluten Werte des Sichtbaren, nicht auf einer entschlossenen Abkehr von den Systemen und ihren Chimären, sondern auf einer Reorganisation jenes sichtbaren und unsichtbaren Raumes, der sich aufgetan hatte, als vor Jahrtausenden ein Blick beim Leiden der Menschen haltmachte (Foucault 1993, S. 9f.).

Jene Umorganisation wird durch technische Apparate – zunächst das Stethoskop – ermöglicht, die dem Sehen, genauer zunächst dem sehenden Hören, eine Erweiterung hinter die natürlichen Körperbarrieren erlauben. Der Blick kann bis in den Konfigurationsraum der Krankheit eindringen. Allerdings kommt noch ein weiterer Aspekt hinzu, und zwar ist die Diagnose durch die Entdeckung der Apparate und der mit ihnen (scheinbar) sicheren Methode der Wissensgewinnung unabhängig(er) von der Kommunikation mit dem Patienten geworden.[66] Das ist ein Trend, der sich mit der zunehmenden Modernisierung der Medizin, zumindest für den untersuchten medizinischen Bereich, den der Neuroonkologie, weiter fortsetzt[67]. Die Nutzung dieser Apparate führt dazu, dass es in den Arzt-Patienten-Gesprächen kaum zu Wissensaushandlungen kommt, weil die mitgeilte Diagnose des Arztes, durch ihre Rückbindung an die Apparate und das zur Auswertung benötigte Wissen für den Patienten unzugänglich ist, sodass durch diese Einbindung die Position des Arztes gestärkt wird. Interessant ist jedoch, dass der Blick trotz der Erweiterung durch an ihn gekoppelte Apparate unsicher bleibt. Lediglich pathologische Untersuchungen, bei denen ein direkter Kontakt zwischen zu erblickendem Objekt und Blickendem vorliegt, scheinen gesicherte Ergebnisse zu liefern. Die Geschichte der modernen Medizin ist eng geknüpft an den technologischen Wissenszuwachs und die praktische Anwendung der durch Denkstile geprägten sozialen Kon-

66 Jene Entwicklung konnte sich erst durch die Etablierung der Klinik als Ort der Kranken durchsetzen. Hier allein wurden die notwendigen Voraussetzungen, wie die soziale Abhängigkeit des Patienten vom Arzt und die soziale Unabhängigkeit des Arztes von anderen potenziellen Experten, geschaffen, sodass sich eine eigene Arbeitskultur entwickeln konnte (Lachmund 1987, S. 360).

67 Die dargestellte Situation ist nicht direkt auf andere Bereiche der Arzt-Patienten-Kommunikation übertragbar, so konnte durch Brünner und Gülich oder Kook gezeigt werden, dass in Arzt-Patienten-Gesprächen häufig Wissensaushandlungen stattfinden, um die individuellen Krankheitstheorien des Patienten mit dem professionellem Wissen des Arztes in Einklang zu bringen (Vgl. Brünner u. Gülich 2002a und b oder Kook 2015).

strukte. Sie professionalisieren die Medizin zunehmend, wobei sie den Patienten gleichsam entmachten.
Durch die zunehmende Professionalisierung gewinnt der Blick an Gewicht, indem ihm eine normierende Funktion zugesprochen wird: Er sieht, was pathogen und was gesund ist. Dass die gefundene Empirie nach Foucault nur angeblich existiert, beruht darauf, dass die Werte des Sichtbaren aufgrund ihres sozialen Charakters nie absolut sein können. Die Selektion dessen, was gesehen wird, variiert, so wie auch die Wahrnehmung des Objekts selbst. Nach Fleck gibt es deshalb keinen grundsätzlichen Unterschied zwischen „Schein" und „Wahrheit", sondern nur einen Entwicklungsunterschied (Fleck 1983b, S. 56). Denn wie ein Gegenstand in Wirklichkeit aussieht, kann nie bestimmt werden, da sein Äußeres neben den beschriebenen Einflüssen und der Temporalität des Wissens auch dem Gesetz der Perspektive unterliegt. Es ist nicht der Blick selbst, der machtvoll ist, sondern seine festgestellte Wahrheit, die durch die Anbindung an diskursives Wissen geprüft wird (Foucault 1993, S. 76). Trotz der dargelegten Problematik wird das Sehen als verlässliches Mittel der (objektiven) Wahrnehmung gewertet und visuelle Darstellungen erhalten ein hohes Maß an Authentizität. Dies liegt daran, dass die Ärzte alle einem gemeinsamen Denkstil zugehörig sind, der ihre Wahrnehmung leitet und dazu führt, dass der ärztliche Blick seine notwendige Stabilität erhält. Hinzu kommt die Etablierung dieses Werkzeugs im praktischen Gebrauch, was dem Arzt durch die Anbindung an diskursives Wissen seine Wahrhaftigkeit offenbart. Es ist in diesem Kontext nicht verwunderlich, dass die Theorie verstummt oder sich am Bett des Kranken verflüchtigt (vgl. Foucault 1993, S. 134): „[S]ie wird ohnmächtig, um der Beobachtung oder der Erfahrung ihren Platz abzutreten" (Foucault 1993, S. 134). Durch jene dem Blick eigene Klassifikation, etabliert durch den vorherrschenden Denkzwang, wird die Natur denaturiert, um sie den medizinischen Interventionen des Arztes zugänglich zu machen (vgl. Foucault 1993, S. 33).

> Und nur in diesem Raum hat die Krankheit eine Existenz, da er sie als Natur konstituiert. Allerdings erscheint sie immer etwas verschoben gegen diesen Raum; denn einerseits tritt sie bei einem wirklichen Kranken auf, andererseits zeigt sie sich dem Auge eines vorweg ausgerüsteten Arztes (Foucault 1993, S. 25).

Auch wenn der Arzt am tatsächlichen Kranken agiert, so kann er, da er sozial konstruierte Werkzeuge wie technische Apparate nutzt, jeweils nur eine Form der Krankheit erblicken, die diesen Apparaten entspricht. Unter den technischen Apparaten haben vor allem die bildgebenden Verfahren zu einer Revolutionierung des Blicks in der Medizin geführt. Durch sie wird das Ideal der Sichtbarmachung des Unsichtbaren verkörpert und sie bilden *das* Instrument des

„medizinischen Voyeurismus“ (Burri 2008, S. 177). Bildgebende Verfahren ermöglichen einen Blick unter die Haut, in die einzelnen Strukturen des menschlichen Körpers, den Blick auf das Wesentliche, die Läsion. Guggerli bezeichnet diesen Fortschritt als „das etymologische Paradoxon einer Ana-Tomie ohne aufgeschnittene Körper, einer nichtinvasiven Visualisierungstechnik, die nicht nur Spuren, sondern ganze Bilder erzeugt [...]“ (Gugerli 1998, S. 6). Die Darstellung dieser vermeintlichen Unsichtbarkeiten geschieht in Anlehnung an bereits tradierte Darstellungsformen des Unsichtbaren:

> Trotz fast unendlich vieler Möglichkeiten, die vom Objekt abgeleiteten Messdaten in Bilder verschiedenster Farben und Kontraste zu übertragen, haben sich nur wenige Muster etabliert, die ihre Herkunft aus der Röntgentechnik nicht verleugnen können (Orland op. 2002, S. 234).

Für die verbreitete Nutzung und die einfachere Einführung solcher technischen Apparate muss Normalität eintreten und Evidenz attestiert werden. Dies geschieht am ehesten durch eine Anbindung an bereits bestehende soziale Praktiken, sodass keine Neuorientierung des Denkstils, sondern bloß eine Erweiterung eintritt. Das Paradoxe an diesen Ausführungen ist, dass sich Normalität in Bezug zu unsichtbaren Objekten einstellen *kann* und diese als wissenschaftlich evident gelten, wo doch jedweder direkte Praxisbezug nur indirekt erschließbar ist.

3.4 Zwischenfazit und Ausblick

Dieses Kapitel widmete sich der sozialen Determinierung unserer Wirklichkeit und den darauf basierenden Auswirkungen auf Wissen und seinen Erstellungskontext. Es liegt nahe, dass auch seine Entstehung entsprechend strukturiert ist. Um diese Zusammenhänge aufzuzeigen, wurde das Konzept des Denkstils von Ludwik Fleck thematisiert. Er versteht den Denkstil als Repräsentation der fachlich wie auch sozial habitualisierten Einflüsse, die auf den Forscher einwirken und seine Wahrnehmung und sein Denken leiten: „[U]m eine Beziehung zu erkennen, muß man manche andere Beziehung verkennen, verleugnen, übersehen“ (Fleck 1980, S. 44). Im Prozess der Wissensproduktion ist die des Nichtwissens folglich unumgänglich mit angelegt. Nichtwissen entsteht aus den Aspekten des Objekts, die aufgrund des Denkstils verkannt, verleugnet und übersehen wurden, weil sie nicht in diesen integriert werden können.[68] Da er wissenschaftliche Arbeit als grundsätzlich sozial beschreibt, ergeben sich für Fleck folgende Konsequenzen: Wissenschaft wird als aktiv handlungsgesteuerter Prozess betrachtet, der trotz der Bedeutung des einzelnen Forschers nur durch die soziale Verdichtung innerhalb des Denkkollektivs existieren kann. Der kommunikative Austausch zwischen den Forschern und die damit einhergehende Transformation der Gedanken durch Sprache werden als wichtiges epistemisches Werkzeug erachtet. Wissenschaft so gesehen, ist kein linearer Prozess, sondern „eine Zick-Zack-Linie, von Zufällen, Irrwegen und Irrtümern" (Fleck 1980, S. XXVIII, Schäfer/Schnelle im Vorwort), welche allerdings durch das Endprodukt begradigt und verschleiert wird. Dies gleicht dem Entstehungsprozess einer *Inskription* oder *Blackbox* bei Bruno Latour. Näheres hierzu folgt im nächsten Kapitel. Dem Denkkollektiv kommt hierbei die Aufgabe der Filterung der Möglichkeiten zu, um sicherzustellen, dass das Endprodukt gewissermaßen wahr ist. Fleck veranschaulicht diesen Prozess metaphorisch:

> Wie treffen alle Flüsse, trotz anfänglicher falscher Richtung, trotz aller Umwege und Windungen, doch immer ins Meer? Es gibt kein ‚Meer an sich', nur heißt die Stelle unten, die einzige, wo sich die Wässer ansammeln, Meer! Wenn nur genug Wasser im Flusse fließt und wenn ein Gravitationsfeld vorhanden ist, müssen die Flüsse endlich ins Meer treffen. Das Gravitationsfeld entspricht der richtungsangebenden Stimmung, das Wasser der Arbeit des Denkkollektivs (Fleck 1980, S. 104f.).

Die Stimmung, die dem Denkkollektiv eine Richtung gibt, basiert auf der sozialen Verdichtung. Fleck vergleicht sie in seinem Beispiel mit dem allgegenwärtigen Gravitationsfeld und fokussiert dessen Unumgänglichkeit. „So wird stufenweise ein Gebilde geschaffen, welches durch denkstilgeschichtliche Einmaligkeit (*Entdeckung*) durch die Besonderheit der Situation entsteht" (Fleck 1980, S. 189).

Die Betrachtung des Denkstils als strukturierendes Prinzip einer Wissenskultur zeigt die Auswirkungen der jeweils unterschiedlich strukturierten Wahrnehmung auf den sich ausbildenden Umgang mit Wissen bzw. Nichtwissen. Der Denkstil strukturiert also nicht nur die Entwicklung von Wissen, sondern auch den Umgang mit ihm, sodass sich demgemäß eigene epistemische Kulturen ausbilden. Der Denkstil als basales Moment dieser Verkettung wirkt durch seine Strukturierung der Wahrnehmung direkt auf die Entstehung von wissenschaft-

---

68 In der vorliegenden Arbeit wird allein auf die Determinierung der Forschung durch den Denkstil eingegangen, obwohl diese auch, wie aufgezeigt, von intentionalen und kontextuellen Rahmenbedingungen beeinflusst wird.

lichen Produkten und indirekt auf die sich daraus entwickelnden epistemischen Handlungsweisen ein, die schlussendlich als eigene Wissenskultur vorliegen können. Die Wissenskultur der Medizin unterscheidet sich aufgrund des fokussierten Subjekts Mensch in einigen Teilen von den vorgetragenen Konzepten. Die Individualität der beiden fokussierten Subjekte, die des Menschen und die der Krankheit, ermöglichen nur marginal den Bezug zur Theorie, sodass vor allem die praktisch ausgebildeten Techniken eine besondere Bedeutung einnehmen, ebenso wie den Praktiken bzw. dem Können, als situativ in Konzepten gespeichertes Wissen. Durch ihren routinierten Gebrauch können sie sich, wie es der ärztliche Blick zeigt, zu diagnostischen Bestandteilen entwickeln und dadurch Erkenntnisprozesse strukturieren. Phänomenologisch betrachtet, beschreiben die vorgestellten Prozesse dasselbe: die Stabilisierung des Wissens im Sozialen durch Determinierungsprozesse. Im Folgenden wird auf eine weitere Ausprägung dieses Phänomens eingegangen: die Technik, oder allgemeiner gesprochen, die nichtmenschlichen Akteure. Funktional wurden sie bereits bei der Erweiterung des ärztlichen Blicks angesprochen, nun sollen sie wissenssoziologisch betrachtet werden.

4 Die Akteur-Netzwerk-Theorie

Ein Grund für die aktuelle Relevanz der Akteur-Netzwerk-Theorie kann in der zunehmenden „Verwissenschaftlichung und Technisierung der Gesellschaft" (Belliger und Krieger 2006, S. 13) gesehen werden. Beide Aspekte stehen in direkter Verbindung zueinander, indem Technik aus Wissen konstruiert wird und Wissen sich in Technik manifestiert. Beides strukturiert unsere Handlungen, unseren Alltag, unser Leben und scheint nicht mehr wegzudenken zu sein. Sukzessive wurden weite Bereiche unseres Handelns im Zuge von ökonomischen Bestrebungen im Sinne einer angestrebten Effizienzsteigerung an Maschinen übergeben. Die Alltäglichkeit dieses Phänomens mag ausschlaggebend dafür sein, dass wir Maschinen vermenschlichen und ihnen unbewusst verschiedene menschliche Eigenschaften zusprechen, um unsere Beziehung mit ihnen zu beschreiben. Es scheint nicht weiter verwunderlich, dass der Computer „Zicken macht", der Kaffeeautomat „spinnt" und der Fernseher „streikt". Eine Betrachtung dieser Maschinen allein unter technologischen Gesichtspunkten greift aufgrund der aufgezeigten Parallelen zum Humanen zu kurz. „Die Natur wird sozialisiert. Die Maschine ist nicht Werkzeug, sondern Partnerin." (Belliger und Krieger 2006, S. 15). Indem wir die Technik vermenschlichen, setzen wir uns mit ihr auf eine Stufe, diese (unbewusst) erzeugte Symmetrie ist der Ansatzpunkt für die Akteur-Netzwerk-Theorie (ANT). Sie setzt an diesem Punkt an und benennt Maschinen und andere technische Konstrukte genau wie den Menschen als soziale Akteure. Sie baut damit auf der im vorherigen Kapitel aufgezeigten Konstruktion der Wirklichkeit durch Wissenschaft auf, denn in ihr wird die Technik als wissenschaftliches Produkt und als Bestandteil der Gesellschaft betrachtet, um ihre Verflechtungen miteinander zu untersuchen. Hierbei erblicken wir nie die Natur an sich, die Sache selbst, sondern immer bereits eine Konstruktion derselben, basierend auf früheren epistemischen Prozessen: „Die Welt ist immer schon in irgendeiner Art und Weise ein Labor." (Belliger und Krieger 2006, S. 25.). Es wird folglich an die zuvor bereits im Zusammenhang mit der Entstehung von wissenschaftlichem Wissen gestellten Fragen angeknüpft. Nun wird allerdings nicht mehr nach dem gefragt, *was* Technik und Wissen sind, sondern *wie* Technik und Wissen sind. Ihre Stellung als Explanans der Wirklichkeit ist transformiert zum Explanandum der Wirklichkeit. Technik wird hierbei als „[...] eine bestimmte Form der Kopplung von als ‚Wahrheit' betrachteten Ereignissen und Kommunikationen verstanden; sie befindet sich überall dort, wo etwas funktioniert oder wenigstens funktionieren soll." (Belliger und Krieger 2006, S. 25).

DOI 10.1515/9783110533540-004

4.1 Die Akteur-Netzwerk-Theorie als empirischer Forschungsansatz

Die Akteur-Netzwerk-Theorie ist ein sozialwissenschaftlicher Ansatz, der Anfang der 1980er Jahre von Michel Callon und Bruno Latour entwickelt und später von Latour (2006a-c u. 2010), und u. a. John Law (2004) und Annemarie Mol (2002) weitergeführt wurde.[69] Auch wenn sie dem Namen nach eine Theorie ist, so sollte die ANT nicht als solche verstanden werden: „ANT is not a theory. It is this that gives it both its strength and its adaptability." (Callon 1999, S. 194) Obwohl als Theorie bezeichnet, ist sie paradoxerweise vieles, nur im Grunde keine Theorie. Sie gibt keine kausalen Erklärungen oder ein bestimmtes methodisches Vorgehen vor. Sie bringt eine bestimme Sichtweise mit sich, will sensibilisieren und eine Basis für diese Betrachtungsweise der Welt schaffen. Sie offeriert durch ihre spezielle Methodologie und Terminologie einen empirischen mikrosoziologischen Forschungsansatz zur Beschreibung von Wirklichkeit (vgl. Latour 2006b) mittels heterogener Netzwerke:

> It rather takes the form of a repertoire. If you link up with it you learn sensitizing terms, ways of asking questions and techniques for turning issues inside out or upside down (Latour und Akrich 2006, S. 399).

Die ANT basiert in ihrem Grundgerüst auf einem semiotischen Modell, welches als Basis für die Beschreibung der Netzwerkstrukturen genutzt wird, um die dort verlaufenden Vermittlungs- und Interaktionsprozesse aufzuzeigen. Semiotik beschränkt sich in dieser Lesart nicht ausschließlich auf Zeichen, sondern gilt nach Latour als „das Studium der Bildung von Ordnung und Bahnen" (ebd.). Er verwendet auch den Pleonasmus „Sozio-Semiotik" (ebd.), der die Allgegenwärtigkeit der semiotischen Konstitution von Wirklichkeit ausdrückt. Durch die Entlehnung und Adaption semiotischer Begriffe wird ein symmetrisches Vokabular geschaffen, das die Grundlage für die angestrebte Symmetrie innerhalb der Analyse bildet. Praktisch wird dieses Ziel angestrebt, indem für die Beschreibung der von den beiden Akteur-Typen eingegangenen Handlungen dieselben Begrifflichkeiten genutzt werden.

Netzwerke bilden innerhalb dieses Ansatzes die grundlegende Struktur der Realität, die die einzelnen Akteure und ihre Interaktionen zueinander aufzeigen.

---

69 Einen guten Überblick über aktuelle Perspektiven zur ANT und über die mit ihr arbeitenden Wissenschaftler liefert der Sammelband ANThology (Belliger und Krieger 2006). Einen Überblick über deutschsprachige Beiträge gibt der Sammelband Bruno Latours Kollektive (Kneer et al. 2008).

Es wird als solches durch die Problematisierung mindestens eines seiner Mitglieder erkennbar, wenn ein Akteur oder die von ihm ausgehenden Interaktionen mit anderen Akteuren in den Fokus der Aufmerksamkeit gerückt werden. Zwecks seiner Untersuchung werden die Verbindungen der Akteure untereinander analysiert, um daraus die Struktur ihrer Verbindung abzuleiten. Diese sind nach Callon Vermittler:

> Ich möchte behaupten, dass ein Vermittler all das ist, was sich zwischen Akteuren abspielt und die Beziehung zwischen ihnen definiert. [...] Akteure definieren einander in der Interaktion – in den Vermittlern, die sie in Umlauf bringen, (Callon 2006b, S. 311f)

sodass sich sukzessive aus der Betrachtung der Verbindungen der Akteure und Vermittler die Struktur des Netzwerks herauskristallisiert. Akteure sind also durch mehr oder weniger große und diffizil ausgeprägte Netzwerke miteinander verbunden, die sich aus ihren Interaktionen zusammensetzen.

Ein Aktant oder Akteur – Latour nutzt die Begriffe zunächst synonym – ist in Anlehnung an Greimas' semiotisches Wörterbuch, „jede Diskurseinheit, [die] eine Rolle innehat" (Callon und Latour 2006, S. 77). Demnach ist jedes handlungsfähige Ding, welches Bezugspunkt kommunikativer Handlungen ist, ein Aktant bzw. Akteur. Erst in seinem 1994 erschienenen Aufsatz „On Technical Mediation" führt Latour eine divergierende Semantik der beiden Begriffe ein. Als Akteur beschreibt er nun jene Handlungsträger, über die eine *Figuration* vorhanden ist. Hierunter versteht er etwas ähnlich einer „Präsenz einer verborgenen Kraft" (Latour 2010, S. 93), welche sich durch die Aktionen bzw. die kommunikativen Interaktionen über diese manifestiert. Der Akteur ist „im Bericht [folglich] stets mit einer gewissen Konsistenz versehen" (ebd.). Die Figuration darf nicht mit der Gestalt des Akteurs verwechselt werden, denn sie ist zumindest in Teilen unabhängig davon. Sie gründet sich aus den vom Akteur jeweils wahrgenommenen Eigenschaften und kann auch selektiv ausgeprägt sein. So wissen wir, dass ein Stuhl zum sitzen dient, unabhängig davon, in welchem exakten Design er vorliegen mag oder ob er ggf. durch Armlehnen erweitert wird. Wird denken also primär an die diesem Akteur zugesprochene Funktion und nicht an dessen Erscheinungsbild. Die Figuration verweist zudem auf die Veränderlichkeit von Zuweisungsprozessen und kann selbst als komplexer Prozess erachtet werden.[70] Ein Aktant ist ebenfalls ein Handlungsträger, jedoch liegt über ihn (noch) keine Figuration vor. Diese kann durch eine Erweiterung des deskriptiven Wissensbe-

70 Darauf soll an dieser Stelle nicht weiter eingegangen werden. Für weitere Informationen siehe z. B. Latour 2010.

stands über diesen Aktanten ergänzt werden, sodass aus dem Aktanten ein Akteur wird. Akteure können menschlich oder nichtmenschlich sein. Durch die Zufügung von Negationspartikel wie *nicht* werden alle Wesen, die nicht Menschen sind, zu einem zweiten Akteur-Typ zusammengefasst. Die nichtmenschlichen Akteure werden durch ihren semantischen Unterschied zum Erstgenannten kategorisiert. Gleichzeitig wird festgelegt, dass die in der ANT beschriebene Verbindung hybrider Natur sein muss, weil differente Handlungsträger wie Maschinen, Apparate, Menschen oder Krankheiten miteinander vereint werden. Dies soll im Folgenden an einem Beispiel erläutert werden: Wir können mittels eines Telefons ein Gespräch mit einem weit entfernen Kommunikationspartner führen und miteinander kommunizieren. Auch wenn die verbale Kommunikation als Eigenschaft von lebendigen Organismen wie Tieren und gilt, so kann sie von unserem Körper auf einen weiteren übertragen werden und innerhalb eines Netzwerks zirkulieren. Der telefonierende Mensch ist demnach ein hybrider Akteur, bestehend aus der menschlichen Person und dem nichtmenschlichen Telefon. Beide Akteure werden durch die Interaktion der Person mit dem Telefon zum hybriden Akteur der telefonierenden Person, sind so hybrider Akteur und Subjekt-Objekt-Netzwerk zugleich. Ein Akteur ist also nur ein Akteur, weil er bereits innerhalb eines Netzwerks integriert ist. Der das Telefonat annehmende Akteur ist ebenfalls ein hybrider Akteur, allerdings ist er nicht mit demjenigen gleichzusetzen, der das Telefonat initiiert, da ihren Handlungen unterschiedliche Interessen zugrunde liegen. Durch die gewollt offene Formulierung der Typen wird ein symmetrischer Ansatz angestrebt, der beiden Akteuren denselben Ausgangspunkt verschafft und die Subjekt-Objekt-Dichotomie umgehen soll (vgl. Latour 2002, S. 378). Latour spricht in diesem Sinne in euphemistischer Weise von „nichtmenschlichen Akteuren als Friedensversion des Objekts“ (ebd.), das so die Chance auf Gleichberechtigung erhält.[71] Die Struktur des Netzwerks ist demnach ein Resultat des Zusammenwirkens der Akteure mit bestimmten Eigenschaften und Fertigkeiten. Diese Eigenschaften und Fertigkeiten sind umgekehrt ein Resultat der Einwirkung anderer Akteure, die jeden Akteur eines Netzwerks in einer bestimmten Weise festlegen. (vgl. Latour 2006b, S. 387f.). Die Akteure konstituieren sich und ihre Rollen durch ihre Interaktionen gegenseitig, unabhängig davon, welchem Typ sie zugehörig sind und wie sie entstanden sein mögen.

---

71 Jene Annahme ist bis heute Ansatzpunkt kontroverser Diskussionen, weil die angestrebte Symmetrie in den Augen vieler nicht erreicht wird bzw. nicht erreicht werden kann (vgl. hierzu z. B. Kneers und Kellers Beiträge in *Bruno Latours Kollektive*) und die Kritik zur ANT am Ende dieses Abschnitts.

Allerdings kommt „der Prozeß des Netzwerkbildens [...] nur dann in Gang, wenn es einige Aktanten gibt, die sich bereits in einer bestimmten, zumindest vorläufig festgelegten, Weise verhalten.“ (Schulz-Schaeffer 1998, S. 143) Hierbei kann die Interaktion der Akteure bekannt sein, ihr Ergebnis jedoch unklar bleiben. Ebenso können natürlich nicht alle möglichen Verbindungen aufgezeigt werden, sondern notwendigerweise immer nur ein perspektivisch geprägter Ausschnitt. Auch wenn die Struktur der ANT nahelegt, dass sie sich unendlich ausdehnt, so kann dies praktisch nicht umgesetzt werden. Die Verbindungen, Handlungen, Performances oder die Zirkulation zwischen den Akteuren sind es, die beschrieben werden. Durch sie nähern wir uns der Welt: „‚Natur‘, ‚Gesellschaft‘, ‚Subjektivität‘ definieren nicht, wie die Welt ist, sondern was lokal zirkuliert und wem sich vieles anschließt oder ‚subskribiert‘“(Latour 2006c, S. 565). Nach Latour existieren deshalb keine sozialen Beziehungen und demnach auch keine Gesellschaft, sondern „es existieren Übersetzungen zwischen Mittlern, die aufzeigbare Assoziationen[72] generieren können“ (Latour 2010, S. 188). Basierend auf Assoziationen entsteht aus menschlichen und nichtmenschlichen Akteuren das Kollektiv, welches aus einer Struktur heterogener Netzwerke besteht, die sich aufeinander beziehen.

> Da aber kein externer Standpunkt mehr besteht, dem wir einen Grad an Realität oder Erfolg einer Innovation zuschreiben könnten, erhalten wir nur eine Evaluation, indem wir die vielen Standpunkte der Akteure triangulieren. Daher ist es äußerst wichtig, uns einfach von einem Beobachter zu einem anderen bewegen zu können (Latour 2006b, S. 390).

Diese Ausführung Latours legt nahe, dass der Analyseansatz der ANT ein internalis-tischer ist, der auf der Kombination verschiedener Beobachtungsperspektiven beruht. Es wird unterschieden in eine Akteur- bzw. Netzwerkperspektive und eine Prozess- bzw. Übersetzungsperspektive:

- Die Akteur- bzw. Netzwerkperspektive fokussiert auf die Performance, die Assoziationen und kommunikativen Interaktionen der Akteure. Die Akteure sind zugleich diejenigen, die Dinge tun und diejenigen, mit denen Dinge getan werden. Ein Netzwerk besteht folglich aus Akteuren, wobei auch ein einzelner Akteur ein Netzwerk (Callon 2006b, S. 322) bilden kann, je nach eingenommenem Fokus. Ein Beispiel aus dem Kontext dieses Buches ist der Patient. Er wird in diesem sowohl als Akteur als auch als diffiziles Netzwerk beschrieben.

---

72 Unter dem Begriff Assoziation versteht Latour das, was linguistisch als Syntagma bekannt ist, also eine Gruppe von zusammengehörigen (sprachlichen) Elementen in einer Äußerung.

- Innerhalb des Netzwerks kann auch auf die Anordnung der Akteure, ihre Struktur, fokussiert werden. Dann wird nicht die einzelne Performance untersucht, sondern das Netz der aneinander anbindenden und einander bedingenden Interaktionen, die das Netz aus Assoziationen bilden.
- Die Prozessperspektive entsteht durch Übersetzungen (Translationen), wodurch sich die Akteure kaskadenförmig aufeinander beziehen. Übersetzungen verlagern Bedeutungen und verändern Rollenverteilungen innerhalb eines Netzwerks. Die Akteure sind demnach Resultate und Ausgangspunkt von Translationen. Der Prozess der Translation kann in folgende interdependenten Phasen untergliedert werden: Problematisierung, Interessement, Enrolement und Mobilisierung.

Eine Analyse mithilfe der ANT gestaltet sich letztlich durch beständiges Wechseln der Perspektiven, also zwischen der Beobachtung der Akteure bzw. der Netzwerkstruktur und der der Übersetzungen, die es prozessual verändern und stabilisieren.

Der nach Latour entscheidende Aspekt bei der Beobachtung der Akteure im Netzwerk ist, dass allein ihren Wegen zu folgen ist und

> niemals die Notwendigkeit [besteht], unser Netzwerk zu verlassen, selbst wenn wir über Definitionen der Wahrheit, der Exaktheit, der Kohärenz, der Absurdität oder der Realität einer Aussage sprechen. Die Beurteilung von Realität ist dem Pfad einer Aussage immanent, nicht transzendent (Latour 2006b, S. 394).

Er pocht darauf, sämtliche apriorischen und habitualisierten Annahmen des Forschers außer Acht zu lassen und widerspricht sich somit selbst. Die ANT soll seinen Ausführungen zufolge gerade die Verflechtung der Akteure in der Welt aufzeigen, die auf Kaskaden von Transformationen beruht, also der Erkenntnis, dass sie sozial determiniert sind. Sie können somit nicht ausschließlich auf sich verweisen, sondern müssen sich zwangsläufig auch auf das sie Umgebende beziehen. Aber betrachtet man nur diese letzte Aussage Latours, so scheinen seine Ziele zumindest in seinen frühen Werken deutlich ehrgeiziger zu sein: „Let us go back to the world, still unknown and despised." (Latour 1988, S. 173). Diese infrareflexive Forderung Latours ist jedoch nicht vereinbar mit seiner Darlegung der ANT. Sie wäre erst dann mit ihr kongruent, wenn die Akteure und ihre Interaktionen nicht selbst Bestandteil von Transformationsprozessen wären. Somit strebt die ANT im Hinblick auf diese Lesart eine Symmetrie an, die sie bis dato nicht erreicht hat. Ihr bisheriger Nutzen soll durch diese Kritik nicht geschmälert werden. Die explizite Beachtung jenes inkongruenten Moments der ANT kann dazu beitragen, die uns umgebenden Netzwerke zu identifizieren und die Beziehung der darin enthaltenen Akteure zu entwirren. Es hält uns aber auch vor Augen, dass es nie die Welt an sich ist, die wir betrachten, sondern bereits eine transformierte Version. Um die Handlungen der Akteure entwirren zu können, soll im Folgenden der Prozess der Translation, die Prozessebene eines Akteur-Netzwerks, ins Zentrum gerückt werden, um zu verstehen, wie sich die Akteure aufeinander beziehen und wie sich ein Netzwerk etabliert.

4.2 Die ANT als Soziologie der Übersetzung

Den Begriff der Translation haben Callon und Latour von Michel Serres (1974) übernommen, der mit dieser Metapher auf die Unmöglichkeit der äquivalenten Übersetzung eines Begriffs eingeht: Zwei Begriffe können niemals äquivalent sein, deshalb ist die Übersetzung, genau wie die bei Fleck bereits angesprochene Kommunikation, immer eine Verschiebung der Bedeutung. Law beschreibt diesen Prozess wie folgt:

> So translation is both about making equivalent and about shifting. It is about moving terms around, about linking and changing them. [...] In short, translation is always insecure, a process susceptible to failure (Law 2009, S. 144f).

Aufgrund dieses Phänomens und seines prozessualen Wirkens entstehen Netzwerke, in denen die Akteure miteinander in Interaktion treten und wo dadurch ihre eigenen Identitäten und Realitäten transformiert werden. Aufmerksamkeit erlangen die Akteure bzw. ihr Zusammenspiel durch die *Problematisierung* von wenigstens einigen ihrer Interaktionen: Ein gesunder Mensch wird seinen Körper als funktionierende Einheit wahrnehmen. Ein kranker Mensch hingegen weiß momentan um die Komplexität dieser Einheit und ein Arzt wird auf die komplexen Vorgänge dieses Netzwerks fokussieren, in welchem menschlich-biologische, therapeutische oder technische Akteure gemeinsam interagieren können.[73] In diesem umrissenen Bereich, dem Netzwerk, werden die beteiligten Akteure und ihre Verbindungen zueinander thematisiert. Problematisierungen beziehen sich dabei auf als gefestigt erachtete Elemente der Wirklichkeit, die auf der Individualität des jeweiligen Akteurs beruhen. Demnach repräsentieren Problematisierungen die Akteure bzw. das Netzwerk – im genannten Fallbeispiel die kranke

---

73 Im Fokus dieser Auflistung stand eine medizinisch-therapeutische Sicht auf das Netzwerk „Patient“, in welchem mittlerweile auch technische Akteure wie Herz- oder Hirnschrittmacher dauerhaft etabliert sein können.

Person – oder das, was zur Beeinträchtigung des Netzwerks führt. Die *Problematisierung* „zeigt sowohl die Verschiebungen und Umwege, die akzeptiert, als auch die Allianzen, die geschmiedet werden müssen." (Callon 2006a, S. 149). Während des *Interessements* werden die identifizierten Akteure nach den Vorstellungen eines Akteurs – in diesem Korpus jeweils der Arzt – konsolidiert und versuchsweise durch Assoziation neu definiert und platziert. Dies führt zu einem ersten Blick auf die Netzwerkstruktur. Für das Erkennen und Platzieren eines Akteurs in einem Netzwerk ist Wissen über dessen allgemeines Handlungsprogramm nötig, das nach Callon als *„Prä-Inskription"*(Latour und Akrich 2006, S. 402) bezeichnet wird. Dieses Wissen kann potenziell für oder gegen dessen Integration innerhalb des Netzwerks verwendet werden. Ist der Akteur integriert worden, ist eine prinzipielle Übereinstimmung mit den Handlungsprogrammen der anderen Akteure vorhanden, sodass sich aufbauend auf der Prä-Inskription die *„Präskription"* (Latour und Akrich 2006, S. 401) bildet. Hierunter werden die Erwartungen an den jeweiligen Akteur und sein Handlungsprogramm gefasst. Es ist die Figuration der potenziellen Interaktionsmöglichkeiten des Akteurs. Exemplarisch soll dieser Prozess im Hinblick auf das MRT-Gerät bzw. die Anfertigung von MRT-Aufnahmen gezeigt werden: Die Prä-Inskription entspricht in diesem Fall dem Wissen darüber, dass dieser Akteur Repräsentationen innerer Strukturen aufzuzeigen vermag. Aufgrund dieses Wissens erfolgt seine Etablierung in das Netzwerk, sodass Interaktionen eingegangen werden und die MRT-Aufnahme angefertigt wird. Dafür liegen meist triftige Gründe vor, so soll nicht nur etwas gezeigt werden, sondern durch das Zeigen soll die Präskription eines anderen Akteurs, in unserem Beispiel die des Arztes, bestätigt werden. Daraus folgt ein entsprechendes Handeln, sodass das erwartete Ergebnis, eine Repräsentation bestimmter Strukturen, entsteht. Dieses Handeln bzw. jener antizipierbare und auswertbare Bestandteil der Interaktion, der MRT-Aufnahme, ist Teil der *„Subskription"* (Latour und Akrich 2006, S. 401f). Sie ist die Aktion des Akteurs, des MRT-Gerätes, die später auf der MRT-Aufnahme im Hinblick auf die vorgeschriebene Handlung des anderen Akteurs (des Arztes) repräsentiert wird. Sie muss dem vorgegebenen Handlungsprogramm nicht entsprechen, sodass es zu einer Krise zwischen Präskription und Subskription kommen kann, indem der Akteur, das MRT, sein eigenes, vom Standpunkt des Arztes betrachtet, unangepasstes Handlungsprogramm ausführt. Ein solcher Fall tritt ein, wenn beispielsweise ein verzerrtes oder gespiegeltes Abbild dieser Strukturen gezeigt wird und so etwas präsentiert wird, das nicht dem erwarteten Ergebnis entspricht. In diesem Fall würde dieses Handlungsprogramm vom Standpunkt des Arztes aus als Anti-Handlungsprogramm beschrieben. Diese Situation wird entweder akzeptiert, sodass das Verhalten des Arztes dem Anti-Handlungsprogramm angepasst wird, oder der Akteur des Anti-

Handlungsprogramms wird so lange bearbeitet, bis sein Handlungsprogramm den Wünschen des Arztes entspricht. Kurzzeitig wird durch dieses Ereignis die Übersetzungsrichtung zwischen den Akteuren vertauscht. Diese Situation, die *„De-Skription“* (Latour und Akrich 2006, S. 400), zeigt dem Analytiker das Zusammenwirken der einzelnen Akteure und ihrer Handlungsprogramme auf. Ein erfolgreicher Prozess des *Interessement* liegt vor, wenn das Antihandlungsprogramm akzeptiert wird oder das Handlungsprogramm im Sinne des Akteurs verläuft. Er leitet über zum *Enrolment*, „dieses zeigt die Folge multilateraler Verhandlungen, Prüfungen der Willensstärke und Tricks [...], welche die Prozesse des Interessement begleiten und ihnen den Erfolg ermöglichen“ (Callon 2006a, S. 156). Damit wird das aus diesem Prozess entstandene Produkt ersichtlich. Abschließend erfolgt die *Mobilisierung* der Akteure, in unserem Beispiel die Anfertigung der MRT-Aufnahme. „Diese Mobilisierung oder Konzentration hat eine bestimmte physische Realität, die durch eine Reihe von Verschiebungen materialisiert wird.“ (Callon 2006a, S. 162f) Dies geschieht, indem sie in andere Vermittler inskribiert werden, sodass die Akteure nun unabhängig von der Anwesenheit ihrer materiellen Versionen, repräsentiert durch Inskriptionen wie Diagramme, wissenschaftliche Artikel oder Präsentationen, an einem Ort versammelt werden können.

Übersetzung im Kontext der ANT ist demnach die beständige Anpassung und Umwandlung des akteurspezifischen Handlungsprogramms gemäß den Vorgaben des Netzwerks, was schließlich zu dessen Integration führt. Die Akteure unterliegen einer stetigen Transformation ihrer selbst in Abhängigkeit zu ihrem jeweiligen Handlungsprogramm und sind folglich Resultate und Ausgangspunkt von Translationen. Dies ist nach Callon der Mechanismus, „durch den die soziale und die natürliche Welt fortschreitend Form annehmen“ (Callon 2006a, S. 170). Er beschreibt ihn Folgendermaßen: „Die Protagonisten sind in einen endlosen Kampf verstrickt, einander ihre eigenen Definitionen aufzuzwingen und sicherzustellen, dass ihre Ansicht darüber vorherrscht, wie die Realität aufgeteilt sein sollte.“ (Callon und Michel 2006, S. 52).

4.3 Die Stabilisierung des Sozialen

Als Begründung für die hybride Netzstruktur der ANT verweist Latour auf die Fluidität von rein menschlichen Netzwerken. Ein solches Netzwerk bestünde aus einer M(ensch)-M-M-Verbindung bzw. T(ier)-T-T-Verbindung und erweckt den Anschein einer sozialen Beziehung. Diese singuläre Akteur-Verbindung findet sich zum Beispiel bei Pavianen. In ihrer Interaktion muss aber immer der komplette

Kontext mit einbezogen werden, weil nicht auf nichtmenschliche Akteure als Referenz zurückgegriffen werden kann. Sie bilden zwar soziale Strukturen aus, diese müssen jedoch mangels Speicher- oder Etablierungsmöglichkeit immer wieder neu verhandelt werden (vgl. Latour 2001a, S. 241). Die dort vorgefundenen Beziehungen weisen somit einen temporären Charakter auf. Ihre Kommunikation ist deshalb komplexer als die der Menschen, wohingegen diese aufgrund der Rahmung durch die nichtmenschlichen Akteure eine größere Komplexität erreichen kann (vgl. Latour 2001, S. 242). Latour folgert daraus, dass sich ein anderes Verständnis für diese Formen der Inter-Aktion ergeben müsse, das aufzeigt, „dass die Handlung sich auf andere Akteurtypen ausdehnen muss, die in anderen zeit-räumlichen Rahmen verstreut sind und die anderen Ontologien angehören“ (Latour 2001, S. 249), um der Komplexität der heutigen Gegebenheiten gerecht werden zu können. Innerhalb menschlicher Gruppierungen ist die aufgezeigte M-M-M-Verbindung daher in dieser Reinform nicht möglich, weil immer der Kontext mit einbezogen wird.

> Ein Akteur kann mit einem anderen Akteur nur durch die isolierende Wirkung eines Rahmens, der zudem den Rest seiner Geschichte und die seiner anderen Partner außerhalb des Geschehens lässt, face-to-face interagieren (Latour 2001, S. 238).

Latour nennt diese Art der Interaktion *gerahmte Interaktion*[74]. Nichtmenschliche Akteure bilden durch ihr Vorhandensein ein Bezugsmoment, auf das referiert wird. In ihnen sind soziale Attribute gespeichert, die durch ihre Anwesenheit, diskursiv oder materiell, strukturierend auf die Interaktion der Beobachter einwirken. So wissen wir alle, dass es sich in die Reihe vor einem Schalter anzustellen gilt. Oder der Arzt bei der Frage nach unseren Problemen einzig auf unsere physischen und nicht unsere sozialen abzielt. Genau diese Annahme Latours ist es, die im Sinne von Searles Konzept des Hintergrundwissens und Clarkes Situationsanalyse besonders fokussiert wird. Sie verdeutlicht, dass Sprache, genau wie jede andere soziale Tätigkeit, immer situatives und situiertes Handeln sein muss. Möglichst sichere Netzwerke sind demnach nur durch die Kopplung mit den nichtmenschlichen Akteuren möglich, da ihnen die Funktion der Konservierung von Handlungstechniken zugesprochen wird, die nach Latour als stabilisierte Gesellschaft gilt: „Ist ein Netzwerk stark konvergent und irreversibel, kann es mit einer Blackbox verglichen werden [...].“ (Callon 2006b, S. 335). Die Irrever-

74 Seine Annahmen weisen Ähnlichkeiten zu Goffmans „Rahmenanalyse auf (vgl. Goffman 1980), den dieser als entscheidende Größe für soziale Interaktionen ansieht: Er bildet eine spezifische Situation für die Kommunikanten und grenzt sie so zugleich vor Außenstehenden ab.

sibilität bzw. Konvergenz einer Übersetzung bezieht sich dabei auf zwei ihrer Eigenschaften: Zum einen auf ihre (Un-)Möglichkeit, wieder zu dem Punkt zurückzukehren, an welchem die Transformation der Blackbox eine unter vielen war, und zum anderen darauf, (nicht) aufzuzeigen, wie nachfolgende Transformationen durch sie geformt und definiert werden (vgl. Callon 2006b, S. 331f). Je selbstverständlicher eine Übersetzung erscheint, desto irrelevanter sind ihre Alternativen und desto sicherer kann ihre Wirkungsweise vorausgesagt werden und als desto stabiler erweist sich die durch sie entstehende Blackbox. Außerdem gilt ähnlich dem einmal etablierten Denkstil, dass über Selbstverständliches nicht gesprochen wird (vgl. Geideck u. Liebert 2003). Der Prozess, wie genau sich die Transformation geformt hat, ist aktuell nicht explizit kognitiv präsent. Er ist geronnen. Die Blackbox besteht also aus einer Innovation, die „über eine dermaßen stabile Geschichte verfüg[t], dass diese schon fast zur zweiten Natur geworden ist“ (Latour 2006b, S. 390). Eine Innovation bezieht sich auf die syntagmatische Beziehung (Assoziation) mehrerer Akteure zueinander, die sich durch Transformationen den Anti-Handlungsprogrammen widersetzen konnte und momentan allgemein akzeptiert wird. Eine Blackbox ist also ein allgemein akzeptierter Übersetzungsprozess, der sich in konsistenter Weise verhält und über dessen Verhalten deshalb Voraussagen getroffen werden können:

> Ein Übersetzungsbegriff, der allgemein akzeptiert wird, tendiert jedoch dazu, seine Geschichte abzulegen. Er wird offensichtlich und damit zu einer Angelegenheit, der jeder zustimmen kann (Latour 2006b, S. 325).

Dieser ist dabei keinesfalls als statische Größe der Sicherung zu verstehen, sondern als momentan gesichert. Seine Konvergenz nimmt weiter zu, wenn seine Transformation in ein Medium inskribiert wird. „In derart fest gekoppelten Netzwerken führt jeder Versuch, ein Element durch Umdefinition zu modifizieren, zu einem allgemeinen Prozess der Umübersetzung.“ (Callon 2006b, S. 332.). Sie werden zu normalisierten Interaktionen zwischen Akteuren, die allgemeine Akzeptanz besitzen, sodass die

> Irreversibilisation verstanden als die Vorherbestimmung der Übersetzung und als Unmöglichkeit einer Rückkehr zu konkurrierenden Übersetzungen [...] ein Synonym zu Normalisierung [ist] (Callon 2006b, S. 333).

Technik und Gesellschaft bzw. nach Latour das Kollektiv stellen somit zwei Konstellationen syntagmatischer Assoziationen zwischen heterogenen Akteuren dar, die durch Zuschreibung von Irreversibilität als zwei ontologische Einheiten derselben Handlung anzusehen sind (vgl. Latour 2006b, S. 395).

4.4 Nichtmenschliche Akteure des untersuchten Netzwerks

Gemäß dem von der ANT angestrebten intrinsischen Ansatz wird in der Analyse dem Wirken der nichtmenschlichen Aktanten gefolgt, sodass sich ihre Eigenschaften sukzessive während der nachfolgenden Analyse herausbilden werden. Dort wird unterschieden zwischen Dingen bzw. dinglichen Akteuren, worunter Medikamente wie die Chemotherapie oder Kontrastmittel zu zählen sind, den visuellen Repräsentationen des Körperinneren durch die MRT-Aufnahme und die FET-PET-Aufnahme sowie dem Tumor. Es wird sich zeigen, dass die Interaktionen innerhalb des Netzwerks sowohl technischer als auch dinglicher Natur sein können. Aufgrund der spezifischen Medialität der jeweils eingesetzten nichtmenschlichen Akteure werden sie in der Analyse separat gefasst.[75] Gerade jene absolute Offenheit in der Beschreibung der beiden Akteurtypen erweist sich für den Bereich der Medizin als besonders wichtig. Denn viele der dort gebrauchten Dinge sind genau wie Technik in ihrem Ursprung materialisiertes Wissen bzw. basieren auf materialisierten Denkstilen. Sie unterscheiden sich lediglich hinsichtlich der medialen Form, in welche der Denkstil gefestigt wurde. So sind sie im Sinne Latours Blackboxen und besitzen dasselbe Ziel wie Technik: das Etablieren des Netzwerks und ihres Einsatzes zum Herstellen von Selbstverständlichkeit, sodass der Gedanke, ohne den Akteur auskommen zu können, als absurd abgetan wird. Auch bei jenen Dingen sind ihr Ursprung und ihr Wirken zum Teil

75 Im Unterschied zur Technik wird dieser Teil des Nichtmenschlichen als weniger bedrohlich eingestuft, was am Unterschied im Medium liegen mag. Durch die Speicherung in das technische Medium werden die zur Ausführung notwendigen Handlungspraktiken verlagert und unspezifisch. Bei einem Teil der Dinge verbleibt zwar eine spezifische, teilweise auch fachliche Praktik, wie die Injektion eines Kontrastmittels, sodass eine deutlichere Verbindung zwischen den angewendeten Techniken des Menschen und dem Wissen um den nichtmenschlichen Akteur besteht. Allerdings können Dinge auch in Tablettenform oder anderen gängigen Formaten vorliegen, die keinerlei spezifische Praktik voraussetzen, sodass ihre Anwendung unspezifischer Natur ist und keinerlei Rückschlüsse auf das Wirken des Dings zulässt. Als Zeugnis dieser zwiespältigen Haltung können die beiden folgenden Beispiele gelten: Es wurde lange kontrovers über die Einführung der tiefen Hirnstimulation mittels eingepflanzter Elektroden – umgangssprachlich oft als Hirnschrittmacher bezeichnet – zur Behandlung von Patienten mit Parkinson, oder dem Tourette-Syndrom diskutiert (vgl. hierzu Wehling 2013, S. 73f.). Im Vergleich dazu wurde über die Einführung sogenannter Gliadel Wafer – kleine tablettenähnliche Plättchen eines Chemotherapeutikums, die lokal direkt in das Gehirngewebe gelegt werden – im öffentlichen Diskurs kein Wort verloren, obwohl die Methode sehr ähnlich und der direkte Einfluss auf das Gewebe enorm ist. Es scheint also, dass neue Technik, vor allem dann, wenn sie eingepflanzt werden soll, meist auf größere Probleme und Vorurteile stößt als andere mediale Formen.

ungewiss, oftmals in Vergessenheit geraten. Zwar agieren sie immer netzwerkartig mit dem Menschen, sie verändern diesen jedoch auch und kreieren etwas Neues, etwas Transformiertes.

Eine besondere Spezifik ergibt sich bei der medizinischen Anwendung bestimmter Dinge wie z. B. Medikamente und generell in jedweder Form dem Körper einzuverleibender Dinge, sei es auf oralem, analem oder kutanem Wege. Ihr Wirken ist für das menschliche, zumindest das menschlich-natürliche, Auge unsichtbar und findet innerhalb unseres Körpers statt. So wird innerhalb der Medizin der Mensch als im Fokus stehendes Subjekt, als Akteur-Welt etabliert. Der Mensch geht in diesem Fall nicht nur Interaktionen mit den nichtmenschlichen Akteuren ein, sondern bietet zugleich den erforderlichen Raum – den situativen Kontext – zur Etablierung des Netzwerks. Trotz des offensichtlichen Widerspruchs gegen die Prinzipien der ANT, vielmehr im Sinne der oben angeführten Kritik, sollen an dieser Stelle das MRT-Gerät und sein mobiles Produkt, die MRT-Aufnahme, näher betrachtet werden. Diese beiden sind nicht nur die entscheidenden Vermittler zur Entwicklung dieses Netzes, sondern das MRT-*Bild* verfügt auch über eine spezifische Medialität, die sich auf den Umgang mit ihm auswirkt. Deshalb sollen zunächst die dem Prozess ihrer Generierung und die dem Produkt inhärenten Eigenschaften aufgezeigt werden, um Rückschlüsse auf seine Stellung innerhalb des Netzwerks zu ziehen. Auch der Tumor soll aufgrund seiner Sonderstellung kurz beleuchtet werden. Diese Einschübe erscheinen deswegen als wichtig, weil auf diese Eigenschaften der Akteure jeweils in den Gesprächen Bezug genommen wird und sie z. T. als Voraussetzung für weitere Handlungen gelten. Innerhalb der Situation wird hingegen nicht immer explizit über sie gesprochen, sodass ein gewisses Vorwissen zum Nachvollziehen der Situation sinnvoll erscheint.

4.4.1 Die MRT-Aufnahme als nichtmenschlicher Akteur

Schon seit Längerem zählen Bilder „neben der Sprache zu den [...] wichtigsten zeichenvermittelten Instrumenten zur Repräsentation, Interpretation und Aneignung der Wirklichkeit" (Diekmannshenke et al. 2011, S. 7) und sie sind aufgrund dessen Bestandteil linguistischer Analysen, siehe hierzu u. a. Muckenhaupt (1985), Straßner (2001), Stöckl (2004, 2011), Liebert und Metten (2007) und Diekmannshenke et al. (2011). Besonders explizit wird dies durch die Begriffsbildung Bildlinguistik (ebd.). Der gleichnamige Sammelband von Diekmannshenke et al. liefert einen aktuellen Forschungsüberblick zu diesem Bereich. Unter diesen Begriff wird jener Teil der Linguistik subsummiert, der sich mit dem Bezug von sprachlichen oder schriftlichen Äußerungen auf Bilder bezieht, wie u. a. dem Text-Bild-Bezug (vgl. Stöckl 2004; Muckenhaupt 1985; Straßner 2002), der Repräsentation von Sprache und bildlichen Elementen im Bild (vgl. Schmitz 2011) oder sprachlichen Bildern (Graffitis) (vgl. Metten 2011). Im Hinblick auf den Kontext dieses Werkes sind vor allem die Untersuchungen von Liebert und Metten zur bildimmanenten Interpretationsoffenheit (vgl. Liebert und Metten 2007) relevant. Aufgrund der fokussierten Anwendung der theoretischen Konzepte und im Hinblick auf ihren Nutzen für die spätere Analyse des nichtmenschlichen Akteurs der MRT-Aufnahme wird ausschließlich auf die folgenden Aspekte des visuellen und technisch erzeugten Mediums eingegangen:

- der Prozess der Generierung des Bilds, das Einschreiben der Daten in das Medium
- die aufgrund dessen in den Fokus rückenden kontextuellen Begebenheiten während der Produktion

die unmittelbare Visualität der Informationspräsentation, welche im besonderen Fall durch die Fachlichkeit des Bilds beschränkt wird.
Diese drei Punkte repräsentieren die Kommunikation mit und über diese Bilder. Im Folgenden werden die ihnen zugesprochenen Eigenschaften zunächst theoretisch auf Basis bildtheoretischer und soziologischer Konzepte erörtert, um einen fruchtbaren Boden für die Kommunikation innerhalb der Transkripte zu liefern.

4.4.1.1 Ein Blick auf Bilder

Bilder sind in unserer heutigen Gesellschaft omnipräsent in sämtlichen Bereichen vertreten und dies besonders seit der Einführung digitaler bildgebender Verfahren. Sie begleiten uns wie selbstverständlich in unserem Alltag und wir vergessen, dass erst wir bildhafte Objekte zu Bildern machen. Denn ihre Wirkmacht entsteht erst dadurch, dass wir ihre abbildende Funktion erkennen können. Aufgrund von Ähnlichkeitsbeziehungen (Mitchell 2008a, S. 54) verbinden wir das Bild mit einem Objekt, das seinen „vitalen, lebendigen Charakter" (Mitchell. 2008b, S. 107f) an das Bild weitergibt. Wir greifen bestimmte Eigenschaften des repräsentierten Objekts heraus und reproduzieren entsprechend unseres Wissens um diesen Charakter und nicht im Hinblick auf die visuelle Repräsentation des Objektes im Bild. So empfinden wir, dass die Mona Lisa *uns* zulächelt und nicht bloß lächelt. Mitchell beschreibt Bilder deshalb „[a]ls Quasi-Lebensformen (den Viren vergleichbar), die von einem Wirtsorganismus (uns selbst) abhängig sind und sich nicht ohne menschliche Beteiligung reproduzieren können" (Mitchell. 2008a, S. 287f). Die Tatsache, dass das Bild durch uns vom

Zustand der „entkörperlichten Seele" (Mitchell 2008b, S. 66) zum lebendigen Geschöpf wird, zeigt dessen paradoxen und z. T. widersprüchlichen Charakter und verdeutlicht, dass die dem Bild einmal gegebene Lebendigkeit nicht mehr zurückgenommen werden kann. Wir können nicht mehr steuern, was wir produziert haben, lediglich seine Wirkung an- bzw. wahrnehmen. Dies verdeutlicht, dass die Arbeit mit und an Bildern immer ambivalent sein muss, da wir uns trotz unserer Macht über das Bild nicht die des Bildes einverleiben können und uns auch nicht von ihr zu befreien vermögen. Durch Mitchells metaphorischen Vergleich von Bildern mit Viren und Lebewesen wird die vom Bild ausgehende Wirkung augenscheinlich. Allerdings wird auch offenbart, dass Bilder allein im sozialen Kontext, in der Interaktion im übertragenen Sinne, überlebensfähig sind, sodass sie als soziale Konstrukte anzusehen sind. Durch die oben angesprochene Bindung des Bilds an bildkonstituierende Praktiken

> [i]st Visualität als analytische, d. h. nicht nur als epistemische, sondern als epistemologische Kategorie zu begreifen, die erst in der Praxis durch Praktiken des Sehens und der Wahrnehmung zur sozialen Wirklichkeit wird (Burri 2008a, S. 347).

In Anlehnung an die vorangehenden Ausführungen ist es evident, dass das Objekt weniger objektiv-physikalisch als vielmehr kulturell-historisch (Fleck 1983b, S. 156) konstruiert ist. Auf diese Weise strukturiert auch der Denkstil unsere Wahrnehmung eines Bilds. Bilder und unser Sehen sind enger verknüpft, als man meinen mag: Denn indem wir sehen, machen wir uns ein Bild von etwas. Die genannte Metapher enthält bei näherem Betrachten deswegen einen tieferen Kern, als man vermuten mag, weil sie auf den biologischen Vorgang des Sehens verweist: wo das Gesehene als (gedrehtes) Abbild auf die Netzhaut projiziert wird, sodass wir immer nur ein Abbild der Wirklichkeit sehen. Andererseits schwingt der kulturelle Prozess des Sehens mit, der, wie oben beschrieben, selektiv und subjektiv durch unsere Erfahrungen geprägt wird und damit ein Abbild unserer sozialen Erfahrung ist. Somit ist das materielle Bild unserem Sehen näher als zunächst gedacht und eigentlich immer schon als geistige Introjektion in uns vorhanden. Dementsprechend ist die Visualisierung von Objekten weniger eine soziale Konstruktion des Sehens als vielmehr eine Konstruktion des Sozialen (Mitchell 2008a, S. 342), also den dominant wirkenden Denkstilen bzw. Diskursen. Wie oben bereits angedeutet wurde, erkennt Mitchell eine spezielle Kraft in Bildern, denen er Leben zuspricht. Er begründet dieses Vorgehen damit, dass Lebewesen immer schon lebende Bilder gewesen sind (vgl. Mitchell 2008b, S. 28f). Wir werden uns dieser Tatsache gewahr, wenn wir sagen: Sie ist das Ebenbild ihrer Mutter (vgl. Mitchell 2008b, S. 22, 140). Mit dieser Aussage bezieht er sich auf die vermeintlich direkt abbildende Verfahrensweise von Fotografien, die den

Eindruck erwecken, tatsächliche Abbilder zu sein. Fotografien wird als den ersten technisch-bildgebenden Produkten aufgrund der technischen Aufnahme der Natur scheinbar unabhängig von der Subjektivität des menschlichen Wirkens eine „technische Garantie für Ähnlichkeit" (Belting 2001, S. 41) zugeschrieben, was auf der Verlässlichkeit technischen Wirkens beruht. Die Fotografien produzieren Abbilder der Wirklichkeit, denen im alltäglichen Gebrauch aufgrund ihrer Abbildfunktion Evidenz attestiert wird. Ebenso wie ein Blick zur situativen Wahrnehmung unserer Umgebung ausreicht:

> Wenn die PHOTOGRAFIE sich nicht ergründen läßt, dann deshalb, weil ihre Evidenz so mächtig ist. Im Bild gibt sich der Gegenstand als ganzer zu erkennen, und sein Anblick ist gewiß [...] (Barthes 1986, S. 117).

Das Problematische hierbei ist, dass unsere Wirklichkeit, welche eine bereits bearbeitete Version der Realität ist, als neutrales Erzeugnis der sichtbaren Welt gewertet wird und als Vergleich dient. Die Objektivität und Evidenz des produzierten Bilds kann demnach nicht an objektiven Kriterien gemessen werden, sondern nur an denen des jeweils vorherrschenden Denkstils, der aufgrund der Strukturierung unserer Wahrnehmung dafür sorgt, dass diesen Bildern trotzdem durch ihre an unsere Wahrnehmung anknüpfende visuelle Repräsentation ein hoher Grad an Objektivität zugesprochen wird. Diese gründet sich auch aus der Unmittelbarkeit der bildlich-visuellen Wahrnehmung oder im Bezug zu fachlichen Bildern aus dem Lesen[76] des Dargestellten, welches unmittelbar an die uns bekannte Wirklichkeitsaufnahme unseres Alltags anschließt und uns deshalb nah und vertraut erscheint: Wir können mit einem Blick den Inhalt des Bilds, sein vorrangiges Thema, erfassen.

Bisher wurde, wenn vom Bild gesprochen wurde, nahezu vornehmlich auf die Bildaussage bzw. Bildwirkung fokussiert, die allerdings nur ein Teil des sogenannten Konglomerats Bild sind. Ebenso entscheidend ist das Bildmedium, in welches die Aussage inskribiert wurde und durch welches sie transportiert wird. Beide sind aneinander gebunden wie die zwei Seiten einer Münze (vgl. Belting 2001, S. 13): Sie sind untrennbar materiell verbunden. Diese Interdependenz besitzt einen großen Einfluss auf die letztendliche Bildwahrnehmung, in welcher beide Aspekte zu einer Gesamtwahrnehmung kombiniert werden. So entsteht das

---

76 Im Kontext von spezifisch wissenschaftlich oder fachlich genutzten visuellen Medien soll auf das Verb „lesen" zurückgegriffen werden, weil es betont, dass nur Personen, die aufgrund von Lernprozessen dazu befähigt sind, Informationen entnehmen können. Das Verb verweist auf den Lernprozess, der diesem Vorgang zugrunde liegt.

dem Bild eigene Charakteristikum, welches seinen epistemischen Status bedingt, die Visualität. Sie gründet sich aus der Präsentation der einzelnen Elemente – der Bildaussage und deren Einschreibung in das gewählte Medium – und ist auf den innerhalb der sozialen Welt wirkenden Denkstil ausgerichtet, der Anbindung und Akzeptanz gewährleistet. Die Medialität des Bilds erhält im Hinblick auf digitale Bilder einen besonderen Status, hier liegt das Medium unsichtbar, verschleiert durch Apparate wie z. B. Monitore vor, die keinerlei Rückschlüsse auf seine Produktion zulassen. Sie ist „dadurch zugleich erweitert und diskontinuierlich, also undurchsichtig im technikbegrifflichen Sinne von ‚diskret' geworden" (Belting 2001, S. 38). Eben jenes Phänomen ist bereits im Hinblick auf Fotografien zu beobachten, wo die Bildaussage so dominant vor das Medium tritt, dass es zwar vorhanden ist, jedoch von der Wirkung der Bildaussage verdeckt wirkt und lediglich eine Rolle als Träger übernimmt. Auch im Hinblick auf die Rezeption kommt dem Digitalen eine besondere Konnotation zu, da eine Bearbeitung des Bilds jederzeit möglich ist.

Bei der nachfolgenden analytischen Betrachtung der MRT- bzw. FET-PET-Bilder ist die Medialität ausschließlich digital und das Produkt wird auf dem Monitor des Arztes augenscheinlich dargestellt. Der Arzt kann dann unmittelbar die Perspektive, die Größe und die Nähe des Bilds den jeweiligen Umständen anpassen, um einzelne Strukturen besonders hervorzuheben. In der nun folgenden theoretischen Betrachtung wissenschaftlicher Bilder wird die Medialität der Bilder aufgrund des einheitlich vorliegenden Mediums und der fehlenden Thematisierung dieses Moments innerhalb der Gespräche vernachlässigt.

4.4.1.2 Wissenschaftliche Bilder

Bilder sind in der (Natur-)Wissenschaft entscheidende Medien der Erkenntnispräsentation. Ihre Produktion und Rezeption wurden unter anderem von Latour (1990, 2006) und Knorr-Cetina (1999, 2001) untersucht. Hierbei durchlaufen Bilder eine ähnliche Entwicklung wie die zuvor bei Fleck angesprochenen Fachsprachen, die sie weg vom Allgemeinen hin zu spezifischen und nur für Mitglieder des Denkstils lesbaren Objekten wandelt. Wissenschaftliche Bilder erfordern spezielle Lesarten, die meist disziplinintern verbreitet sind und Laien den Umgang mit ihnen erschweren bis unmöglich machen, wiederum im Verhältnis zur Entfernung der jeweiligen Denkstile zueinander. Der Denkstil wirkt bereits bei der Produktion der Bilder und in Bezug auf wissenschaftlich bzw. technisch erzeugte Bilder bei der Herstellung der sie generierenden Apparate. Dem Bild kann deshalb eine darauf fußende „visuelle Logik" (Burri 2008b, S. 76) zugeschrieben werden und nach Burri in die Kategorien *visual value*, *visual performance* und *visual persuasiveness* untergegliedert werden kann:

- Unter *visual value* wird der Eigenwert der Bilder gefasst. Es handelt sich um den Mehrwert, der das Bild ausmacht und dafür sorgt, dass eine vollständige Reduzierbarkeit des Bilds in sprachliche Systeme nicht möglich ist. Diese Eigenschaft könnte nach Boehm auch als ikonische Differenz[77] bezeichnet werden. Durch den von Burri vorgeschlagenen Terminus wird allerdings die praktische Bedingtheit des Bilds durch unsere visuellen Vorstellungen betont, die entscheidend sind für seine Rezeption und seinen Status als Bild.
- Der Begriff *visual performance* setzt bei der Produktion der Bilder an und verweist darauf, dass bereits die Herstellung bestimmten Praktiken unterliegt, die durch ihre Anbindung an den Denkstil ein jeweils spezifisches Produkt hervorbringen. „Bereits der ‚Text' des Bildes, die Anordnung seiner visuellen Zeichen oder sein Motiv, so scheint mir, muss als performative Hervorbringung gewertet werden." (Burri 2008b, S. 73). Insofern wird deutlich, dass das Bild nicht als Produkt eines kreativen, sondern eines sozial bedingten Prozesses zu werten ist.
- Mit *visual persuasiveness* ist die Ausstrahlungskraft der Bilder gemeint, die den visuell vermittelten Inhalten Ausdruck verleiht und sich aus der Hegemonie des Sehsinns gründet und an „anthropologisch-universalistische Begründungsfiguren" (Burri 2008b, S. 74) bindet. Sie ist somit direkt von der Wahrnehmung und vom Denkstil abhängig, der darüber entscheidet, als wie überzeugend das Bild wahrgenommen wird.

Die *visual persuasiveness* kann als Indiz für die Denkstilangemessenheit des Objekts gewertet werden. Sie ist im Bezug auf wissenschaftliche Bilder ein evidentes Kriterium, da sich nur jene etablieren, die gemäß dem Denkstil rezipiert werden. Im Hinblick auf die in diesem Buch angestrebten Untersuchungsgegenstände – MRT- und FET-PET-Aufnahmen – muss davon ausgegangen werden, dass *visual persuasiveness* in hohem Maße vorhanden ist, weil sie nicht nur akzeptiert, sondern auch als evidente Werkzeuge produziert und genutzt werden. Auch die *visual performance* ist sehr abhängig vom Denkstil, der als strukturierende Ordnung den sozialen Prozessen der Erstellung zugrunde liegt. Burris Zuschreibung der sozialen Logik kann also als Kriterium der Denkstilangemessenheit des Produzierten gewertet werden, wobei ihre Kriterien eine Handlungsgrundlage bilden. Als zumindest in Teilen unabhängig vom Denkstil kann der *visual value* angesehen werden, der auf den Mehrwert der Bilder abhebt. Dieser bindet an die Hegemonie unseres Sehsinns an und kann im Hinblick auf wissenschaftliche Bilder als veranschaulichendes, die Wirklichkeit inskribierendes Medium gelten.

77 Siehe für weitere Informationen Boehm 1995.

Seine Überzeugungskraft gewinnt er aus der Einbindung einer weiteren Dimension: die zeitliche Unmittelbarkeit, die das Überblicken des Repräsentierten in der Situation ermöglicht. In Relation zu anderen Bildern haben wissenschaftliche Bilder eine spezielle Basis, die sich auf ein Kausalitätsgefüge mit der Wirklichkeit bezieht und speziell den apparativ gefertigten Bildern zugesprochen wird. Durch ihre vermeintliche Kausalität, basierend auf dem Wissen eines Ursache-Wirkungs-Gefüges mit der Wirklichkeit (vgl. Lohoff 2008, S. 115f), wird diesen Bildern Evidenz attestiert. Jene Eigenschaft ist ursächlich für den Status dieser Bilder als Messinstrumente zum Erfassen spezifischer Situationen und Ergebnisse und schließt an das von Boehm für wissenschaftliche Bilder aufgestellte Kriterium der Zweckmäßigkeit (vgl. Lohoff 2008, S. 109) an. Diese werden weniger aufgrund ihrer Bildlichkeit, sondern vielmehr aufgrund ihres Daseins als Instrument der Visualisierung von Daten gebraucht. Sie sind also intendiert zweckbasiert produziert. Allerdings fußt die letztliche Wahl der Darstellungsart, der Visualisierung und nicht der Verschriftlichung der Daten, auf der den Bildern zugesprochenen Wirkmacht und der vermeintlichen Unmittelbarkeit ihrer Rezeption. Hinzu kommt, dass vor allem bei der Generierung wissenschaftlicher Bilder eine interdisziplinäre Beteiligung nicht von der Hand zu weisen ist. Häufig ist eine Vielzahl verschiedener Disziplinen gewissermaßen als Zulieferer beteiligt, die das Bild in Anlehnung zum Denkstil der Zieldisziplin gestalten. Dies wird nachfolgend exemplarisch anhand des innerhalb der Medizin und diesem Korpus besonders relevanten MRT-*Bildes* näher erörtert. Durch die Trennung der Prozesse der Bildproduktion und -interpretation verändert sich der Umgang mit diesem, denn „[e]s tritt in Wechselwirkung mit weitergreifenden Diskursteilnehmern und blendet dabei Aspekte der Prozessierung und Gewordenheit aus" (Lohoff 2008, S. 255).

4.4.1.3 Bedeutung bildgebender Verfahren in der Medizin

Vor allem in den Neurowissenschaften der Medizin haben technische Apparate zur Revolutionierung beigetragen und einen wissenschaftlichen Fortschritt erst ermöglicht. Die Produkte solcher Bildgebungsverfahren – heute sind MRT-*Bilder* am verbreitetsten – stellen in der momentanen ärztlichen Praxis eines der wichtigsten Arbeitsmittel des Arztes dar. Der Blick des Arztes wird so weg vom Patienten hin auf den Monitor gerichtet. Der ärztliche Blick wird durch technische Mittel erweitert, sodass ein Blick einen Einblick in unser Inneres geben kann. Diese Erweiterung ist offensichtlich ebenfalls an Wissen geknüpft. Durch Sehen wird Wissen erzeugt und durch dessen Anwendung kann ein Mehr an Sehen und ein Mehr an Wissen erreicht werden. Mitunter entsteht völlig neues Wissen. Sehen ist somit direkt an Wissen und vor allem an (vermeintlich erkannte) Wahrheit geknüpft und deshalb ein Mittel zum Entdecken von Wirklichkeit. Damit kann festgestellt werden, dass im Lauf der Jahre eine erstaunliche Erweiterung des Blicks stattgefunden hat. Der Glaube an dieses visuelle Wissen ist in der heutigen Zeit sehr stark, wenn nicht gar dominierend (vgl. Burri et al. 2011, S. 3). Burri hat in ihrer Ethnografie „Doing Images" die Arbeit mit und an MRT-*Bildern* untersucht. Die dort festgestellte Ambivalenz zwischen Sehen und Wahrnehmen gründet sich ihrer Meinung nach größtenteils auf der dem MRT-*Bild* zugesprochenen Wissenschaftlichkeit und seiner „visuelle[n] Überzeugungskraft" (Burri 2008b, S. 275f), welcher sich die Ärzte in den verschiedensten Situationen hingeben. Diese scheint überaus dominant, wie Burri feststellt:

> [O]bschon es für den Akteur reflexiv keinen Zweifel gibt, dass es sich bei dem Bild weder um den Gegenstand selbst noch um dessen Abbild, sondern um ein komplexes soziotechnisches Konstrukt handelt, ‚vergisst' er dieses Wissen in der praktischen Wahrnehmung (Burri 2008b, S. 277).

Wie diese Ambivalenz genau im Einzelnen zu Stande kommt, bleibt bislang zumindest in Teilen unklar. Der Umgang mit MRT-*Bildern* ist unter diesen Voraussetzungen als kontextuell variierend anzusehen. Innerhalb der klinischen Medizin der Neurowissenschaften wird die Trennung zwischen Forschung und Anwendung, zwischen Theorie und Praxis, wie oben bereits erörtert, unscharf. Gerade die Disziplin, welche sich mit dem für den Menschen wichtigsten Gut, seiner Gesundheit, beschäftigt, scheint innerhalb der wissenschaftlichen Disziplinen eine Sonderstellung einzunehmen. Im Bezug zu dieser Situation wird an die verwendeten Medien eine besondere Leistungserwartung geknüpft, da sie nicht nur als Produkt des wissenschaftlichen Forschungsprozesses gelten, sondern diesen in der Praxis zugleich validieren. Dieser Sachverhalt wird vor allem an den im Untersuchungskorpus genutzten MRT-*Bildern* deutlich, die zum einen das Produkt eines differenzierten wissenschaftlichen Forschungsprozesses sind und zum anderen wissenschaftlich genutztes Validierungswerkzeug zur Etablierung und Durchführung der diagnostischen Tätigkeiten. Beiden Prozessen liegt also eine je spezifische Handlung mit den sie einenden Daten zugrunde, auf die im Folgenden näher eingegangen wird.

In der Medizin übernehmen heute vor allem technisch konstruierte Abbilder die Aufgabe, unseren Blick zu kanalisieren und zu erweitern. Ausgangspunkt ist die „technische Reproduzierbarkeit intelligenten Verhaltens" (Rammert et al. 1998, S. 54), das die Möglichkeit bietet, fachspezifisches Wissen zu explizieren, aufzubereiten und zu wandeln, um es dann zur medialen Bearbeitung, Speicherung und Präsentation bereitzustellen. Die Herstellung ist bei diesen Abbildern von besonderer Bedeutung, da sie je nach Art der Darstellung die unterschiedlichsten Formen annehmen kann. Durch den Einsatz technischer Objekte „[tritt] an die Stelle des Abbildes der Wirklichkeit die Visualisierung von Daten" (Paulus 2007, S. 209). Diese Daten unterlaufen in ihrer Produktion und noch zuvor – bei ihrer Herstellung durch Apparate – einen schier endlosen Ablauf an Arbeits- und Interpretationsschritten, an denen die verschiedensten Disziplinen beteiligt sind. Burri fasst dies in Anlehnung an Strauss' *illness trajectory* als *imaging trajectory* (Burri 2008b, S. 107f) zusammen. Jeder einzelne dieser Schritte umfasst eine Reihe von Selektionsprozessen und zu treffenden Annahmen. Durch die ihm zugrundeliegende Komplexität und interdisziplinäre Verzahnung ist dem Einzelnen der Überblick über den kompletten Ablauf verwehrt. Vertreter verschiedener Disziplinen wie Physiker, Chemiker und Mediziner arbeiten im laufenden Betrieb an den Magnetresonanztomografen, um einen reibungslosen Ablauf zu gewährleisten. Die Arbeitsschritte vor der eigentlichen Aufnahme wie die Anordnung des Patienten innerhalb des Apparats sowie dessen Konstruktion und institutionell-räumlicher Auf- und Einbau sollen aus Platzgründen außen vor gelassen werden[78]. Schon vor dem eigentlichen Herstellungsprozess sind im Hinblick auf das spätere Produkt Selektionen zu treffen, die eng mit den kontextuellen Informationen und der an das Produkt gerichteten Fragestellung verbunden sind. Modalitäten wie die Dicke, die Perspektive und die Auflösung der Schnittbilder müssen beispielsweise zuvor innerhalb eines auf das MRT-Gerät einwirkenden Programms festgelegt werden. Auch nach der Gewinnung der Daten erfolgen weitere Selektionsprozesse. Helligkeit und Kontrast können nachträglich bearbeitet werden, um für die spätere Interpretation eine geeignete nützliche Grundlage zu bieten. Demnach liegt der Generierung des Produkts ein teleologischer Prozess zugrunde, der auf sinnhafte Bilder abzielt (vgl. Burri 2008b, S. 192f). Sie sind insofern sinnhaft, als sie im Speziellen für die Beantwortung einer diagnostischen Fragestellung produziert worden sind. Die Erstellung eines MRT-*Bildes* gleicht so dem Bild von wissenschaftlichen Ergebnissen, wobei dort dem Sinnhaften das Äquivalent des Ans-Laufenbringen gegenübergestellt ist:

> Wissenschaftliche Ergebnisse stellen [...] das Produkt komplexer Selektionsprozesse dar, die in dem illustrierten indexikalischen Sinn kontextuell kontingent sind. Sobald die Selektionen des Labors sich zu einem wissenschaftlichen Resultat kristallisiert haben, ist die Kontextualität und Indexikalität der Selektion nicht mehr sichtbar (Knorr-Cetina und Harré 1991, S. 90).

---

78 Für detaillierte Ausführungen zu diesem Aspekt siehe Burri 2008b.

Gerade durch das Verstecken der zugrundeliegenden Basis gelingt mit den MRT-*Bildern*, genau wie mit den wissenschaftlichen Ergebnissen, ein besonders paradoxer Schritt. Obwohl den Forschern die ihnen zugrundeliegende Selektivität bewusst ist und sie wissen, dass das Produkt die Realität niemals abbilden oder gar spiegeln kann, übernehmen wissenschaftliche Bilder nach dem Verlassen des Orts ihrer Produktion die Funktion von Abbildern. Sie stellen nach Latour eine Momentaufnahme des Selektionsprozesses – eine Unterbrechung der Kaskade der Inskriptionen (vgl. Latour 2006a, S. 280f) – dar und können deshalb als bloße Abbildung existieren, weil kein Bezug zu ihrer wissenschaftlichen Kontextualisierung, sondern zu ihrem visuellen Inhalt hergestellt wird. Dieser kann in Anlehnung an die geprägten Denkstile als realistische Abbildung der zugrundeliegenden Basis gewertet werden. Der angesprochene Denkstil ist besonders prägend für die Organisation der Daten in der Darstellung, denn diese könnte beliebig sein, orientiert sich jedoch faktisch an bereits innerhalb der Disziplin existierenden Darstellungen, sodass eine Gewöhnung erleichtert wird. Bei den MRT-*Bildern* sind z. B. Anlehnungen an Röntgenbilder zu finden. Nachdem festgestellt worden ist, dass während des Herstellungsprozesses von MRT-*Bildern* vielfache Selektionsprozesse, evoziert durch die teleologische Haltung der Akteure, durchgeführt werden, soll nun auf weitere, dieser Haltung nicht zuzuordnende Selektionsprozesse eingegangen werden. Vielfach sind ästhetische Gründe ausschlaggebend für weitere Selektionen, die Helligkeit oder den Kontrast des Technoskripts betreffend. Sie haben aber keinerlei Verbindung zum Informationsgehalt des Bildes – vielmehr sollte eine solche Verbindung nicht bestehen. Jedoch werden sie tatsächlich den Wert einer Darstellung deutlich beeinflussen (vgl. Burri 2008b, S. 174). Inwiefern die Nachbearbeitung die anschließende Interpretation womöglich beeinflusst, kann nicht aufgezeigt werden. Es ist jedoch evident, dass durch eine Bearbeitung und die Hervorhebung einzelner Strukturen Deutungsveränderungen produziert werden. Ästhetik wird nicht anhand von normierenden Klassifikationen wie pathogen oder natürlich unterschieden, sondern eher anhand der Perspektive der Aufnahme oder faszinierender struktureller Merkmale, die als besonders anziehend empfunden werden. Neben der den Strukturen inhärenten Ästhetik werden die Betrachter also ebenfalls auf einer emotionalen Ebene angesprochen. Dies liegt an der kulturell geprägten Bedeutung der abgebildeten Körperstrukturen, die durch die Darstellung quasi nackt ohne die sie sonst umgebenden äußerlichen Schichten präsentiert werden. So wird beim Arzt eine libidinöse voyeuristische Beziehung zum MRT-*Bild* ausgelöst. Geeint scheint die Meinung zu bestehen, so stellt Burri fest, dass sagittale Gehirnschnitte als besonders ästhetisch empfunden werden (vgl. Burri 2008b, S. 175). Hier wird das Produkt nicht im Sinne seiner Nützlichkeit, sondern im Hinblick auf ästhetisch-emotionale Empfindungen weiterbearbeitet, um aufgrund von subjektivem Empfinden dessen Wertigkeit zu steigern. Die oben beschriebenen Arbeiten an den Daten und ihre Visualisierung führen eine Veränderung der Daten herbei. Die Ähnlichkeit dieses Prozesses mit dem der Herstellung wissenschaftlicher Ergebnisse überrascht nicht. Sie liefert eine Begründung für die dem MRT-*Bild* zugesprochene Wissenschaftlichkeit durch die Kaskade von Selektionen[79], die die Basis transformiert abbilden. Hierbei wird deutlich, dass Wissenschaft nicht die Realität abbildet, sondern sie transformiert. Die angeführte Multiplikation der Transformationen erlaubt es dem Produkt, den Status des Objektiven einzunehmen, da es durch die Vielzahl der Selektionen als besonders sicher gilt. Zudem kann es nur dann widerlegt werden, wenn die Grundzüge der eigenen Disziplin – die ihr zugrundeliegenden Denkstile – kritisiert werden; dieser Bezug wird jedoch durch die Multiplikation geschickt verdeckt. Die Herstellung der Maschine wurde bewusst außen vorgelassen. Es wurde nur auf die von ihr produzierten Produkte eingegangen, aber es ist evident, dass durch eine Erweiterung des Fokus mehr Interdisziplinarität und Komplexität evoziert wird. Die abschließende Interpretation des MRT-*Bildes* schließt direkt an die eben dargestellten Selektionen an. Sie nimmt auf die Ergebnisse, die Wissenschaftlichkeit und die ästhetische Überzeugungskraft der Visualität Bezug. Da wir innerhalb der Medizin die erwähnte Durchlässigkeit zwischen Theorie und Praxis vorfinden, mag es nicht überraschen, dass die der Betrachtung (hauptsächlich) zugrundeliegende Wirklichkeitsauffassung auf eine Wissenschaft zielt, die die Wirklichkeit abbildet, sodass die MRT-Produkte in den Gesprächen als Bilder oder Abbilder des Gehirns bezeichnet werden.

4.4.1.4 Medizinische Bilder als technologische Konstrukte

Das Ziel des oben beschriebenen Prozesses ist die Visualisierung der Daten auf dem Monitor des Arztes, um sie für diagnostische Zwecke zu nutzen. Somit ist das entstandene Produkt weniger Bild als vielmehr komprimierte, visualisierte soziale Praktik im Überschneidungsbereich bzw. mit Überschneidungen in mehreren sozialen Welten und spiegelt die dort diskursiv gefestigten Denkstile. Die Vernetzung der Disziplinen zu einem handelnden Akteur, der Maschine, erscheint gering und gigantisch zu gleich, verweist die Maschine doch nur indirekt auf die in ihr enthaltenen sozialen Beziehungen. Trotzdem ist sie das Produkt eines raffi-

79 Latour würde in diesem Fall von Inskriptionen sprechen. Weitere Informationen zu Latours Konzept folgen im nächsten Kapitel.

niert ineinandergreifenden Netzwerks, das weit über die Grenzen der Interdisziplinarität hinausgreift und in seiner Gänze schier unfassbar scheint. Es ist heute nicht mehr möglich, an den Ursprung dieses Prozesses zu gelangen, da diese durch das Produkt und dessen routinierte Wirkungsweise keine Fragen aufkommen lässt – eben, weil es wie intendiert wirkt. Dieser letzte Aspekt ist im Hinblick auf medizinische Darstellungen entscheidend, da der undurchsichtige Prozess des *imaging trajectory* mit dem Patienten nicht verbalisiert und diskutiert wird, den Daten allerdings ein hoher Wahrheitsgehalt zugesprochen wird. Die letztliche Visualisierung beruht jedoch auf einer endlichen Reihe vorangegangener Selektionsprozesse. Die Visualisierung gilt als Produkt des gefestigten Denkstils als Kriterium für die den MRT-*Bildern* zugesprochene hohe Authentizität. Hinzu kommt sein technischer und wissenschaftlicher Charakter. Diese letzten beiden Eigenschaften verweisen implizit auf den Zustand der Objektivität, der technischen Objekten aufgrund ihrer Evidenz zugesprochen wird, die zumindest teilweise auf dem im 19. Jahrhundert entstandenen Ideal der mechanischen Objektivität beruht. Diese Evidenz entsteht durch ihren vermeintlich unsozialen Herstellungsprozess, der nicht von Menschen beeinflusst wurde, sodass er als objektiv bezeichnet wird. Allerdings sind die Apparate ebenso wie ihre Produkte sozial konstruiert und werden aufgrund ihrer sozialen Anbindung an den Denkstil als evidentes Werkzeug eben dieser sozialen Welt beschrieben. Sie sind aus ihr heraus entstanden und werden an die sie strukturierenden Mechanismen wie den Denkstil bzw. den Diskurs und das entsprechend vermittelte Wissen rückgebunden. Evidenz beschreibt also nur eine entsprechend den strukturierten Richtlinien dieser sozialen Welt produzierte Darstellung von Wirklichkeit, die deshalb als allgemeingültig gilt. Es scheint daher, als ob sich die hier betrachtete Evidenz der MRT-*Bilder* aus einem Widerspruch gründet. Allerdings wird nicht diese Problematik in den Fokus genommen, sondern wiederum der Herstellungsprozess der Maschine, des nichtmenschlichen Akteurs. Denn dieser ist es, der an den vorherrschenden Denkstil gebunden ist und so Evidenz, d. h. Übereinstimmung mit den antizipierten Möglichkeiten des Denkzwangs für die Mitglieder des Kollektivs gewährleistet.

Laut Flusser sind diese MRT-*Bilder* sogenannte *Technobilder*. Generierende Grundlage der Technobilder ist nicht die menschliche Imagination, sondern die Leistung eines technischen Apparats (vgl. Flusser 1997, S. 11). Da allerdings der Apparat, wie oben gezeigt, natürlicherweise ein Produkt von sozialen Praktiken ist, weil er von Menschen erdacht und gebaut wurde und seine Produkte an die jeweiligen Denkstile der (er)arbeitenden sozialen Welten anknüpfen, sind sie schlussendlich doch an die menschliche Imagination gebunden. Grundsätzlich wäre so jedoch jedes Bild – Gemälde einmal ausgenommen – ein Technobild.

Flusser geht zusätzlich auf die Bedeutung bzw. den der Produktion zugrundeliegenden Inhalt ein. Traditionelle Bilder zeigen demnach Szenen, während Technobilder Begriffe und/oder Texte darstellen (vgl. Flusser 1997, S. 14). Obwohl eigentlich auf die Bedeutung der Bilder konzentriert, bezieht sich die Aussage doch wieder auf deren *imaging trajectory*. Flusser nimmt auf ihre Aufbereitung als Technobild Bezug, welches durch die bewussten soziokulturell geprägten Denkstile zum visualisierten Endprodukt wird. Prinzipiell wären aber andere Darstellungsformen möglich, denn die Art der Darstellung ist nicht den Daten genuin, sondern wird aufgrund des jeweiligen Denkstils der sozialen Welten genutzt und geprägt. Jedes nicht-technische Bild als Szene zu bezeichnen, erscheint demnach weit gefasst, enthalten diese als Darstellung von Situationen doch wiederum Begriffe und Texte. Trotz Flussers Einschränkung scheint keine Begrenzung auf wissenschaftlich-technisch generierte Bilder und deren *imaging trajectory* vorzuliegen. Insbesondere der zugrundeliegende Prozess wird aufgrund der Semantik des Worts „Bild" und durch die so ausgedrückte Visualität verdeckt, die die Bedeutung der Daten in diesem Konstrukt verheimlicht. Gerade bei medizinischen Bildern steht mit den Daten der Ursprung im Mittelpunkt, da diese einzig durch die Technisierung nicht-invasiv bzw. minimalst invasiv[80] gewonnen werden können und so z. T. das *imaging trajectory* recht bewusst vom Arzt oder anderen beteiligten Experten wahrgenommen wird. Außerdem stellen die Daten und die Notwendigkeit des Wissens über diese Daten – das an sie gekoppelte (vorläufige) Nichtwissen – die Initiation für deren Herstellung dar und dürfen nicht übersehen werden.

Die Verbindung zwischen Wissen und Technik ist in der Medizin so weit fortgeschritten, dass die Technik als Form des Wissens gilt und sogar die (nahezu) einzige Möglichkeit ist, mit der Wissen gewonnen werden kann. Durch die verfügbaren technischen Möglichkeiten wird eine Fülle an Wissen über den Patienten gewonnen, welches als objektives Faktenwissen über die zu erkundende Krankheit gilt. Die individuellen Schilderungen des Patienten werden dadurch nahezu vollkommen entmachtet. So gibt es

> keine von dieser Technizität unabhängigen Wissensquellen mehr. Dabei tritt die Eigentätigkeit dieser Repräsentationstechniken in den Vordergrund und schließlich auch an die Schwäche ihrer epistemologischen Leitvorstellung, immer mehr Daten zu gewinnen, nur noch quantifizierbares Wissen zuzulassen und immer präziser zu beobachten (Rammert et al. 1998, S. 112).

---

80 Häufig wird bei der Anfertigung des MRT-*Bildes* ein spezifisches Kontrastmittel injiziert, um bestimmte Strukturen besonders hervorzuheben.

Das mit und durch Technik erlangte Wissen verbleibt demnach z. T. ungenutzt bzw. wird produziert, weil es möglich ist, nicht weil es notwendig ist. Krankheitsunabhängig wird so jenes Wissen vom erkrankten Körper gewonnen, welches technisch generiert und präsentiert werden kann. Auch Latour hat sich mit der paradoxen Macht von wissenschaftlich verwendeten und erstellten Dingen beschäftigt, die er *Inskriptionen* nennt. Die wichtigsten praxisbezogenen Eigenschaften einer Inskription[81] beschreibt er folgendermaßen: „Man muss Objekte erfinden, die mobil, aber auch *unveränderlich, präsentierbar, lesbar und miteinander kombinierbar* sind." (Latour 2006a, S. 266). Ihre Extrahierung und Herstellung verdanken Inskriptionen der Macht des eben angesprochenen sichtbar Zeigbaren: „Sie zweifeln an dem, was ich sage? Ich werde es ihnen zeigen." (Latour 2006a, S. 276). Dieser rhetorische Vorteil verschafft den Inskriptionen, aber auch den Bildern, eine Überzeugungskraft, die über die der Sprache und Schrift hinausgeht. Durch die Reduktion der Wirklichkeit wird, z. B. durch die Verlagerung des Blicks von dreidimensionalen zu zweidimensionalen Darstellungen, die Arbeit erleichtert, sodass das Arbeiten mit und an Inskriptionen dem Arbeiten am natürlichen Objekt vorgezogen wird, ja sogar überzeugender wirkt. Eben jener rhetorische Vorteil im diskursiven Zusammenhang ist immanenter Bestandteil und fokussierte Intention des von Karin Knorr-Cetina geprägten Begriffs *Viskurs* (vgl. Knorr-Cetina 2001, S. 307). Er bringt die Wirkmacht zum Ausdruck, die Abbildern zugesprochen wird, und legitimiert deren Nutzen im wissenschaftlichen Forschungskontext. Hinzu kommt, dass die durch die Inskriptionen extrahierten Dinge „niemals anders als durch das ‚bewehrte' Auge der Inskriptionsmittel" (Latour 2006a, S. 282f) zu sehen sind. Ein Widerspruch gegen den Inhalt der Inskription wird dadurch nahezu unmöglich, da ihr Inhalt nicht auf einem *direkt* sichtbaren Realitätsbezug aufbaut. Inskriptionen können kaskadenförmig auf- und aneinander Bezug nehmen, sodass eine Inskription die Grundlage für weitere sein kann. So nimmt die Reduktion zu, was für den Betrachter angenehm ist, die Distanz zum eigentlich natürlichen Gegenstand vergrößert sich jedoch. Die ursprünglichen Daten gelangen völlig in Vergessenheit, ihr Extrahierungsvorgang sogar noch viel mehr. Von Belang ist einzig die Inskription als Endstufe eines Mo-

81 Der Begriff wird hier ausschließlich zur Beschreibung bildlicher Phänomene verwendet. Latour gebraucht ihn in einem weiten Anwendungsfeld für viele Dinge, die häufig keinen Bezug zum Phänomen des Bildlichen aufweisen, wie z. B. betonierte Bodenschwellen. Hierbei gilt es noch anzumerken, dass eine Inskription nicht notwendigerweise alle im Folgenden aufgelisteten Eigenschaften erfüllen muss, wie durch das eben genannte Beispiel deutlich wird, denn eine Bodenwelle ist schwerlich als mobil zu beschreiben.

bilisierungsprozesses (vgl. Latour 2006a, S. 280) der ihr zugrundeliegenden Daten. Diese Mobilisierung verschafft den Daten eine Macht, die allein aus ihnen heraus nicht möglich wäre, und gibt ihnen durch ihre Überzeugungskraft Glaubwürdigkeit. Nach Ludwig Jäger erhält das Endprodukt[82] seine Macht durch seine spezifische neue Semantik, weshalb es sich nicht um bloße Abbildungsverhältnisse handeln kann. Durch die Umwandlung und Bearbeitung der Dinge stellen sie *das* Verfahren der Lesbarmachung kultureller Semantik dar (vgl. Jäger 2002, S. 35). Auch wenn MRT-Ergebnisse umgangssprachlich oft als MRT-*Bild* bezeichnet werden, so erscheint aufgrund der prozessualen Bedeutung der Herstellung der Begriff *Technoskript* passender. Diese Formulierung ist an Flussers Begriff des Technobilds und den durch Latour geprägten Begriff der Inskription angelehnt und steht in Verbindung zu dem im Rahmen dieses Werkes festgelegten Prozess des Einschreibens durch technische Apparate (Magnetresonanztomografen). Es wird verdeutlicht, dass das Endprodukt aus etwas generiert wird und trotzdem etwas vollkommen Eigenständiges, etwas Neues, darstellt. Während der Begriff des Bilds weniger auf diesen Prozess der Umwandlung referiert, sondern vielmehr vorgibt, dass die Form immer so intendiert und gewesen ist. Infolgedessen wird das *image trajectory* als T*echnoskription* verstanden. Die ursprünglichen Daten werden innerhalb des Prozesses der *Technoskription technoskribiert*, sodass das *Technoskript* als soziales und fachlich spezifisches Konstrukt entsteht, welches differenzierte soziale Praktiken zum Erkennen und Lesen seiner Daten erfordert. Die divergierende Sicht der Ärzte auf das Technoskript kann als Indiz für deren Einnahme der jeweiligen Position, entweder innerhalb des Forschungsprozesses oder innerhalb seiner Anwendung, erachtet werden. Sie spiegeln die beiden jeweils divergierenden Realitätsauffassungen dieser Situation wider. Burri beschreibt diese situative Divergenz als praktisch vonnöten, um situationsgerecht handeln zu können. Sie geht hierbei zu Recht darauf ein, dass bei der dezidierten Auseinandersetzung mit dem Technoskript stets die komplexere Sicht vertreten wird, die die Selektionsprozesse berücksichtigt:

> Vielmehr werden die Daten des Apparates durch den Wissenschaftler so transformiert, dass aus diesen ein Bild entsteht, welches als fotorealistische Aufnahme des Körperinneren erscheint. Trotz dieser reflexiven Einsicht werden medizinische Bilder in der Praxis oft als unvermittelte Abbilder wahrgenommen, eine Ambivalenz gegenüber Bildern ist also auch in dieser Hinsicht zu erkennen. Während die Wissenschaftler und Ärzte sich von einem blinden Glauben an die Bilder distanzieren und diese konstruierte Darstellungen erkennen, behandeln sie sie in der Praxis dennoch oft als unvermittelte, fotorealistische Abbilder des

82 Er spricht nicht von Inskriptionen, sondern von Transkriptionen; der inhaltliche Unterschied ist wie der semantische jedoch gering.

> menschlichen Körpers, von deren visueller Überzeugungskraft sie sich einnehmen und in ihrem Handeln leiten lassen (Burri 2008b, S. 170).

Mit ihrer Hilfe kann der Arzt hinter die natürlichen Barrieren des menschlichen Körpers blicken, direkt auf die Läsion im Körper. Foucaults Äußerung zum ärztlichen Blick besitzt folglich nach wie vor eine hohe Relevanz, da dem Blick noch Grenzen gesetzt sind, so

> daß alles *Sichtbare aussagbar* ist und daß es in seiner Gesamtheit sichtbar ist, weil es in seiner Gesamtheit *aussagbar* ist. Aber die restlose Umsetzbarkeit des Sichtbaren ins Aussagbare war in der Klinik eher eine Forderung und ein Grenzwert als ein ursprüngliches Prinzip. Die totale *Beschreibbarkeit* bleibt ein ferner Horizont; sie ist eher der Traum eines Denkens als eine begriffliche Basis (Foucault 1993, S. 130).

Durch technische Apparate gelingt jene Sichtbarmachung des Unsichtbaren von körperinternen Vorgängen und Strukturen. Die Möglichkeit, diese an sich verborgenen Strukturen zu benennen, entsteht durch die Referenz auf diskursiv gefestigtes Wissen über die technoskribierten Strukturen und mit Referenz zum Denkstil, wodurch etablierte Darstellungsmethoden integriert werden. Diese Apparate verschieben die Grenzen des Unsichtbaren und ermöglichen es, Bereiche partiell sichtbar zu machen. Trotzdem verbleiben Lücken, die nicht oder (noch) nicht aussagbar sind, weil sie (noch) nicht bekannt sind. Die Medizin versucht, diese Problematik durch eine vollkommene und totalitäre Beschreibung der Dinge zu umgehen. Aber das von Foucault skizzierte Problem bleibt weiterhin bestehen. Denn die Medizin konzentriert sich auf das Pathogene, also jene Strukturen, die als abweichend vom Natürlichen angesehen werden. So ist ihr Erkenntnisgegenstand nicht nur gigantisch, sondern stößt immer an die Grenzen zum Unbekannten. Was aber bedeutet dies für die Transkripte bzw. die in ihnen thematisierten sichtbaren Ergebnisse der Technoskripte? Auch bei dem Lesen der Technoskripte wird mit Kategorien gearbeitet, die die totale Gestalt der pathologischen Struktur verdecken und zu einem an die Kategorien angepassten Ergebnis führen. Im Fokus der Diagnose liegen also nicht die totale, sondern die denkstilgemäße Beschreibung und Interpretation des Technoskripts.

4.4.2 Der Tumor als Akteur

Jede Krankheit ist stets individuell ausprägt, sodass die zuvor angesprochenen Kategorisierungen nicht zur totalen Beschreibung, sondern zur Verdeckung von möglichen Auffälligkeiten führen. Eine Krankheit kann somit nie total beschrieben werden. Teile von ihr werden immer unbekannt bleiben, sodass sie immer neue Züge offenbart und sich nie in ihrer Gänze präsentiert.

Ein Tumor[83] gilt als ein räumlich-zeitlich existierendes Objekt und unterliegt somit nicht der Historizität der Krankheit (Fleck 1983d, S. 43). Er selbst ist nur *ein* Merkmal dieser systemischen Krankheit, welches allerdings für vielerlei diffuse Symptome sorgen kann und als manifester Zustand dieser Krankheit vorliegt. Er agiert in einem gewissen Sinne prozesshaft, jedoch nicht mit derselben Fluidität wie die Symptome selbst, welche als Zeichen des subjektiven Krankheitserlebens gelten. Sie werden aufgrund ihrer Fülle und Komplexität nur deutlich reduziert in den medizinischen Diskurs integriert, sodass deutliche Unterschiede von Theorie und Praxis entstehen. Aufgrund seiner Materialität und relativen Stabilität können am Tumor selbst vielerlei Arten von Untersuchungen durchgeführt werden, deshalb ist er das fokussierte Subjekt der Untersuchungen und nicht die von ihm ausgelösten Symptome. Er selbst besteht aus malignen, mutierten Zellen, die durch entartetes Zellwachstum charakterisiert sind und deshalb Probleme evozieren. Der Tumor kann daher als evolutiv produzierte Blackbox, die in jeder Weise unabhängig interagiert und sich ein eigenes Netzwerk aufbaut, verstanden werden. Gerade Tumore eignen sich aufgrund der an sie gekoppelten Entitäten des Nichtwissens und des Unsicheren hervorragend zur Verbildlichung von Latours Konzept des autonomen nichtmenschlichen Akteurs. Hier wird im Gegensatz zu den beiden vorherigen Blackboxen kein Wissen in Form von Denkstilen eingelagert, sondern die Existenz dieses Akteurs kann Anlass zum Generieren neuer Denkstile liefern, um das in ihm gespeicherte Wissen zu erkennen und zu entschlüsseln. Jenes eingelagerte Wissen unterscheidet sich strukturell von dem anderer Blackboxen. Es ist nicht durch den Menschen, sondern die Natur eingelagert und präsentiert sich für den Menschen deshalb als Nichtwissen. Der Mensch will mit all seinen technisch und fachlich erweiterten Möglichkeiten einen tieferen Blick in sein Inneres werfen, die Box weiter öffnen, um hinter die Umkleidung blicken zu können – ganz im Gegensatz zu den zuvor vorgestellten nichtmenschlichen Akteuren, deren Basis fernab des menschlichen Interesses liegt. Trotz den Grundzügen aus Nichtwissen sind einige Teile über den Tumor

83 Zu dieser strukturellen Auslegung liegt m. E. bisher nur eine Analyse vor. Pinto klassifiziert in seinem Aufsatz: *Radiation, a Tumor and the ANT: An Actor-Network-Theory Approach to a Medical Spin-off Creation* einen Tumor zwar als Akteur. Er geht jedoch nicht weiter auf dessen Interaktionen innerhalb des Netzwerks ein, sondern konzentriert sich auf die Interaktionen zwischen Strahlengerät und Businessplan des Forschungsleiters.

bekannt, die es ermöglichen, ihn als Akteur in ein Netzwerk zu integrieren. Aufgrund seiner Spezifik sind jedoch die meisten Interaktionen, die er aktuell und zukünftig eingehen könnte, bisher für den Menschen (zumindest partiell) unbekannt. Besonders drastisch ist hier das Moment der Individualität zu bewerten. Wird die Medizin generell durch die Individualität des Patienten strukturiert, so gilt dies bei onkologischen Erkrankungen gleich in zweifacher Weise:

> Der Krebs [eines] jede[n] Patienten ist einzigartig, weil jedes Krebsgenom einzigartig ist. Die physiologische Heterogenität ist eine genetische Heterogenität. Normale Zellen sind identisch normal; bösartige Zellen werden leider auf einzigartige Weise bösartig (Mukherjee 2012, S. 558).

Hinzu kommt, dass der Tumor immer an eine spezifische Akteur-Welt, den Patienten, gebunden ist. So erhält gerade im untersuchten Korpus die Struktur des Netzwerks durch seine Präsenz eine besondere Spezifik, da alle Interaktionen mit dem Ding durch diese Akteur-Welt und die damit verbundenen Restriktionen beschränkt werden. Die Gründe hierfür sind humaner, ethischer und kultureller Art und sie erschweren es, direkt zum Tumor vorzudringen. Es muss ein Umweg über Mittler wie Technoskripte genommen werden, um einsehen zu können, wie und mit welchen Akteuren der Tumor interagiert und welche Produkte sich aus diesen Interaktionen ergeben.

5 Arzt-Patienten-Gespräche als Arzt-Patienten-nichtmenschliche Akteur-Gespräche

Bei der Erörterung der Korpusgewinnung sind einzelne Elemente der sozialen Welt angeklungen, in der die Aufnahmen verortet sind. In diesem Kapitel wird nun eine systematische Darstellung dieser Gegebenheiten mithilfe einer Map (siehe Kapitel 2.3.1) dieser sozialen Welten erfolgen. Damit soll der Rahmen, in welchem die Gespräche stattfinden, manifest gemacht werden, um sein Einwirken auf die untersuchte Situation nachzuvollziehen. In einem zweiten Schritt wird dann die Situation, welche kommunikativ vorliegt und jeweils der in den Gesprächen verhandelte Gegenstand ist, dargestellt. Die Situation als fokussierter Analysegegenstand wird also auf zwei Ebenen betrachtet: zunächst auf der der sozialen Welt, in welcher sie eingebettet ist und durch welche sie ko-konstitutiv entstanden ist; anschließend aufgrund der Akteure, welche kommunikativ im Gespräch bearbeitet und verhandelt werden und damit konstitutiv für die Kommunikation sind. Diese bilden, wie sich zeigen wird, eine neue bzw. anders gelagerte Darstellung der Situation, die zwar in der ersten enthalten ist, jedoch inhaltlich und thematisch andere Schwerpunkte besitzt. Die zuvor angesprochenen Rahmenbedingungen, welche ko-konstitutiv auf das Gespräch einwirken, fungieren folglich als essenzielle Kriterien für diese zweite Situation.

Innerhalb der Map erfolgte eine Fokussierung auf die in der Kommunikation als relevant markierten Akteure, materieller wie diskursiver Art. Ihr primäres Ziel ist die Darstellung der sozialen und institutionellen Verflechtungen, in denen die Arzt-Patienten-Gespräche situiert sind. Der Fokus der Darstellung liegt auf den Akteuren, die innerhalb des Gesprächs zwischen Arzt und Patient benannt und genutzt werden, sodass sich die notwendigen Beschränkungen durch die Wahl des Darstellungsdesigns ergeben. Beispielhaft sei als innerhalb der Situation der neuroonkologischen Ambulanz relevanter Akteur, welcher *nicht* mit in die Map aufgenommen wurde, auf die Krankenkasse verwiesen. Sie nimmt aufgrund ihrer restriktiven Funktion Einfluss auf die Behandlung des Patienten, allerdings spielt sie als Akteur in den Gesprächen meist eine untergeordnete Rolle. Außerdem zu nennen sind die sogenannten „Onko-Girls". Unter dem Begriff ist die Gruppe der studentischen Hilfskräfte zusammengefasst. Sie sind zuständig für den organisatorischen Ablauf, die Verwaltung der einzelnen Sprechstundenpatienten sowie für die routinemäßige Blutabnahme, welche während einer Chemotherapie in kleinen Intervallen erfolgen muss. Sie sind als Akteur vor dem eigentlichen Gespräch, wenn die Patienten innerhalb der Ambulanz warten, sehr bedeutsam. Innerhalb des Gesprächs sind sie dagegen nahezu nicht zu verzeichnen, da selten auf sie direkt Bezug genommen wird, sodass sie genau wie weitere Akteure aus dem Bereich der Klinikorganisation nicht in die Map aufgenommen

DOI 10.1515/9783110533540-005

wurden. Zur Lesbarkeit der Map sollen noch einige Hinweise vorweg gegeben werden. Selbstverständlich stehen die Patienten der Ambulanz im Mittelpunkt der aufgezeichneten sozialen Welt. Die einzelnen Kreise stellen einzelne Arenen oder Domänen innerhalb der sozialen Welt des deutschen Gesundheitswesens dar. Durch die gestrichelten Linien soll auf die Durchlässigkeit der einzelnen Bereiche verwiesen werden. Hierbei wurde ein immer verändertes Design gewählt, um die Abschwächung der Durchlässigkeit aufzuzeigen. Ist diese innerhalb der Arena der neuroonkolischen Ambulanz noch sehr groß, so schwächt sie sich doch bereits deutlich innerhalb der Uniklinik und noch einmal deutlich zur Domäne des Gesundheitswesens hin ab, bis sie kaum noch wahrnehmbar ist. Überschneidungen der Bereiche bzw. Subwelten mit den Arenen und Domänen kennzeichnen ihr Zusammenwirken und ihren Einflussbereich. Die einzelnen Segmente und ihre Relationen zueinander sollen nun aufgezeigt werden. Hierbei werden explizit situative Informationen eingestreut, um die Abstraktion der Segmente zu mindern, aber auch um eine Begründung für die jeweilige Positionierung zu geben und mögliche (diskursive) Anknüpfungspunkte anzuführen.

5.1 Verortung der Gespräche innerhalb ihrer Sozialen Welt

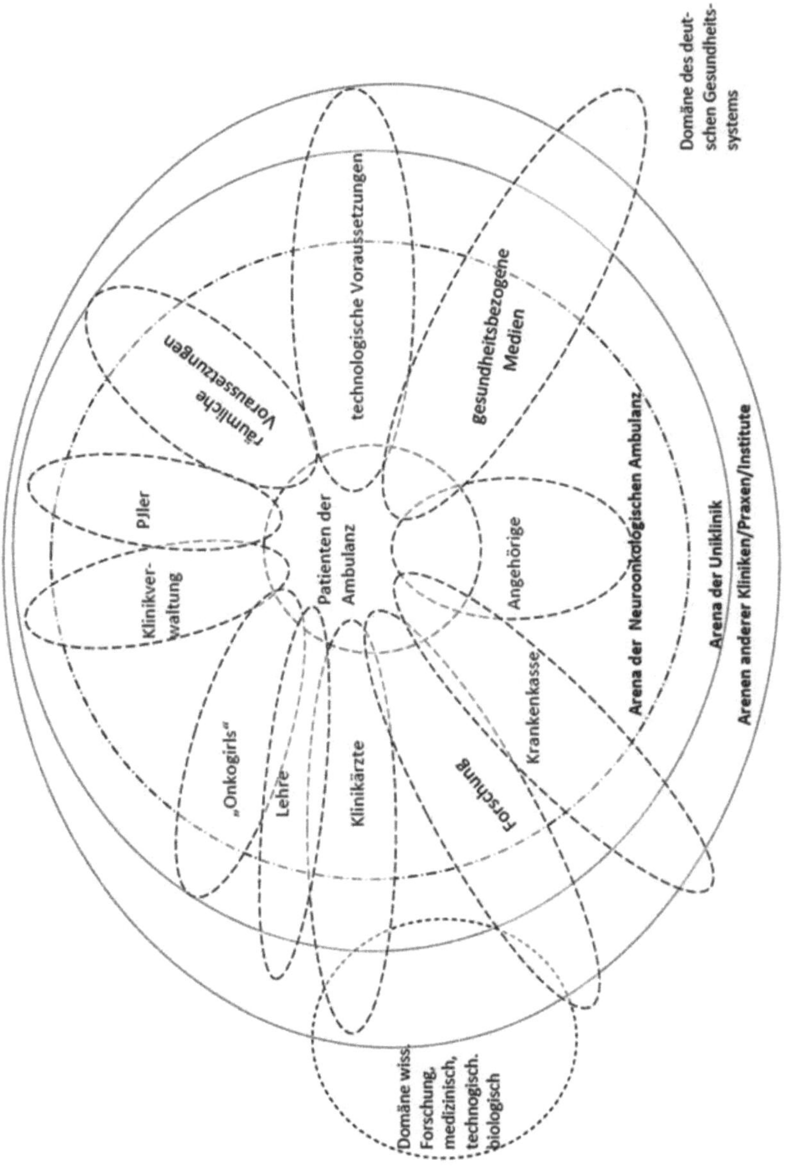

Abb. 3: Map der sozialen Welt der neuroonkologischen Ambulanz

Begonnen werden soll mit jenen Akteuren der Situation, die meist als gegeben erachtet werden: die räumlichen und technischen Akteure.[84] Sie sind notwendig für die Durchführung des Klinikalltags, deshalb kann davon ausgegangen werden, dass sie als Tatsachen betrachtet werden. Aufgrund unserer diskursiv geprägten Vorstellung von dieser Institution erwarten wir die Anwesenheit dieser Akteure. Daraus resultiert die besondere Atmosphäre dieses Orts, die u. a. durch entsprechende Warnhinweise oder Beschilderungen verstärkt wird. Sie verweisen ihrerseits auf entsprechende Apparate und Stoffe, die die Komplexität des Orts augenscheinlich zeigen. Räumliche Faktoren sind aufgrund ihrer Materialität und ihrer dadurch gegebenen situativen Anwesenheitspflicht i. d. R. physisch anwesende Akteure, die meist implizit wirken, da die Handlungen der beweglichen Akteure diesem Rahmen angepasst werden (müssen). Diese Gruppe von Akteuren erfüllt also wichtige Aufgaben zur Strukturierung des Ambulanzalltags, sodass der Arzt sein Hauptaugenmerk auf die Gespräche richten kann.

Gehen wir über zum Bereich der direkt wahrnehmbar handelnden Akteure, welche in Form von Dingen und Personen in den einzelnen Subwelten agieren. Zum größten Teil gehören die handelnden Personen zum Personal der Klinik. Sie sind somit in beiden Arenen – Ambulanz und Klinik – verortet und repräsentieren zum einen die Institution und zum anderen den medizinisch-klinischen Diskurs. Die Ärzte stellen den vom Patienten wahrgenommenen Mittelpunkt der medizinischen Institution Klinik dar. Ihre Arbeit am Patienten beschränkt sich in der Arena der Ambulanz nahezu ausschließlich auf kommunikative Fähigkeiten. Hier stellt das Gespräch den hauptsächlichen Interaktionsraum zwischen Arzt und Patient dar. Dies ist in der Arena der Uniklinik anders, hier kommen weitere Interaktions- bzw. Aktionstypen mit Patienten hinzu[85] wie Visite, körperliche bzw. neurologische Behandlungen, Operationen, an Apparate geknüpfte Diagnose- und Testverfahren etc. Der weitere Tätigkeitsbereich, aber auch die angeschlossenen Subwelten der Forschung und Lehre flackern immer wieder in den Gesprächen auf: durch Störungen wie Telefonanrufe, Pieper, hereinkommende Personen, die anwesenden PJler etc. Dem Patienten wird bewusst, dass das aktuelle Gespräch nur einen kleinen Ausschnitt der Subwelt darstellt, in welche der Arzt bei seinem beruflichen Alltag eingebunden ist. Innerhalb dieser sozialen Welt nehmen die Ärzte aufgrund der universitären Einbindung neben der rein medizinisch-arbeitenden noch zwei weitere Rollen ein: medizinisch-forschend

84 Zu den räumlichen Anordnungen während der Gespräche vgl. Kapitel 2.2.1.

85 Rein organisatorische Tätigkeiten oder solche, die nur der Lehre oder der Forschung zugeordnet werden und vom Patienten deshalb nicht überblickt werden können, bleiben bei dieser Auflistung außer Acht. Der Patient mag wissen, dass der Arzt auch hier tätig sein muss, kann die Handlungen aber nicht weiter präzisieren. Deshalb sollen sie hier auch keine weitere Erwähnung finden, da sie keinen direkten Bezug für den Patienten darstellen.

und medizinisch-lehrend. Beide Subbereiche der ärztlichen Welt haben Auswirkungen auf die umgebenden Welten, da jeweils weitere Akteure wie Studenten oder Forscher etc. von außerhalb bzw. außerhalb der spezifischen medizinisch-behandelnden Situation, hineingebracht werden. Diese stellen bestimmte Bedingungen an die Situation und erfordern ihrerseits eine bestimmte Anlage der Situation, damit ihre Integration gelingen kann. Somit ist die Subwelt des Arztes dreigeteilt, je nach situativer Rolle überwiegt allerdings eine der angesprochenen Subwelten. Die anderen beiden treten teilweise marginal, teilweise gravierend in den Einflussbereich des Patienten. Sie signalisieren dem Patienten beispielsweise, die aktuellste Therapie zu erhalten, weil er mit seiner Zustimmung selbst zum Objekt der Forschung wird und sich dadurch eine besonders moderne und vielversprechende Therapie verspricht.

Die Arena der Ambulanz ist in der Arena der Uniklinik verortet. Diese ist wiederum der Arena der wissenschaftlich-medizinischen Forschung angeschlossen, die häufig in entsprechenden Institutionen und Laboren vollzogen wird und somit außerhalb der eigentlichen Institution angesiedelt ist. Beide Arenen stehen in direktem Kontakt miteinander, weil die wissenschaftliche Forschung ihren Endpunkt immer in der klinischen Forschung und Anwendung findet und daher in direkter Abhängigkeit zu ihr steht. Als einziger menschlicher Akteur außerhalb des Personals der Klinik treten die Angehörigen der Patienten[86] auf. Diese sind in der Ambulanz bei den meisten Patienten zugegen. Die Angehörigen übernehmen in erster Linie unterstützende Funktionen und helfen in der situativen Einfindung und Bewältigung in die Arena der Ambulanz.

Im Hinblick auf die Fülle der technisch anwesenden Akteure erfolgt eine Beschränkung auf das intendierte Forschungsinteresse, sodass allein auf jene fokussiert wird, die direkt für die Behandlung des Patienten benötigt werden. Solchermaßen relevante technische Akteure sind beispielsweise das MRT-Gerät oder das Bestrahlungsgerät. Beide sind in der Therapie der Patienten fest verankert und daher relevant für die Gespräche. Sie können als ko-konstitutiver Faktor der Situation erachtet werden, der wegen seiner therapeutischen Bedeutsamkeit sowohl kommunikativ wie auch situativ im Bedingungsgefüge verortet ist. Die dargestellten Überschneidungen dieser Akteure[87] beschreiben jeweils ihre Abhängigkeit von räumlichen Voraussetzungen und ihren Einfluss auf den Patienten

86 Auf die Rolle der Patienten soll an dieser Stelle nicht weiter eingegangen werden. Wegen ihrer zentralen Position in der Map wirken die Handlungen aller hier aufgezeigten Akteure auf sie ein. In der nachfolgenden Map werden dann ausführliche Darstellungen zum Patienten folgen.

87Es gibt noch eine Vielzahl an weiteren Überschneidungen. Bei der Anordnung der Akteure wurde versucht, jeweils die sich im Korpus abzeichnenden zentralen Berührungspunkte der Akteure untereinander als Überschneidungen zu repräsentieren. Dass alle Akteure, die im Rahmen

bzw. dessen Tumor. Ebenso wie die technologischen wirken die medikamentösen Behandlungen direkt auf Tumor und Patient ein. Sie sind innerhalb der Ambulanz aufgrund der mit ihnen in Verbindung stehenden Blutkontrollen implizit präsent. Ihr Wirken bezieht sich vornehmlich auf den Bereich der kommunikativ präsentierten Situation, da die eigentliche Behandlung mit den Medikamenten außerhalb des lokalen Rahmens der Ambulanz stattfindet. Dort werden von diesen Aktionen ausgehende Beeinträchtigungen im alltäglichen Leben oder der Einfluss auf das Tumorwachstum und in diesem Zusammenhang stehende ggf. notwendige Änderungen thematisiert. Der Tumor rückt also als eigenständiger Akteur in den Mittelpunkt des Gesprächs, denn es sind seine Interaktionen mit den therapeutisch wirksamen Akteuren, die dort im Fokus stehen. Eine ebenso zentrale Position nimmt das Technoskript als Verbindung der beiden Akteurwelten ein. Es erfüllt deshalb eine wichtige diagnostische Funktion innerhalb beider Situationsdarstellungen. Die therapeutisch wirksamen Akteurgruppen sind in der nächsten Map von Bedeutung, sodass sie an dieser Stelle nur kurz und überblicksartig dargestellt werden.

Die Arena wird global in die alles übergreifende Domäne des deutschen Gesundheitswesens eingebettet. Sie verfügt über die Möglichkeiten, auf alle Bereiche des Systems zuzugreifen und intervenierend einzuwirken. Aufgrund des gewählten Studiendesigns ergaben sich die in der Map präsentierten Aufteilungen in einzelne Akteure wie Arzt, Tumor oder Technoskript sowie größere Akteurgruppen wie beispielsweise die medikamentösen Behandlungsmöglichkeiten. Auch die räumlichen und organisatorischen Akteure sind lediglich ansatzweise umrissen worden, um dadurch ihre Stellung innerhalb der Situation aufzuzeigen. Eine jeweils vollständige und ausführliche Darstellung dieses zuletzt genannten Akteurtyps würde den Rahmen sprengen und wäre zudem nicht im Sinne des intendierten Forschungsinteresses. Dieses bezieht sich vornehmlich auf die bereits angesprochene zweite Ebene der Situation. Sie wird kommunikativ konstruiert und auf sie nehmen die sie umgebenden Akteure der einzelnen sozialen Welten Bezug. Die Darstellung dieses Ausschnitts der sozialen Welten diente demnach der besseren Einordnung der nachfolgenden kommunikativ bearbeiteten Version dieser Situation, die aufgrund ihrer inhaltlichen Ausrichtung diesen Rahmen benötigt.

---

von Behandlungen genutzt werden, jeweils von medizinischem Personal überwacht und initiiert werden, wurde als gegebenes Faktum erachtet.

5.1.1 Der situative Kontext der Gespräche

Im Gegensatz zur oben dargestellten wird durch die untenstehende Map ein mikrosoziologischer Blick auf die Situation geworfen, die kommunikativ innerhalb der Gespräche verhandelt wird. Die Situation gestaltet sich als ein Konglomerat aus nichtmenschlichen Akteuren, zusammengesetzt aus Dingen, Technik und dem Tumor. Die dargestellten Akteure bilden so gesehen das strukturelle Gerüst dieser Gespräche. Die Map ist daher weniger als die Map einer sozialen Welt zu verstehen, da sie lediglich einen kleinen Ausschnitt von ihr zeigt, wie durch den Vergleich mit der ersten deutlich wird, sondern als Situationsmap über die kommunikativ als relevant präsentierten Akteure. Sie ist in Anlehnung an die Akteur-Netzwerk-Theorie eher als Map von sozialer Interaktion und Verhandlungsprozessen zu verstehen, so gesehen legt sie den Fokus auf das der Situation zugrundeliegende Element, die sie konstituierenden Handlungen. Zugleich rückt sie die Anordnung der Akteure ins Zentrum, die sich aus der besonderen Spezifik dieser Situation ergibt. Die meist anwesende Begleitperson des Patienten ist nicht in der Map enthalten. Dies liegt zum einen an deren Intention, die sich an den Interessen des Patienten orientiert und so seine Kommunikation unterstützt und zum anderen am Fokus der Map, der auf der Besprechung der therapeutischen Interaktionen liegt. Zwar unterstützt die Begleitperson die Therapie, sie ist jedoch nicht direkt in die Interaktion zwischen Patient, Tumor und therapeutischem Akteur verstrickt.

In der Map werden Interaktionen, die die Akteure direkt verbinden, mittels einfacher Linien dargestellt. Gestrichelte Linien verweisen auf solche Handlungen, die ein eindeutig intendiertes Ziel haben, jedoch auch zu deutlich wahrnehmbaren Wirkungen auf die umgebende Akteur-Welt führen.

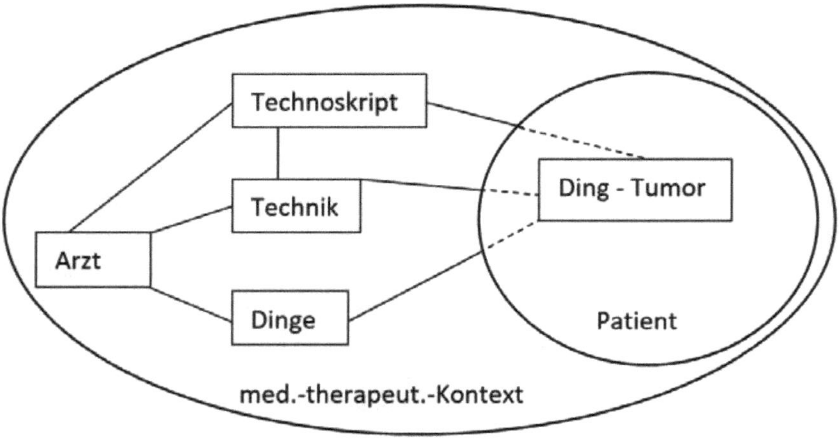

Abb. 4: Grundsätzliche kommunikativ in den Gesprächen repräsentierte Akteur-Netzwerk-Struktur

Die besondere Spezifik des Netzwerks liegt in der räumlichen Anordnung der Akteure, sodass innerhalb der einen Akteur-Welt – dem situativen medizinisch-therapeutischen Kontext in der neuroonkologischen Ambulanz – eine weitere enthalten sein muss: die des Patienten. Jene Sichtweise gründet sich aus der Klassifizierung des Tumors als eigenständigem Akteur. Sie basiert auf seiner Relevanz innerhalb der Kommunikation, sodass sein Status als eigenständiger Akteur auf Teilnehmerkategorien beruht, die seine Relevanz bezeugen und stützen. Er gilt als jener Akteur, auf dem alle weiteren Interaktionen dieses Netzwerks kausal basieren. Es ist das Wissen um die Anwesenheit dieses Akteurs innerhalb der Akteur-Welt des Patienten, welches im Sinne der Problematisierung zur Etablierung dieses Netzwerks führt. Durch das Wissen um diesen Akteur, die Kenntnis seiner Interaktionsmöglichkeiten – der Prä-Inskription – beginnt sich dieses Netzwerk auszubilden. Arzt und Patient treten in intensive Interaktion miteinander und versuchen mithilfe des Mittlers Technoskript weitere Informationen über den Tumor und die von ihm eingegangenen Interaktionen mit anderen nichtmenschlichen Akteuren zu erhalten. Da der Tumor zunächst im Sinne von Prä- und Subskription handelt, also wächst, werden die therapeutischen Akteure in das Netzwerk integriert. Diese sollen die Kongruenz zwischen Prä- und Subskription dahingehend transformieren, dass nun im Sinne der Präskription ein Wachstumsstillstand des Tumors erreicht werden soll. Wächst der Tumor weiterhin, würde dies zu einer Inkongruenz zwischen Prä- und Subskription führen und einen erneuten Wechsel im Transformationsprozess evozieren und damit weitere therapeutische Interventionen einleiten.

Die Handlungen im Netzwerk werden durch einen menschlichen Akteur, den Arzt, initiiert und durch einen weiteren akzeptiert und z. T., wie u. a. bei der Einnahme des Chemotherapeutikums, ausgeführt. Die dominante Rolle des Arztes innerhalb dieses Prozesses lässt sich mithilfe der Akteur-Netzwerk-Theorie dadurch erklären, dass ihm die Prä-Inskriptionen der nichtmenschlichen Akteure bekannt sind. Er weiß, ob sie innerhalb des Netzwerks integriert werden sollten, ihr Wirken von Nutzen ist und das Netz entsprechend seiner Intentionen verschoben werden kann. Sein professionelles Wissen, welches zu einem gewissen Teil auch auf Erfahrungswissen basiert, ist folglich entscheidend für Auswahl der therapeutischen Interventionen und die Wahl der entsprechenden nichtmenschlichen Akteure. Aufgrund des fokussierten Ziels dieser Interventionen kann der Patient als Akteur-Welt des Tumors und als Konfigurationsraum der nichtmenschlichen Akteure angesehen werden. Alles Wirken findet in ihm statt, da der Tumor im Zentrum aller Interaktionen steht. Dieser kann durch Strahlen- oder Chemotherapeutika in seiner Struktur und Wirkungsweise verändert werden, das ist prinzipiell bekannt, was genau passiert, jedoch nicht. Nur ein Teil der ablaufenden Vorgänge ist durch medizinische Studien gesichert. Beide nichtmenschlichen Akteure und die Interaktionen zwischen ihnen sind allerdings durch keinen gemeinsamen, konstanten und bekannten Faktor geeint, sodass eine exakte Prognose nicht mit Gewissheit gegeben werden kann. Zusätzlich wirken Technik und Dinge auf den Patienten als Träger des Tumors ein. Er wird so indirekt in die Interaktionen der nichtmenschlichen Akteure einbezogen. Dies geschieht allerdings passiv, da er die Veränderungen der Interaktionen beobachten und spüren, jedoch selbst nicht intervenierend eingreifen kann.[88] Der praktische Charakter der Medizin sorgt dafür, dass die theoretisch gesicherten Ergebnisse nicht deckungsgleich in die Praxis übertragen werden können, sondern immer individuelle Anpassungen vorgenommen werden müssen. Die fehlende Möglichkeit, das medizinische Wissen zu standardisieren und das prinzipielle Nichtwissen um die möglichen Konsequenzen einer therapeutischen Intervention tragen dazu bei, dass Unsicherheit als konstitutives Moment dieser Situation gilt. Diese basiert im Hinblick auf die Stellung der nichtmenschlichen Akteure auf einem Konflikt zwischen Präskription und Subskription, zwischen Theorie und Praxis. Es besteht eine Diskrepanz zwischen dem, was aufgrund von antizipierten Haltungen dem jeweiligen Akteur als Handlungsprogramm zugeschrieben wird, und jenem, was als tatsächliches Handlungsprogramm des Akteurs manifest wird. Die kommunizierten Unsicherheiten basieren folglich immer auf einem zumin-

88 Möglichkeiten des direkten Eingriffs des Patienten wären die Ablehnung oder der Abbruch der Therapie, so gesehen die Entfernung eines Akteurs aus dem Netzwerk. Dies würde sich deutlich auf die weitere Struktur auswirken.

dest partiellen Wechsel im Übersetzungsprozess, auf einer De-Skription. Der Patient kann von seinem Standpunkt aus nur gewissenhaft beschreiben und deuten, denn seine Position am Rande des Netzwerks und parallel dazu als Akteur-Welt schränkt ihn in seinen Möglichkeiten ein. Die Grenzen seines Handelns werden ihm am eigenen Leib aufgezeigt. Zudem wird er nicht gewillt sein, das Netzwerk zu etablieren, sondern will es zerstören. Hierzu bedient er sich durch die Hilfe des Arztes eines Konglomerats aus nichtmenschlichen Akteure, um den einen, auf den es ankommt, aus dem Netz zu vertreiben. Durch die Spezifik der den Patienten umrahmenden Akteur-Welt, dem situativ medizinisch-therapeutischen Kontext, benötigt der Arzt als Übersetzer bzw. Beobachter der Prozesse einen weiteren nichtmenschlichen Akteur, um die Handlungen des Tumors und der anderen nichtmenschlichen Akteure innerhalb der Akteur-Welt des Patienten beobachten zu können: das MRT als Apparat und dessen Produkt das Technoskript. Mit seiner Hilfe kann er Blicke in die Akteur-Welt des Patienten werfen, um einen gewissen Anhaltspunkt über die eingegangenen Interaktionen der nichtmenschlichen Akteure zu erhalten –jedoch nur durch den Blick eines weiteren Akteurs bzw. je nach betrachteter Ebene durch eine weitere Blackbox.[89] Neben dem allseits bekannten Magnetresonanztomografen wird ein weiteres modernes bildgebendes Verfahren angewendet, das sogenannte FET-PET[90].

Eine direkte Koppelung des Arztes an den Tumor kann innerhalb von dessen Akteur-Welt – dem Patienten – nie gegeben werden, da entweder das Technoskript oder aber das dingliche Kontrastmittel als mediale Übersetzungstechniken hinzugezogen werden. Das Technoskript zeigt nicht nur den Tumor, sondern auch den Bereich im Patienten, der ihn umgibt. Das fokussierte und innerhalb der Transkripte thematisierte Objekt ist allerdings der Tumor und nicht die umgebenden Gehirnareale des Patienten. Dies legt nahe, ihn allein als den Akteur zu beschreiben, der mit dem Technoskript interagiert. Hinzu kommt, dass das Kontrastmittel, welches für das Erkennen des Tumors notwendig ist, häufig unerwähnt bleibt. Durch die Zugabe dieses dinglichen Mittlers kann sicherer zwischen Tumor und ihn umgebendem Gewebe unterschieden werden, sodass das Zusammenspiel von Technoskript, dinglichem Mittler und Patient auf der MRT-Aufnahme als alleinige Leistung der Technoskription repräsentiert wird. Der Arzt kann also ohne ein Technoskript bloß Vermutungen über die Kongruenz zwischen Prä- und Subskription aufstellen. Durch das Technoskript kann er dann

---

89 Das MRT-Gerät ist in diesem Netzwerk sowohl interagierender Akteur sowie Blackbox, da in ihm vielfältige Netzwerke enthalten sind, die gemeinsam den Apparat bilden.

90 FET steht für eine Fluor-18-markierte künstliche Aminosäure, die in Kombination mit einer Positronen-Emissions-Tomografie (PET) genutzt wird (vgl. http://www.gesundheitsforschung-bmbf.de/de/2283.php, Stand: 10.03.2014). Für weitere Informationen zu diesem Verfahren siehe Kapitel 5.2.2.

einen Blick auf die Transformation werfen und weiteres Wissen erhalten. Unsicherheiten als De-Skriptionen dieser Übersetzungsprobleme können somit nicht nur durch das Wirken der Akteure im Patienten und mit dem Tumor stattfinden, sondern auch aufgrund der Nutzung der beobachtungsrelevanten Technik. Es liegen folglich zwei potenzielle Ebenen für De-Skriptionen vor, welche jeweils unabhängig voneinander existieren und somit Unsicherheiten evozieren können. Zwar kann der Arzt als menschlicher Akteur auch direkt in das Netzwerk eingreifen, indem er operativ versucht, das Wirken des Tumors einzudämmen. Es wird ihm jedoch niemals gelingen, seine Aktivität vollständig zu unterdrücken und i. d. R. kann er ihn auch nicht herausnehmen. Der Arzt ist lediglich in der Lage, ihn teilweise in seinem Umfang einzuschränken. Durch die Reduktion kann er die Tumorstruktur niemals verändern, sondern nur verkleinern. Somit ist es ihm allerdings auch nicht möglich Information aus ihm zu gewinnen.

Die integrierten nichtmenschlichen Akteure zielen durch ihr Wirken auf ihre Etablierung innerhalb des Netzwerks. Vollkommen eingebunden in eine syntagmatische Beziehung sind jedoch nur zwei bzw. drei: der Magnetresonanztomograf, das Technoskript und der Tumor. Der im Netzwerk primär betroffene menschliche Akteur bleibt weitgehend passiv. Er bietet ungewollt den Lebensraum für den Hauptakteur, den Tumor. Dieser hält das Netzwerk zwar zusammen, initiiert wird es allerdings durch den Patienten. Durch Einschränkungen in anderen Netzwerken beginnt die kaskadenförmig ablaufende Entwicklung des oben dargestellten Netzwerks, in welchem sich der Patient schnell vom Hauptakteur zur teilnehmenden Akteur-Welt wandelt, die mitbestimmt, welche nichtmenschlichen Akteure in das Netzwerk integriert werden. Ab diesem Zeitpunkt kann er deren Interaktionen an sich beobachten, jedoch besitzt er keine Fähigkeit zum Intervenieren. Der Arzt steht ihm mit seinem Fachwissen zur Seite, unterstützt, dirigiert, liest, operiert, verordnet, blickt und untersucht den Tumor und setzt ihm therapeutische Akteure entgegen. Er versucht, das Netzwerk neu zu gestalten, den Fokus zu verschieben und um den Tumor herum ein stabiles Netzwerk zu kreieren. Dabei muss er tief in den Bereich der nichtmenschlichen Akteure eintauchen, sich auf ihre Interaktionen, Produkte und Handlungen einlassen, sie deuten und beeinflussen und benutzen. Durch ihre Koppelung an den Denkstil geben sie ihm Sicherheit, da sie grundsätzlich auf das etablierte Wissen referieren, aus welchem heraus sie erstellt wurden. Durch ihre Interaktionen untereinander und vor allem mit dem Tumor transformieren sie diese Sicherheit jedoch wieder in Unsicherheiten. So tritt die paradoxe Situation ein, dass nach dem Empfinden des Arztes häufig nur eine geballte Anzahl an nichtmenschlichen Akteuren seine Handlungen auf ein sicheres Niveau heben können und das, obwohl er ihr Handeln nicht vollständig beeinflussen kann.

5.1.2 Kommunikative Interaktionen zwischen den Akteuren

Zur genaueren Untersuchung wird im Folgenden auf Transkripte[91] zurückgegriffen, die einen authentischen Einblick in das oben skizzierte Netzwerk ermöglichen. Zum einen werden jene Teile der Kommunikation in den Blick genommen, in denen Unsicherheiten und die an sie gebundenen De-Skriptionen aufgezeigt werden, und zum anderen darauf, wie vorhandene Unsicherheiten durch den Gebrauch der Akteure verändert werden. Ziel der nachfolgenden Analyse ist die Darstellung des für den medizinischen Diskurs so allgegenwärtigen Moments des Unsicheren im Bezug zu den genannten nichtmenschlichen Akteuren, die einerseits in diesem Zusammenhang argumentativ als sichernde Handlungsgrundlage dargestellt werden, indem durch sie Wissen und (scheinbare) Kontrolle über den Tumor gewonnen wird, und die andererseits auch zur Vergrößerung dieses Moments beitragen,

- da durch sie kein sicheres Wissen gewonnen werden kann und
- sie nicht an sicheres Wissen anbinden und die
- Differenzen zwischen den biotechnischen Möglichkeiten im medizinischen Diskurs und dem etablierten Wissen im biologisch-medizinischen Diskurs weiterhin bestehen.

So soll aufgezeigt werden, wie die Ärzte im Arzt-Patienten-Gespräch die bestehenden Unsicherheiten kommunizieren. Zudem ist festzustellen, dass sehen und wissen als fachliche Praktiken und demzufolge als diagnostische Mittel unsicher sind. Folglich beschreiben sie die der Disziplin zugrundeliegende Handlungsgrundlage als prinzipiell unsicher und verweisen auf nichtmenschliche Akteure zur Reparatur *und* als ursächliche Problematik. Der zuletzt genannte Punkt darf dabei nicht als Kritik an jenen Akteuren verstanden werden, sondern führt zum Aufzeigen des basalen praktisch geprägten Handlungsschemas, welches situativ und routiniert angewendet wird. Daraus ergibt sich ein ganz eigener Gebrauch von Unsicherheiten, der durch seine starke Einbindung in die medizinische Praxis und die medizinische Forschung charakterisiert wird. Die Anwendung der ANT in der Linguistik wird dadurch ermöglicht, dass

91 Entgegen der üblichen Zeilenangaben wird die Zeitangabe der jeweiligen Äußerung genutzt. Durch die digitalen Möglichkeiten wird ebenfalls eine genaue Zuordnung der einzelnen Äußerungen und ihrer Bestandteile ermöglicht. Dies hat den Vorteil, dass die Dauer der Minuten eine Orientierung in der Gesprächssituation erlaubt; vor allem bei jenen Transkripten, wo aus einem Gespräch mehrere Ausschnitte ausgewählt wurden, erscheint es von Nutzen für den Gesamtüberblick.

> die ANT die nicht-menschlichen Akteure sprechen lässt. [Sie] erzählt eine neue Geschichte, eine Geschichte von heterogenen Akteuren und Netzwerken, die sich durch kommunikative Prozesse, welche unter dem Begriff ‚Übersetzung' zusammengefasst sind, quer zu allen gesellschaftlichen Funktionssystemen bilden (Belliger und Krieger 2006, S. 37).

Ihre Einbindung in die Linguistik erscheint als logische Konsequenz zum Nachvollziehen und Nachzeichnen der sprachlichen Interaktionen zwischen den Akteuren. Durch ihre Einbettung in die Situation kann diese von innen heraus betrachtet werden, um Rückschlüsse auf die praktisch angewendeten Konzepte der Ärzte zu erhalten.

Das nachfolgende Kapitel orientiert sich an der oben dargestellten Map und wird sukzessive die einzelnen Handlungen beleuchten. Die nichtmenschlichen Akteure werden jeweils in den Mittelpunkt der Untersuchung gerückt, da ihre Nutzung bzw. Anwesenheit als Spezifik der Situation gilt bzw. als solche kommuniziert wird. Demnach werden die menschlichen Akteure – Arzt und die Interaktantengruppe des Patienten sowie der Patient selbst – jeweils in ihrem Verhältnis zum entsprechenden nichtmenschlichen Akteur betrachtet. Eine Ausnahme bildet hierbei die Operation, die als situative Anordnung nahezu aller im Netzwerk enthaltener Akteure zu erachten ist und aufgrund dessen gesondert betrachtet wird. Begonnen werden soll mit jenem Akteur, dessen Interaktionen überhaupt erst ermöglichen, die übrigen Akteure und die von ihnen ausgehenden Interaktionen zu beobachten. Zunächst wird somit der Umgang mit dem Technoskript im Mittelpunkt stehen. Im Anschluss an die Betrachtung des Technoskripts erfolgt die Darstellung der therapeutisch wirksamen Akteure innerhalb des Netzwerks, die in weiten Teilen an die Verwendung des Technoskripts als Einblick verschaffendes Medium gebunden ist, sodass auf die im vorherigen Kapitel erarbeiteten Eigenschaften dieses Akteurs Bezug genommen wird. Zudem wird auch dem Tumor als Akteur ein eigenständiges Kapitel gewidmet, in dem auf seine spezifischen Eigenschaften eingegangen wird. Zum Abschluss wird, wie oben bereits angerissen, ein alle Akteure verbindender Interaktionsraum, die Operation, beleuchtet. Diese Situation nimmt nicht nur als Interaktionsraum diverser Akteure, sondern auch aufgrund ihrer zentralen Stellung im Therapieprozess eine wichtige Rolle innerhalb der Gespräche ein und soll deshalb nicht außer Acht gelassen werden.

5.2 Das Technoskript als Akteur

Technoskripte fungieren als Vermittler zwischen Tumor, Arzt und dinglichen Akteuren und sind deshalb zwangsläufig in nahezu allen Gesprächen enthalten. Sie liefern die Wissensgrundlage für das sich jeweils anschließende Gespräch. Ohne sie ist kein Blick auf den Tumor möglich und somit auch kein Gespräch über den aktuellen Stand der Therapie. Das Technoskript erhält aufgrund seiner Eigenschaft als retrospektive Standbildbetrachtung der vollzogenen nichtmenschlichen Interaktionen seine dominante Stellung in der Kommunikation. Es fungiert also nicht nur als Akteur, sondern auch als Medium zum Blicken in das Netzwerk und muss für eine auf Wissen begründete Kommunikation über die Strukturen des Netzwerks stets enthalten sein. Technoskripte schaffen, wie bereits in Kapitel 4.4.1 gezeigt, eine Erweiterung des ärztlichen Blicks. Ihre Bedeutung für die Diagnose ist enorm, ebenso wie die ihnen zugesprochene Evidenz. Die Grundlage für ihre diagnostische Funktion ist ihr Bezug zum gegenwärtig etablierten anatomisch-pathologischen Diskurs, der ein Wissen über diese Strukturen enthält, welches jeweils auf die technoskribierte Repräsentation übertragen wird. Prekär ist, dass gerade das Abnormale, das Ungewöhnliche, untersucht werden soll, das in unendlichen Varianten vorliegen kann (vgl. Fleck 1983, S. 37). Hierfür diskursives Material zu erhalten, sollte sich schwierig gestalten. Erschwerend kommt hinzu, dass neben der prinzipiellen Unsicherheit des Mediums auch technisch oder therapeutisch erzeugte Artefakte vorliegen können. Deren Erscheinungsformen können different sein, aber auch denen der pathologischen Strukturen gleichen, wie es z. B. bei der Pseudoprogression[92] der Fall ist. Für diese Artefakte wird ein spezifisches Erfahrungswissen benötigt, welches sich allein aus der praktischen Routine und negativem Wissen heraus entwickeln kann. Solche Artefakte können dazu führen, dass das, was gesehen und herausgelesen wird, nicht mit dem tatsächlich vorhandenen Zustand übereinstimmt.

5.2.1 Das MRT-Technoskript als Akteur

Bildgebende Verfahren und unter ihnen die MRT, die Magnetresonanztomografie, haben die Arbeit der Neuroonkologie erst ermöglicht. Durch diese Apparate ist der Blick in den Lokalisationsraum der Krankheit, das menschliche Gehirn, möglich geworden, sodass eine Diagnose und sich entsprechend angliedernde Therapieschritte folgen können. Die nachfolgenden Transkripte befassen sich mit der Darstellung dieser Technoskripte und zeigen ihren Stellenwert innerhalb der aktuellen neuroonkologischen Diagnostik. Bei der Kritik zu diesen Akteuren darf nicht vergessen werden, dass das Wissen über die eigene Krankheit und ihren Verlauf erst durch diese Technoskripte möglich wird. Erst durch sie kann ein Blick in unser Gehirn geworfen werden, so klein er auch sein mag und trotz so vieler Fragen, die durch ihn auch aufgeworfen werden. Im Folgenden wird auf einige der grundlegenden Merkmale eingegangen, welche im Zusammenhang

92 Für weitere Informationen zu diesem Punkt siehe Kapitel 5.3.2.

mit dem Gebrauch des MRT-Technoskripts in den Arzt-Patient-Gesprächen auftreten. Begonnen werden soll mit zwei zentralen Aspekten, die zum einen die Darstellungsgenauigkeit des Magnetresonanztomografen betreffen und zum anderen auf die dem ärztlichen Blick innewohnende normative Funktion zielen.

5.2.1.1 Unsicherheit des Sichtbaren

Die folgenden Transkripte referieren auf den Umgang mit den Technoskripten im klinischen Alltag und zeigen ihre Möglichkeiten und Grenzen auf. Das nachfolgende Transkript entstammt einem routinemäßigen Kontrollgespräch, welches die Auswertung des Technoskripts zum Gegenstand hat. Dort wird nach der Begrüßung zügig mit der Besprechung des Auswertungsergebnisses begonnen. Dabei wird dem Patienten gleich zu Beginn mitgeteilt, dass das Bild ein normal aussehendes Gehirn zeigt:

{02:00}	**A**	und DAS sieht ganz normal aus (.) ja das sieht aus wien
{02:02}		ganz normales gehirn[93]

Transkript 3: Kontrollgespräch zur MRT-Besprechung – Patient 3.8, Gesprächsdauer insgesamt: 4 Min. 51 Sek.

Wenn etwas als normal bzw. normal aussehend bezeichnet wird, zeugt dies von einem Abgleich des Erkannten mit diskursiv gefestigten Strukturen. Die Erkenntnis, dass das Gehirn dieses Patienten aussieht, *wien ganz normales gehirn*, kann in diesem Kontext als durchweg positive Mitteilung gewertet werden, weil so davon ausgegangen werden kann, dass kein Tumor ersichtlich ist. Der Vergleich des Gehirns des Patienten mit dem eines Nicht-Erkrankten erscheint auf den zweiten Blick als irreführend. Es kann aufgrund der Krankheitsgeschichte dieses Patienten nämlich davon ausgegangen werden, dass mindestens ein operativer Eingriff bereits stattgefunden hat, der durch entsprechende fehlende Hirnbestandteile sichtbar sein sollte. Der vom Arzt zur Verstärkung der positiven Mitteilung angeführte Vergleich kann bei näherer Betrachtung daher nicht als wahre Beschreibung des Zustands angesehen werden. Trotzdem ist er ein in diesem Kontext verständlicher Ausdruck, dies ist darauf zurückzuführen, dass er keine

---

93 Zitate, die dem jeweils lokal analysierten Transkript entstammen, werden durch einen Kursivdruck markiert. Die Zitate werden aufgrund der besseren Lesbarkeit nicht entsprechend ihrer Schreibweise im Transkript integriert, sondern nur in einer angelehnten Schreibweise (Kleinschreibung und entsprechende Schreibweise allerdings ohne Dehnungs- oder Betonungsverweise), um ihren verbalen Charakter zu wahren. Zum Erhalt der Satzstruktur wurde z. T. eine grammatische Anpassung der Ausdrücke vorgenommen.

Nachfragen evoziert hat. Er ist im Kontext dieses Gesprächs folglich ausschließlich hinsichtlich seiner veranschaulichenden und die Aussage verstärkenden Wirkung von Relevanz. *Normal* referiert in diesem Kontext darauf, dass nichts Ungewöhnliches, nichts Unerwartetes erblickt wurde und auf dem MRT-Technoskript des Patienten das vom Arzt erwartete Bild zu sehen ist. Denn das MRT-Technoskript zeigt ein ganz normales Gehirn, das einmal operiert wurde und ansonsten keinerlei Auffälligkeiten zeigt. In der Zeitspanne zwischen dem vorherigen und dem nachfolgenden Transkriptausschnitt entschuldigt sich der Arzt dafür, dass die Visualisierung der MRT-Aufnahme aufgrund einer neuen Software länger dauert als gewöhnlich. Der nun dargestellte Gesprächsteil dient funktionell, im kontextuellen Rahmen des Gesprächs betrachtet, der Verdeutlichung dieser positiven Nachricht. Interessant ist, wie die vorhergehende positive Äußerung nun allmählich relativiert wird, indem das „normale“ Gehirn zu etwas wird, das einer kritischen Beobachtung bedarf:

{02:16}	A	die ähm kritiSCHSTE (0.39) also die anspruchsvollste äh,
{02:20}		sicht angucken NÄMlich das flair;
{02:22}		das zeigt (.) da sieht man JEDEN (.) pups sozusagen-=
{02:24}		=also [ANgenehm-]
{02:24}	P	[mh-]
{02:25}	A	°h sieht man DAS man-=
{02:26}		=im grunde genommen HIER nen ganz glatt begrenzten rand hat-
{02:28}		das is REINE gliose (.) das is einfach nur narbe;
{02:30}	P	mh-
{02:31}	A	°h und äh (.) das WOdrauf wir aufpassen müssen,
{02:33}		is das HIER (.) das könnte noch rest,
{02:35}		tumor sein (.) von dem niedriggradigen tuMOR;
{02:36}	P	m_hm;
{02:37}	A	kann genauso gut aber auch NUR (.) lädiertes gehirn sein;=
{02:39}		=das kann man (.) EIgentlich ehrlich gesagt-=
{02:41}		=gar nich mehr richtig unterSCHEIden,=
{02:43}		=NUR (.) wenns größer (.) oder kleiner wird;

{02:44} **P** m_hm;

Transkript 4: Kontrollgespräch zur MRT-Besprechung – Patient 3.8, Gesprächsdauer insgesamt: 4 min. 51 Sek.

Zunächst wird die neue Schnitttechnik[94] eingeleitet, welche bei der Technoskription geplant und durchgeführt werden muss, und anhand der genutzten Superlative (*kritischste, anspruchsvollste*) eine entsprechende Erwartungshaltung aufgebaut. Es wird hervorgehoben, dass dieses Bild im Verhältnis zu den anderen besser ist, da es zu mehr Wissen führt und als Ergänzung zu den vorher betrachteten Schnittebenen des Technoskripts zu verstehen ist. Die so erreichte Erweiterung des Blicks wird metaphorisch unterstrichen: *das zeigt da sieht man jeden pups sozusagen*. Der genutzte Vergleich verweist auf die Zunahme des potenziell Sichtbaren, da er unterstellt, dass jedes Detail, sei es auch noch so flüchtig, durch Technik heute mit großer Regelmäßigkeit (jeden) visualisiert werden kann. Durch die Nachstellung des Adverbs sozusagen versucht er die Wirkung der genutzten Metapher aus dem Register der Fäkalsprache nachträglich zu mildern, indem er ihr eine relativierende bzw. vergleichende Funktion zuschreibt. Bei seiner anschließenden Ausdruckskorrektur wird ein Zwiespalt zwischen den Handlungen des nichtmenschlichen Akteurs, des MRT-Gerätes, und des Arztes sichtbar. Vom *zeigen* der Maschine, welches impliziert, dass die Maschine weiß, was der Arzt sehen möchte wird übergeleitet zum *sehen* des Arztes. Durch das Verb sehen wird hervorgehoben, dass auch der Arzt einen nicht unerheblichen Anteil an der Präsentation des Ergebnisses besitzt. Er muss das Technoskript sehen, es lesen, um ihm die relevante Information entnehmen zu können. Der Apparat wird als Informationslieferant markiert und ist deswegen im Netzwerk lokalisiert. Das Auftreten dieser Korrektur verweist auf ein wesentliches Moment der Akteur-Konstellation: die dominante Rolle des MRT-Gerätes innerhalb des Netzwerks und ihre Bedeutung für die Informationsgewinnung, da es allein in der Lage ist, Informationen ohne invasiven Eingriff zu generieren. Durch den ärztlichen Versprecher zeigt sich, wie er es für seine Zwecke zu nutzen versucht. Die nachfolgende Äußerung stützt dies, indem die Darstellung als *angenehm*, also für den Arzt angepasst, bezeichnet wird. Ein Bezug auf die Person des Patienten ist bisher nicht hergestellt worden, so wird offensichtlich, dass die intendierten Betrachter der Arzt bzw. die zum Lesen befähigten Personen sind. Die Verbindung zwischen MRT-Technoskript und Arzt wird innerhalb dieses Ausschnitts als Abhängig-

94 Die Abkürzung Flair steht für ‚fluid attenuated inversion recovery' und bezeichnet eine spezielle Schnitt- oder Bildtechnik des MRT-Geräts, mit der freie und gewebsgebundene Hirnräume besonders deutlich dargestellt werden können.

keitsbeziehung dargestellt: Der Arzt benötigt das Technoskript, um Wissen zu gewinnen. In diesem Kontext nicht direkt verbalisiert, aber unbestritten vonnöten, ist die zum Lesen notwendige fachliche Kompetenz, die das Gewinnen von Informationen erst ermöglicht. Nach diesem Exkurs über die Vorteile dieser spezifischen Schnitttechnik fährt der Arzt mit der Darlegung der Resultate fort. Durch den Ausdruck *im grunde genommen* bereitet er bereits zu Beginn der näheren Technoskriptbeschreibung einen späteren Einschub vor. Zunächst gleicht er die Strukturen, die auf dem Technoskript zu sehen sind, *ganz glatt begrenzter rand*, mit seinem Wissen über den pathologischen Aufbau und dem erwarteten Ergebnis ab und interpretiert (liest) es. Die Beschreibung eines Technoskripts wäre ein vermeintlich bloßes Blicken auf das Technoskript. Beschrieben werden könnten unterschiedliche schwarz-weiße Schattierungen innerhalb eines Bereichs, der dem menschlichen Schädel gleicht. Im Kontext der Gespräche erfolgt allerdings stets unmittelbar der Abgleich des Erkannten mit dem eigenen Wissensbestand, sodass die entsprechende diagnostische Annahme *das is reine gliose, das is einfach nur narbe* entsteht. Mithilfe des Performativausdrucks *das, wodrauf wir aufpassen müssen,* erfolgt der zuvor angelegte Einschub. Das durch das Technoskript gewonnene Wissen verhilft dem Arzt offensichtlich nicht zu einem eindeutigen diagnostischen Ergebnis: Der benannte Bereich scheint markant, sodass ihm besondere Aufmerksamkeit zukommen sollte. Das Personalpronomen wir kann an dieser Stelle zwei Bedeutungen tragen: Zum einen kann es auf Arzt und Patient als Team verweisen, die gemeinsam aufpassen müssen, dass der Tumor nicht schnell wächst. Zum anderen kann es aber auch auf den Arzt und sein Team an Mitarbeitern verweisen, die gemeinsam diese Aufgabe übernehmen. Die Unsicherheit, die an diese Erkenntnis geknüpft ist, wird durch die Nutzung des Modalverbs *können*, welches die potenzielle Vielfalt an Möglichkeiten aufzeigt, verdeutlicht: *das hier könnte noch resttumor sein; kann genauso gut aber auch nur lädiertes gehirn sein.* Er zeigt dem Patienten die Möglichkeiten auf, die seiner Erfahrung nach am realistischsten auf dessen MRT-Aufnahme zutreffen. Es geht um die Varianten, die potenziell bereits im Patienten vorliegen könnten, die jedoch aufgrund des visuellen Transformationsprozesses aktuell vom Arzt nicht eindeutig erkannt werden können. Hier kann mithilfe der Erweiterung des Sehens demnach kein sicheres Wissen gewonnen werden. Die Erkenntnisse sind unsicher und dies trotz der zuvor herausgestellten Möglichkeiten der Technik.

Auffallend ist die Begründung des Arztes: *kann man eigentlich ehrlich gesagt gar nicht mehr richtig unterscheiden.* Das unpersönliche Personalpronomen man offeriert, dass er seine eigene Person zurücknimmt und diese Handlung als generell nicht mehr unterscheidbar darstellt. Er bezieht es somit nicht direkt auf seine Person, sondern aufgrund des Gebrauchs des unbestimmten Personalpronomens man eher auf die Gruppe der auswertenden Ärzte. Die partielle Offenlegung seiner aktuellen Erkenntnishaltung erlangt hier den Charakter der Unmöglichkeit des Wissens aufgrund der vorliegenden situativ-technischen Gegebenheiten und nicht aufgrund seiner ärztlichen Fähigkeiten. Durch die indirekte Referenz auf seine Person und die direkte Nennung des Adjektivs *ehrlich* präsentiert er sich als soziales und mitfühlendes Individuum. Er gibt jedoch die Grenzen seiner Möglichkeiten zu und legt seine Vorgehensweise offen dar. Sein Verhalten zeugt in diesem Gespräch dem von Charles et al. (1999) beschriebenen Modell des Shared Decision Making. Er ermöglicht es dem Patienten, eine Wissensbasis aufzubauen, sodass dieser zumindest in gewissen Bereichen mitentscheiden oder zumindest Einwände unterbreiten könnte. Es wird noch ein zweiter Aspekt an diesem Beispiel deutlich: der direkte Bezug zur Praxis. Obwohl die Möglichkeiten der Technik nahezu unbegrenzt sind und eigentlich Unsichtbares sichtbar dargestellt werden kann, erlangt der Arzt als Praktiker nicht genügend Informationen für eine eindeutige Aussage. Die Ergänzung *ehrlich gesagt* bezieht sich somit auf die Anwendung dieses Wissens zu Diagnosezwecken. Es verweist auf dessen praktische Relevanz und offenbart, dass es für die Praxis von Nutzen ist, jedoch keinen sicheren Referenzpunkt darstellt. Durch seinen Zusatz, *gar nicht mehr richtig,* könnte man meinen, dass eine Unterscheidung früher möglich war. Wahrscheinlicher ist, dass früher solche nun als strittig bezeichneten Strukturen technisch nicht darstellbar waren und erst größere Strukturen abgebildet wurden, die dann (wahrscheinlich) eindeutiger zugeordnet werden konnten, obwohl sie damals (wahrscheinlich) auch strittig waren. Eine Erweiterung des Blicks verweist somit immer auf seine Grenzen und Momente, die genau an diesen zu liegen scheinen. Sicherheit gibt in diesem Fall etabliertes Erfahrungswissen über die Kontinuität der Veränderlichkeit des Lebens: *wenns größer oder kleiner wird.* Auch die Technoskripte zeigen in der Rückschau, wenn etwas gewachsen ist. Dann werden Unterschiede deutlich, sodass das Erkannte eindeutig zu diagnostizieren ist. Somit ist der Arzt auf die Interaktionen des Tumors mit den anderen Akteuren angewiesen. Durch das Technoskript allein kann er aktuell keine brauchbaren, sondern nur unsichere Informationen erhalten. Die Erkenntnisse sind zu vage, um sie als alleinige Handlungsgrundlage gebrauchen zu können. Er erhält so nur einen Überblick über eine Repräsentation der Wirklichkeit, die ihm einen weiten Spielraum für Interpretationen lässt. Das technisch gewonnene Wissen besitzt in der Praxis deshalb nur eine partielle Relevanz und muss mit dem Erfahrungswissen des Arztes untermauert werden.

Unsicherheit kommt im Bezug zu den Technoskripten häufiger vor und stets tritt das Moment auf, dass diese einerseits als evidente Diagnosegrundlage dienen, aber andererseits keine vollkommen sichere Basis darstellen. So wandelt sich die vormals eindeutig positiv zu wertende Aussage, dass das Technoskript ein *ganz normales gehirn* zeigt, über mehrere Abstufungsprozesse zu einer unsicheren Aussage. Denn das kann man nicht eindeutig wissen. Auch das Adjektiv normal erhält in diesem Kontext die oben beschriebene neue Bedeutungszuweisung, indem es nicht mit diskursivem Wissen abgeglichen wird. Es orientiert sich vielmehr an den bisherigen MRT-Technoskripten dieses Patienten. Im Vergleich der Aufnahmen zeigt dieses Technoskript dann das normalerweise vorliegende Bild ohne die Einwirkung des Tumors. Die Anbindung an das Erfahrungswissen vermag bei diesem Fall den Ausschlag für eine positive Eingangsdarstellung gewesen sein, um entscheiden zu können, ob das Gesehene *lädiertes gehirn* oder *resttumor* ist. Der Umgang mit diesem Moment im Patientengespräch in der Interaktion mit dem direkt betroffenen Individuum ist von besonderer Bedeutung für die nachfolgenden Untersuchungen.

Auch das nächste Transkript zeigt die mit dem technisch erweiterten Sehen verbundenen Unsicherheiten, allerdings deutlich implizierter als das vorherige Beispiel. Der Fokus der Betrachtung liegt nun auf einer spezifischen Eigenschaft des ärztlichen Blicks: der Normierung der Zustände. Wiederum ist es einem turnusmäßigen Kontrollgespräch entnommen. Der nachfolgende Abschnitt ist unmittelbar nach der Begrüßung und den Schilderungen über den gegenwärtigen Allgemeinzustand des Patienten zu verorten. Die erste Äußerung bezieht sich auf das Ergebnis der Technoskriptinterpretation:

{01:42}	**A**	die kernspin sieht eigentlich (7.5)[95] sieht eigentlich SEHR gut aus–
{01:52}		(0.78)
{01:53}		ähm;
{01:54}	**P**	°hh
{01:55}	**A**	wir ham also KEInen hinweis darauf dass der tumor–
{01:56}		(0.42)
{01:57}		SICHER nachgewachsen is (.) ja,
{01:58}	**BP**	JA ja:,

95 Diese Pause wird durch das Umfallen eines der Standmikrofone induziert, dass der Arzt sogleich wieder aufstellt. Nach der Pause wird das Gespräch an demselben Punkt wiederaufgenommen und es sind keine Irritationen bei den Interaktanten bemerkbar, sodass von einer äußerst kleinen Beeinflussung der Situation ausgegangen werden kann. Hinzu kommt, dass der Patient bereits zwei Mal aufgenommen wurde und daher wahrscheinlich auch mit der Technik und der Anwesenheit der Forscherin sowie den weiteren Beobachtern vertraut ist.

{02:00} **A** HERZlichen glückwunsch;

{02:01} **P** DANke,

Transkript 5: Kontrollgespräch zur MRT-Besprechung – Patient 4.4, Gesprächsdauer insgesamt: 4 min. 50 Sek.

Bereits in der ersten Äußerung des Arztes klingt durch *eigentlich* eine Einschränkung an, die das mithilfe des Technoskripts gewonnene Wissen zu relativieren scheint und es als unvollständig beschreibt. Trotzdem kommuniziert der Arzt dem Patienten durch die Information *die kernspin sieht eigentlich sehr gut aus*, dass keine neue (negative) Veränderung ersichtlich ist. Auffällig ist jedoch vor allem an dieser Aussage, dass nicht inhaltlich auf das Technoskript oder deskriptiv auf die gezeigten Strukturen eingegangen wird, sondern die Kernspin(-Aufnahme) wird schlicht als *sehr gut* beschrieben. Es erfolgt also eine Normierung des aktuellen Zustands im Gehirn des Patienten. Die dieser Aussage zugrundeliegende normierende Funktion des ärztlichen Blicks hat in der Medizin zu wesentlichen Einschränkungen geführt. Es musste sich vom Status des „pathologischen Lebens" (Foucault 1993, S. 167) als Teil des Systems des menschlichen Körpers verabschiedet werden. Heute wird die Krankheit nicht in ihrer natürlichen Gestalt, sondern im Bezug zum Gesunden, dem Normalen, aber *nicht* dem Natürlichen gesehen. Die Krankheit ist gut oder böse und entfernt den Menschen durch ihr Wirken vom Ideal der Normalität. Ein *ganz normales gehirn*, wie es in Transkript 4 beschrieben wird, ist daher immer ein Gehirn ohne auffällige Strukturen; ein Gehirn, welches dem anatomisch-pathologischen Diskurs oder, wie oben gezeigt, den Erwartungen des Arztes entspricht. Durch die Bindung an den Denkstil scheint die Macht, die heutzutage den Maschinen übergeben wird, (nahezu) grenzenlos, sodass sich die Menschen im Kollektiv hinter den Produkten der Maschine gruppieren, sie als Tatsachen präsentieren und ihnen (vermeintlich) Evidenz attestieren. Der Blick auf die Krankheit muss bei den neuroonkologischen Erkrankungen durch deren Trägermedien geschehen, kann aber auch dann nur im Bezug zum kulturell-medizinischen Rahmen bewertet werden, nicht aber im Hinblick auf natürliche Phänomene und Erscheinungsformen. Dies mag darauf zurückzuführen sein, dass die Natur der Krankheit den Bereich der Medizin verlassen hat und nunmehr der Biologie zugehörig ist. Die Medizin selbst beschäftigt sich mit der Therapie und der normierten – schon vergesellschafteten – Krankheit und versucht Normalität herzustellen.

Der Arzt präzisiert seine kurze Aussage, indem er erklärt, warum genau das Technoskript *sehr gut* aussieht: Er und sein Team haben *keinen hinweis* gefunden, dass *der tumor sicher nachgewachsen is*. Durch die Betonung des Adjektivs *sicher* hebt der Arzt hervor, dass trotz ihrer Bemühungen Tumorgewebe nachgewachsen sein könnte und aktuell lediglich Indizien fehlen, die ihnen ein Erkennen ermöglichen. Dieser Mangel könnte auch aus der Darstellungsgenauigkeit der Technik resultieren. So weist der Arzt trotz der positiven Botschaft auf das immer mitschwingende Moment des Unsicheren hin, das durch das Technoskript und seinen Transformationsprozess stets vorhanden ist. Es kann also nie mit Sicherheit gesagt werden, ob nicht doch Tumorwachstum stattgefunden hat. Vor allem der zu Beginn genannte Punkt der Darstellungsgenauigkeit muss im Hinblick auf die Technoskripte kritisch hinterfragt werden, da der Denkstil der Disziplin, materialisiert in der Maschine, die Grundlage allen weiteren Handelns darstellt. In diesem Zuge erhält die Betrachtung der Technoskripte als repräsentative Fragmente der Wirklichkeit, die also lediglich einen Ausschnitt der Welt wiedergeben, eine besondere Stellung. Der Einblick kann nicht umfänglich sein und alles für die Situation relevante Wissen enthalten. Ein reflektierter Umgang mit ihm und dem solchermaßen gewonnenen Wissen ist deshalb entscheidend, um die vorliegenden Mängel zu erkennen und entsprechend agieren zu können. Genau dies zeigen die beiden vorliegenden Transkripte: Das durch die Technoskripte gezeigte gute Ergebnis für den Patienten wurde auf die bereits bekannten Mängel dieses Wirklichkeitsfragments hin beleuchtet und das Ergebnis wurde dahingehend kritisch reflektiert. Dem Patienten wurde dadurch mitgeteilt, dass das Technoskript eben nicht den tatsächlichen Zustand zeigt, sondern nur eine technoskriptive Repräsentation desselben. Im folgenden Kapitel wird eine zweite Form der Gewinnung von Wissen dargestellt, die im Hinblick auf die Qualität und Sicherheit des durch sie gewonnenen Wissens als sicherer erachtet wird.

5.2.1.2 Sicherheit des Materiellen

Zwischen der visualisierten Darstellung der Technoskripte und dem biologisch-medizinischen Wissen bestehen Differenzen, die den handelnden Akteuren[96] jeweils bewusst sind. Im nachfolgenden Transkript wird eben jener Punkt mit dem Patienten thematisiert. Diese Ausführungen gelten als ursächliche Begründungen für das Verhalten des Arztes in den beiden vorherigen Transkripten. Im Transkript wird herausgestellt, dass dem Blick auch mit dem Fortschreiten der Technik noch immer Grenzen gesetzt sind. Sie sind (wahrscheinlich) deutlicher denn je zuvor, denn infolge von In-vitro-Forschungen ist Wissen über die körperintern

96 Inwieweit dies für die Interaktantengruppe des Patienten gilt, kann anhand der Daten nicht nachgeprüft werden. Krebs und sein strukturell-zytologischer Aufbau sind mittlerweile zum festen Bestandteil im populären Diskurs avanciert, deshalb sollte ein gewisses Grundverständnis für den Verlauf der Krankheit vorhanden sein. Dieses Wissen kann als basal für das Nachvollziehen der Darstellungsungenauigkeiten der Technoskripte angesehen werden.

ablaufenden zellulären Vorgänge vorhanden. Sie können auf den Technoskripten zum einen aufgrund der Statik der Aufnahmen in ihrem Prozess und zum anderen aufgrund der mangelnden Genauigkeit der Technik nicht dargestellt werden. So zeigt der Blick auf das bereits gewonnene und etablierte Wissen die Grenzen des mit diesen Apparaten verschmolzenen Blicks. Sie erweitern und begrenzen ihn zugleich.

Der untenstehende Abschnitt ist einem Erstgespräch entnommen. Dem Patienten wurde bereits von einem anderen Arzt mitgeteilt, dass er einen Gehirntumor hat. Im aufgezeichneten Gespräch wird das weitere Vorgehen besprochen. Hierfür reicht das MRT-Technoskript als Handlungsgrundlage nicht aus. Es zeigt zwar Auffälligkeiten und strukturelle Veränderungen, nicht jedoch die dem Gewebe zugrundeliegenden Eigenschaften. In der Unterhaltung wird nun besprochen, wie diese grobe Einordnung mithilfe weiterer diagnostischer Verfahren ausgebaut werden kann, um eine präzisere Aussage treffen zu können. Um jene zweite Art der Wissensgewinnung, die ein präziseres Ergebnis als das zuvor angefertigte Technoskript liefern soll, geht es im vorliegenden Transkriptausschnitt:

{02:59}	**A**	das heisst (.) wir brauchen zelLEN;
{03:01}		also (.) EGAL wir können ganz viele bilder machen–=
{03:03}		=abe:r es werden IMMER bilder bleiben–
{03:06}		und jedes bild hat eine ganze reihe von !MÖG!lichen diagnosen,
{03:10}		was es alles sein KANN;
{03:11}		(0.64) aber (.) um SIE (.) so gut wie möglich zu behandeln (.) brauchen wir die;
{03:15}		(0.24)
{03:15}		endGÜLtige dia[gnose (.)] das heisst schwarz weiß;
{03:16}	**BP**	[m_hm–]
{03:17}	**A**	DIE zellen mü:ssen untersucht werden–

Transkript 6: Erstgespräch – Patient 5.2, Gesprächsdauer insgesamt: 25 min. 16 Sek.

Schon durch die Strukturierung des Redebeitrags, den gesetzten Pausen, wird die Wichtigkeit dieser neuen Untersuchung herausgestellt. Dieses Mal sind Zellen und nicht Bilder das diagnostische Medium. Zellen, die biologisch kleinste Einheit eines Lebewesens, der Ausgangspunkt für zytologische Untersuchungen, sind die Ursache dafür, dass diese Untersuchung als sicher gilt; und zwar so sicher, dass mit ihr eine *endgültige diagnose* angestellt werden kann. Diese kann nicht auf Basis der MRT-Technoskripte erfolgen, denn diese sind, wie der Arzt so schön formuliert, Bilder: *wir können ganz viele bilder machen aber es werden immer bilder bleiben.* Hier wird deutlich: Bilder sind keine Wirklichkeit, auch wenn die hier als Bilder bezeichneten Technoskripte noch viel weniger als Abbilder sind. Sie sind Visualisierungen von Daten und daher technoskribierte Darstellungen, also bereits eine komprimierte Version des tatsächlich Vorliegenden. Bilder nehmen nur auf die Wirklichkeit Bezug, zeigen einen kleinen Ausschnitt, der aber lediglich eine Repräsentation ist. Die Aussage bleibt dieselbe, Daten und Bilder können trügen, sie repräsentieren nur vorgefertigte, bereits aufgearbeitete und bearbeitete Wirklichkeiten, aber nicht die Sache selbst. Aber genau diese ist es, die der Arzt sucht, die er als Basis braucht. Er kann nicht auf Basis von Repräsentationen Aussagen über die Wirklichkeit im Inneren des Patienten treffen, also eine (endgültige) Diagnose stellen. Hierfür braucht er Untersuchungen, die direkt an der Wirklichkeit ansetzen. Noch ein weiterer Aspekt macht die Bilder unsicher: die besondere Aufmerksamkeitsfokussierung des Arztes beim Lesen der Technoskripte gemäß dem vorliegenden Denkzwang. Sie beeinflusst, wie er die Bilder liest, welche Strukturen und Auffälligkeiten er in welcher Art und Weise deutet. Deshalb sind Bilder auf der Netzhaut, genau wie auf dem Bildschirm, immer bedeutungsoffen und interpretationsbedürftig (vgl. Albrecht 2007, S. 31), zeigen also *eine reihe von möglichen diagnosen auf, aber nicht die endgültige.* Die Auswertung eines MRT-Technoskripts ist demnach niemals eindeutig und kann nicht als gesichert angesehen werden. Dies macht sie selbst und das durch sie erfahrene Wissen unsicher, vielmehr unsicherer als andersartig gewonnenes Wissen. Allerdings sind sie trotzdem das Mittel der Wahl, wenn es um die routinemäßigen Kontrolluntersuchungen der Patienten geht und ein aktueller Blick in das im Patienten vorliegende Netzwerk erfolgt. Wie unsicher dieser tatsächlich ist und wie viele Fragen und Möglichkeiten durch ihn aufgeworfen werden, verdeutlicht das Statement des Arztes. Es zeigt auf, dass der Arzt sich genau dieser Problematik bewusst ist und trotzdem dazu in der Lage scheint, als sicher geltende Aussagen treffen zu können. Durch die starke Segmentierung der Arbeit im Zuge der zunehmenden Professionalisierung erhalten diese beiden Eigenschaften ein zusätzliches Moment der Unsicherheit, da die ersten Interpretationen durch andere Ärzte bzw. medizinische Angestellte erfolgen. Die Produkte beruhen also immer stärker auf Interpretationen als auf ihrer ursprünglichen Basis, der Repräsentation der körperinternen Strukturen. Die zytologische Untersuchung hingegen entstammt einer direkten Interaktion mit der Sache, den Zellen, selbst. Durch die Zellentnahme treten Mensch und Tumor in Kontakt miteinander. Das intendierte Wissen wird nicht auf der Basis einer visuellen Repräsentation, sondern der materiellen Gestalt des Tumors mittels fachlicher Praktiken entnommen. Dieses bezieht sich zwar auch nur auf einen bestimmten Teil der Wirklichkeit und ist durch die fachliche Bearbeitung während der zytologischen Untersuchung dem vorherrschenden Denkstil des ausführenden Wissenschaftlers unterworfen, somit wiederum als bearbeiteter Ausschnitt der Wirklichkeit zu betrachten. Gleichwohl wird die zytologische Untersuchung innerhalb dieses Transkripts als deutlich sicherere Methode der Wissensgewinnung dargestellt. Die Direktheit der Interaktion und die damit einhergehende materielle Erfahrung des Tumors gilt als ein Indiz für die Sicherheit des Wissens. Sie unterliegt nicht der repräsentativen Reduktion der Wirklichkeit, wie sie bei Technoskripten vorliegt, sondern versucht das Material umfänglich zu untersuchen. Die Dekontextualisierung der Zellen aus dem Patienten und ihre Kontextualisierung im Labor sorgen quasi für eine Endzeitlichung, die es den Wissenschaftlern ermöglicht, alle Untersuchungen an den Proben durchzuführen. Diese Untersuchung bindet dabei direkt an die den Laborversuchen zugesprochene Möglichkeit an, etwas durch seine Performanz, also seinen Status in genau dieser Situation eindeutig zuordnen zu können (vgl. Latour 2002, S. 145). Je direkter die Interaktion zwischen einem Akteur und seiner ursprünglichen Referenzbasis ist, desto präziser lässt sie sich beschreiben, weil sie weniger durch den Transformationsprozess verdeckt wird. Es scheint folglich, dass nichtmenschlichen Akteure nicht immer zu einer Stabilisierung der Interaktionen beitragen, sondern diese auch auf einem unsicheren Niveau halten können.

Resümierend kann in diesem Zusammenhang festgehalten werden, dass die Qualität und die Sicherheit des durch epistemische Produkte entstehenden Wissens in enger Beziehung zur Nähe des Untersuchungsgegenstands stehen. Wirklichkeitsfragmente, die jeweils einen Aspekt dieser Erkrankung darstellen, werden vom Arzt in ihrer Qualität klassifiziert. Hieraus resultiert, dass es offensichtlich Wirklichkeitsfragmente gibt, die als höherwertig eingestuft werden und die Aussage anderer widerlegen können und dies, obwohl beide epistemisch betrachtet denselben Status besitzen. Dessen ungeachtet ist das MRT-Technoskript die häufigste diagnostische Untersuchung, weil i. d. R. der Tumor im Netzwerk, also im Patienten, betrachtet werden soll und deshalb gewisse Restriktionen zu beachten sind. Für den Arzt bedeutet dies, dass er weiterhin lange Zeit auf Basis von technoskriptiven Repräsentationen der Wirklichkeit agiert.

5.2.1.3 Die (vermeintliche) Sicherheit des Bekannten

Im vorangegangenen Kapitel wurde gezeigt, dass die Ärzte kritisch mit Technoskripten umgehen und sich den Unzulänglichkeiten dieser Methode der Wissensgewinnung bewusst sind. Die Ergebnisse wurden kritisch hinterfragt und stets wird auf die potenzielle Unsicherheit der technisch produzierten Darstellung referiert. *Wie* unsicher diese Darstellungen jedoch tatsächlich sind, wird durch den Fall des nächsten Patienten gezeigt. Beide Transkripte dieses Kapitels sind Aufnahmen desselben Patienten, allerdings von zwei unterschiedlichen Gesprächsterminen. Ein dritter Ausschnitt folgt in Kapitel 5.2.2.4. Begonnen werden soll mit einem Abschnitt aus dem Erstgespräch.

Nachdem der Arzt dem Patienten mitgeteilt hat, dass es ein gutartiger Tumor ist und deshalb abgewartet werden könnte, erfragt der Patient, ob die Diagnose einer weiteren Absicherung durch eine Biopsie bedarf. Das bisher eingeholte Wissen erscheint dem Patienten offenbar nicht ausreichend gesichert. Der Patient verspürt also Unsicherheiten, da das Wissen allein aufgrund von visuellen Repräsentationen gewonnen wurde und offeriert Vorschläge zur Beseitigung dieses Zustands. Dass er über die Möglichkeit der Biopsie zum Überprüfen der bildgebenden Verfahren Bescheid weiß, lässt auf medizinisches Grundlagenwissen über den Ablauf des Diagnoseprozesses schließen.

{19:03} **P** un ne biopsie (0.18) wäre (.) jetzt KEIne (.) mö möglichkeit,

{19:06} **A** ähm wenn sie das wünschen, können wir NE biopsie machen;

{19:08} **P** bringt mich NICH [weiter,]

{19:09} **A** [wir ham] wir ham SO: ne moderne diagnostik bei ihnen gemacht;

{19:11} **P** Okeh,

{19:11} **A** wir ham das FET PET gemacht und ähm wissen sie,

{19:14} (0.63)

{19:14} **P** brauch (.) ICH (.) nicht–

{19:15} **A** ja und wenns jetzt WENN wir komplett falsch gelegen haben mit ihrer diagn[ostik]und der tumor ist bei der nächsten;

{19:19} **P** [mh,]

{19:20} **A** untersuchung weg JA,

{19:21} **A** (0.24)

{19:22} dafür brauchen se nich NOCH nen bohrloch im kopf (.) ja,

{19:23} und das das das machen das machen–=

{19:25} =wir eigentlich (.) EMpfehl ich ihnen nicht

{19:26} **P** okeh;

{19:27} **A** ja,

{19:28} wenn sies wünschen machen wir ALLES ja (.) sie sind der chef ja,

{19:30} (0.27) aber ähm ich ich halt das für UNnötiges risiko,

Transkript 7: Erstgespräch – Patient 6.1, Gesprächsdauer insgesamt: 24 min. 20 Sek.

Interessant ist die Haltung des Arztes, vertrat dieser doch in den vorherigen Gesprächen die Haltung, dass technoskriptiv gewonnenes Wissen einer weiteren Absicherung bedarf. Bereits zu Beginn des Ausschnitts wird deutlich, dass der Arzt eine Biopsie allerdings nicht favorisiert, da sie aus seiner Sicht nicht nötig ist. Er beschränkt ihre Relevanz allein darauf, dass dem Wunsch des Patienten entsprochen würde und zum Aufbau seines Gefühls an Sicherheit beitragen könnte; der dadurch gewonnene Mehrwert an Wissen scheint irrelevant: *wenn sie das wünschen, können wir ne biopsie machen*. Der Fokus auf den Wunsch des Patienten und die Tatsache, dass weder der Arzt noch medizinische Gründe oder Sachverhalte als relevant bezeichnet werden, stützen dies. Diese Formulierung scheint auch für den Patienten deutlich zu sein, sodass er selbst den Schluss zieht: *bringt mich nich weiter*. Hieran schließt der Arzt mit der Begründung seiner Haltung an, dass eine Biopsie in seinen Augen nicht nötig ist, da bereits *so ne moderne diagnostik gemacht* wurde. Es wurde also alles, was momentan nach technischem und wissenschaftlichem Stand an diagnostischen Verfahren ohne größere invasive Eingriffe möglich ist, an diesem Patienten durchgeführt. Die diagnostischen Untersuchungen knüpfen allerdings an die zuvor besprochene Problematik an, sie produzieren Technoskripte und repräsentieren somit jeweils nur Fragmente und kein konsistentes Bild der Wirklichkeit. Beide diagnostischen Verfahren – die MRT- und die FET-PET-Aufnahme – enthalten, davon kann ausgegangen werden, ein Ergebnis enthalten, das sie gegenseitig bestätigt und ergänzt. Daher konnten die Fragmente zu einem gemeinsamen kombiniert werden, welches nun als diagnostische Grundlage fungiert. Exemplarisch nennt der Arzt das FET-PET-Verfahren[97]. Hierbei ist augenscheinlich, dass nicht auf die Ergebnisse des Verfahrens Bezug genommen wird, sondern auf dieses Verfahren selbst. Das Ergebnis scheint weniger relevant als die Anwendung genau dieses Verfahrens bzw. die Gewinnung des Wissens *durch* dieses Verfahren. Allein der Rückgriff auf dieses Verfahren scheint ausreichende Erkenntnisse hervorzubringen, um eine sichere Aussage treffen zu können; immer vorausgesetzt, die Ergebnisse beider Verfahren widersprechen sich nicht. Die sich anschließende recht lange Pause stützt diese Haltung, denn offensichtlich gibt es nichts hinzuzufügen. Die Gesprächspause veranlasst den Patienten zum Rückbezug auf seine ein-

97 Für weitere Infos zum Verfahren und dessen Stellenwert siehe Kapitel 5.2.2.

gangs gestellte Frage nach der Biopsie: *brauch ich nicht.* Die Wendung ist insgesamt in einer stark segmentierten Art und Weise vorgetragen, die so jedes einzelne Glied besonders betont. Dies kann ein Verweis auf die immer noch vorhandene Unsicherheit sein, sodass dieser Turn vorrangig den Zweck der Selbstvergewisserung besitzt und eine eindeutige Antwort evozieren soll. Der Arzt antwortet schlicht mit ja. Für ihn scheint der Fall derart eindeutig, dass keine weiteren Erklärungen notwendig sind. Um weiteren Bedenken des Patienten vorauszugreifen, beginnt er damit, das denkbar schlechteste Szenario zu thematisieren. Es betrifft den Fall, wenn alle bisherige Diagnostik zu einem falschen Ergebnis gekommen wäre, wenn die Interpretation dieser Wirklichkeitsabbilder zu einem falschen Bild der Wirklichkeit gekommen wäre. In seinen Ausführungen scheint er sich unsicher, so muss er einmal neu ansetzen und wählt dann das wohl drastischste Beispiel: *ja und wenns jetzt wenn wir komplett falsch gelegen haben mit Ihrer diagnostik.* Er spricht nicht nur von falsch, sondern von *komplett falsch.* Im Hinblick auf seinen Erfahrungs- und Erwartungshorizont muss angenommen werden, dass Fehldiagnosen bereits erfolgt sind und im Bereich des Möglichen liegen, sodass er Abstufungen in ihrer Qualität vornehmen kann. Auch wenn das beispielhaft angeführte Szenario nicht besonders realitätsnah scheint: *Der tumor ist bei der nächsten untersuchung weg.* Es entspricht wohl *dem* Ergebnis, das am weitesten von der momentanen Diagnose entfernt ist; dem, was eintreten könnte, wenn die Diagnose komplett falsch wäre, denn ein Tumor kann, dass wissen wir durch unser Allgemeinwissen über diese Krankheit, nicht einfach verschwinden. Diese surreale Traumvorstellung, die der Arzt thematisiert, ist in keiner Weise von medizinischen Erkenntnissen gedeckt. Geäußert von einem Spezialisten in diesem Kontext, einem Beratungsgespräch mit einem betroffenen Individuum, erscheint sie nicht nur flapsig, sondern sie zieht die begründeten Bedenken des Patienten ins Lächerliche, indem fantastisch anmutende Szenarien als Grund für eine Fehldiagnose angegeben werden. Der Arzt geht im Anschluss auf die Folgen ein, die eine Biopsie hätte: *nen bohrloch im kopf.* Das wäre genau das, was bei der Biopsie, lapidar ausgedrückt, erfolgen würde. Der Vorgang der Probeentnahme und der Untersuchung bleibt unterwähnt. Auf Basis dieser Zusammenfassung rät der Arzt aufgrund des unnötigen Risikos nochmals von einer Biopsie ab. Da er sich offenbar der vorläufigen Diagnose äußerst sicher ist, rekurriert der Arzt ausschließlich auf die negativen Folgen wie das *bohrloch* und nicht auf positive wie die Absicherung der Diagnose. Dass er bei dieser Reduktion verunsichert ist, belegt seine fast schon stotternde Wiederholung des Demonstrativpronomens: *und das das das machen, das machen wir eigentlich.* Ihm scheint in dieser Situation ausschließlich daran gelegen, den Patienten von der Stichhaltigkeit der von ihm gestellten Diagnose zu überzeugen, ohne weitere diagnostische Untersuchungen zu initiieren. Der Wunsch des Patienten nach einer weiteren Absicherung ist ihm, so scheint es, in dieser Situation nicht von vordergründiger Relevanz. Wie sicher er sich dieser vorläufigen Diagnose ist, wird durch den Performativausdruck *empfehl ich ihnen nicht* deutlich. Er führt seinen momentanen Gewissheitszustand als Referenzgröße ein und fügt seinen vorigen Äußerungen weitere Informationen hinzu, indem er seinen kognitiven Zustand mittels einer deklarativen Äußerung kommuniziert. In seiner Funktion als Experte für diese Erkrankungen verleiht der Bezug darauf seiner Empfehlung besonderen Nachdruck. Der Arzt weiß also, was genau für eine Auffälligkeit im Gehirn des Patienten vorliegt. Die eigentlich vorläufige Diagnose, welche ausschließlich auf der Basis von verschiedenen Technoskriptformen erfolgte, besitzt zu diesem Zeitpunkt beim Arzt den Status einer endgültigen Diagnose. Er kommuniziert die eigentlich vorläufige Diagnose mit einer solchen Gewissheit, dass sie endgültig und eindeutig wirkt. Kommen wir zurück auf das vom Arzt gewählte Beispiel, das mit unserem biologischen Wissen über Tumore nicht vereinbar ist. Wir wissen, dass diese wachsen und sich teilen, also streuen, können. Aber von einem Tumor, der sich auflöst, haben wir noch nie gehört. Ein solches Szenario können wir schwerlich mit unserem Wissen vereinbaren. Warum also genau jenes irreale Szenario als Beispiel gewählt wurde, ist kritisch zu hinterfragen – vor allem im Hinblick auf die deutlich vorliegende Verunsicherung des Patienten, dem die bisherige Diagnostik als unzureichend gesichert erscheint. Durch die Positionierung des Arztes wird deutlich, dass er die bisherige Diagnostik als ausreichend gesichert erachtet und keine weiteren Tests für eine noch sichere Handlungsgrundlage benötigt und durchführen will. Die Diagnostik scheint für die weitere Planung der Therapie ausreichend gesichert zu sein, sodass alle weiteren Verfahren mehr Risiko für den Patienten bedeuten würden, als relevantes Wissen durch sie gewonnen werden könnte. Im Hinblick auf die weiteren Transkripte zu diesem Patienten kann das vorherige als besonders entscheidend erachtet werden. Die Unsicherheit des Patienten, der den Arzt zu weiteren diagnostischen Maßnahmen bringen möchte, sollte weiterhin beachtet werden. Durch den weiteren Verlauf dieses Falls erhält auch das vom Arzt genannte Beispiel eine sehr eigenartige Stellung.

Das nächste Transkript ist dem auf diesem Erstgespräch folgenden routinemäßigen Kontrollgespräch entnommen und circa drei Monate später einzuordnen. Auf dem aktuellen MRT-Technoskript ist keinerlei Auffälligkeit mehr zu sehen. Der vom Arzt skizzierte Fall, dass die Diagnose *komplett falsch* ist, ist eingetreten. Das Phänomen, das als Gehirntumor diagnostiziert wurde, ist weg. Obwohl das für den Patienten eine sehr positive Mitteilung ist, bewirkt sie auch einen Schock. Es drängt sich die Frage auf, wie so etwas passieren konnte. Unmittelbar nachdem der Arzt dem Patienten diese Nachricht überbracht hat, beginnt der Ausschnitt:

{03:43} **P** wie konnte DAS:;

{03:45}		°h jetzt so passieren (.) das: (.) man erst so was GANZ falsches vermutet hat,
{03:48}	A	weil es [aussieht weil es ausSAH wie ein hirntumor;]
{03:48}	P	[weil es waren ja nich nur SIE;]
{03:50}	A	[DAS sieht extrem aus wie ein hirn]tumor das sieht exakt aus wie ein hirntumor,
{03:50}	P	[das: (.) haben (.) ANdere,]
{03:53}	A	oder SAH aus (.) wien niedriggradiges gliom,
{03:55}		äh:m (.) aber WIRklich hundert prozent (.) schulbuchmäßig ja,
{03:59}	P	m_hm–

Transkript 8: Kontrollgespräch zur MRT-Besprechung – Patient 6.7, Gesprächsdauer insgesamt: 9 min. 56 Sek.

Der Patient erfragt, wie solch ein Irrtum möglich ist, dass *man was ganz Falsches vermutet hat*. Hierbei nimmt er zum einen das unpersönliche Personalpronomen man und umgeht so eine direkte Ansprache und folglich eine Anschuldigung des Arztes und zum anderen verdeutlicht er durch das Adjektiv *ganz* das Ausmaß des Irrtums. Durch das Verb *vermuten* referiert der Patient auf die für ihn nun bekannten Unsicherheiten des ärztlichen Diagnoseprozesses. Ihm ist offenbar bewusst, dass dieser nicht allein auf das faktische Wissen beschränkt ist, sondern dass auch andere epistemische Qualitäten des Wissens als Handlungsgrundlage genügen. Dass er diese Frage in zwei Ansätzen formuliert, zeugt von seiner Ungläubigkeit. Zudem wird die eigentliche Thematik, die Fehldiagnose, gar nicht mehr erwähnt, sondern immer mit *das* summiert wird, was die Brisanz der Situation unterstreicht. Was mit das gemeint ist, bedarf in diesem Kontext keiner Erklärung. Die vom Arzt gestellte Fehldiagnose ist allgegenwärtig. Dass der Patient diese nun nicht mehr als Diagnose, sondern als Vermutung bezeichnet, offenbart einen Wandel in der Glaubhaftigkeit der ärztlichen Aussage. Die damals für wahr gehaltene Aussage, die als Diagnose hingenommen wurde, wird retrospektiv als Vermutung, als unsicheres Wissen, bezeichnet. Schon damals traten beim Patienten ernsthafte Bedenken im Bezug auf die Wahrhaftigkeit der Aussage des Arztes auf, die jetzt bestätigt wurden. Auch wenn der Arzt damals der Meinung war, er wisse, was für ein Tumor vorliegt, so muss er nun erkennen, dass sein Wissen irrtümlich und nicht mit der Wirklichkeit kongruent war. Das damals irreal anmutende Szenario ist tatsächlich eingetreten. Das gibt Anlass zum Überdenken des bisherigen Krankheitsbilds. Für den Patienten kommt letztendlich keinerlei Form eines Tumors infrage, sondern eine gänzlich andere Erkrankungsform. Das nächste Segment unterstreicht zum einen die Wahl des Personalpronomens und zum anderen zeigt es die Umfänglichkeit der Fehldiagnose: Auch die eingeholten Zweitmeinungen anderer Ärzte bestätigten die damals gestellte Diagnose. Hier kann jetzt gefragt werden, inwiefern diese auf den Kontext zurückzuführen sind, also darauf, dass der Patient stets zu Neuroonkologen ging, um die Diagnose des benignen Tumors zu bestätigen. Diese Spezialisten haben die Technoskripte natürlich immer mit dem durch ihren Denkstil geprägten Blick lesen können, wodurch andere Krankheitsbilder vollständig ausgeblendet wurden. Als Begründung für den Irrtum führt der Arzt das visuelle Erscheinungsbild des Tumors an. Die Korrektur der eigenen Diagnose wird durch einen Tempus Wechsel zwischen Präsens und Präteritum markiert, womit auch die Veränderung in seiner Erkenntnishaltung ausgedrückt wird. Durch die Häufung des Verbs sehen und die eingefügte Berichtigung *oder sah aus*, zeigt sich, dass seine Erkenntnis noch nicht sonderlich gefestigt ist. Die Ähnlichkeit des Gesehenen zum diskursiv geprägten Bild eines Hirntumors scheint überaus dominant und offenbart, wie gefestigt dieser Gewissheitszustand war und welchen Einfluss er zu diesem Zeitpunkt noch besitzt. Es erfolgt indessen nicht der Verweis auf die Mangelhaftigkeit bildlicher Darstellungen. Die Technoskripte, die Grundlage der Diagnose, stehen zu keiner Zeit als evidente Grundlage infrage, sondern lediglich die visuelle Repräsentation. Deshalb bleibt ungesagt, was in den Transkripten zu Beginn dieses Kapitels mit Patienten besprochen wurde. Auffallend ist, dass in diesem Fall das Technoskript bzw. die daran geknüpften Unsicherheiten nicht als Rechtfertigungsgrund angeführt werden, sondern die visuelle Gestalt der pathologischen Struktur. Implizit kann so auf mögliche Ungenauigkeiten innerhalb der Darstellung geschlossen werden. Der eigentliche Punkt der Rechtfertigung ist jedoch das visuelle Erscheinungsbild. Dieses kann demnach bei vielen pathologischen Strukturen so ähnlich sein, dass ein Blick zum Unterscheiden nicht ausreicht. Selbst die Referenz auf das Schulbuch als Quelle von sicherem und etabliertem Wissen (vgl. Hacking 1992, S. 41) kann in diesem Fall bei der Unterscheidung nicht helfen, wie es scheint. Folglich waren weniger die bereits bekannten Unsicherheiten verantwortlich, die vom Technoskript als repräsentativem Ausschnitt der Wirklichkeit ausgehen, sondern vielmehr diejenigen, die durch den Denkstil hervorgerufen wurden. Trotzdem versucht der Arzt seine Diagnose durch Superlative zu plausibilisieren: *exakt, extrem.* Das Gesehene entspricht auch retrospektiv betrachtet noch *exakt* einem Hirntumor. Nach wie vor bleibt für den Arzt kein Zweifel daran, dass die visuellen Repräsentationen der Technoskripte etwas zeigen, das zwar kein Hirntumor ist, allerdings exakt so aussieht. Dieser dargebotene Vergleich des visuell sichtbaren Krankheitssymptoms mit einem Hirntumor zeugt vom zerrütteten Gewissheitszustand des Arztes. Rein logisch betrachtet ist ein Vergleich mit dem Adjektiv *exakt* stets hinkend. Etwas, das kein Hirntumor ist, kann nicht exakt, also nach wissenschaftlich durchgeführten Untersuchungen, wie dem Lesen des Technoskripts, einem Hirntumor entsprechen. Auch aktuell scheint der Arzt von der Fehldiagnose noch irritiert, er kann nicht identifizieren, wie es zu dem Irrtum kommen konnte. Besonders deutlich geschieht der Rückbezug auch durch die numerische Darstellung *hundert prozent* in Kombination mit dem Adjektiv *wirklich*, welches in diesem Kontext als verstärkend gewertet werden kann. Direkt im Anschluss festigt er die vorherigen Äußerungen, indem er sie an den medizinischen Diskurs anbindet: *schulbuchmäßig*. Er versucht, seine Annahme und die der anonymen Kollegen durch die Referenz auf den wissenschaftlichen Diskurs zu erklären, der als Grundlage für die Diagnostik dient. Der Einbezug der Kollegen, welche bei der Zweitmeinung involviert waren, weist darauf hin, wie gefestigt dieses *schulbuchmäßige* Wissen innerhalb des Diskurses ist, da unabhängig voneinander mehrere Fehldiagnosen gestellt wurden. Die Ärzte mussten demnach scheitern, da die eigene Erkenntnisleistung mit dem eigenen Erfahrungshorizont und dem Denkstil kongruent war.

Unabhängig von der vermeintlichen Sicherheit, die von diskursiv etabliertem Wissen ausgeht, kann auch das Technoskript als Auslöser betrachtet werden. Durch die entstandene Transformation der Daten wurde die Wirklichkeit nicht gespiegelt, sondern komprimiert dargestellt. Diese Reduktion der Wirklichkeit konnte Anlass zur Fehlinterpretation bieten, sodass ein Phänomen, das anscheinend nie ein Hirntumor war, dennoch wie einer aussehen konnte. Folglich war nicht allein die unhinterfragte Anwendung diskursiv gefestigten Wissens entsprechend dem Denkstil ursächlich für die Fehldiagnose, sondern auch die Nichtbeachtung der technoskribiert-transformiert vorliegenden Wirklichkeit. Die beiden bei diesem Patienten erstellten Technoskriptformen (MRT und FET-PET) wurden nicht als Fragmente der Wirklichkeit betrachtet, sondern ihnen wurde zugeschrieben, die Wirklichkeit vollkommen darzustellen. Die durch ihren jeweiligen Transformationsprozess entstandene Repräsentation wurde durch den Denkzwang als wirklich erachtet. Der Denkzwang führte also dazu, dass aus vereinzelten Puzzleteilen die (vermeintliche) Wirklichkeit komplementiert werden konnte. So offenbart der Arzt bzw. die von ihm gestellte Fehldiagnose, dass mit dem Denkstil harmonierende Abbilder der Wirklichkeit nicht mit ihrer umfänglichen Beschreibung gleichzusetzen sind und dass durch eine denkstilgeprägte Wahrnehmung nicht alles umfassend beschrieben werden kann. Die eingeholten zwei Wirklichkeitsfragmente können und dürfen, wie es der Arzt in den Transkripten zuvor richtig feststellt, nicht als Darstellung von Wirklichkeit gewertet werden – vor allem dann nicht, wenn sie wie in diesem Fall erst durch die fachliche Interpretation, wiederum aufgrund einer konstruierten Wirklichkeitsauffassung, genutzt werden können. Diese beiden Transskriptausschnitte verdeutlichen, dass ein wichtiges Instrument der ärztlichen Arbeit, die Diagnosestellung, offenbar auf Basis von unsicherem Wissen arbeitet. Die involvierten Faktoren wie der Blick auf die Technoskripte und die dort abgebildeten Strukturen können trügerisch sein. In der immer stärker technisierten Medizin ist hierbei durch die Nutzung der Artefakte sowohl Unsicherheit gemindert worden wie auch hinzugekommen. Dies gilt besonders, da die Koppelung des ärztlichen Blicks an diese Apparate eine gewisse Unsicherheit zu bergen scheint, welche mehr oder weniger bewusst situativ stets enthalten ist. Die Grenzen des Sehens werden dabei von der Technik bestimmt. Die Diagnose wird von den Technoskripten allein augenscheinlich gesichert. Bei näherer Betrachtung wird sie verunsichert, sodass nur eine scheinbare Sicherheit vorliegt, welcher entgegengewirkt werden kann, wenn die Technoskripte tatsächlich als visualisierte technoskribierte Daten angesehen werden. Der Blick des Spezialisten ist notwendigerweise auf sein Spezialgebiet fokussiert und am entsprechenden Denkstil ausgerichtet. Erkennt er etwas, das seinem Denkstil vollkommen entspricht, sucht er nicht nach Abweichungen, da das Bild mit den etablierten Vorstellungen in Einklang zu bringen ist. Erst bei eindeutigen Unstimmigkeiten, wie dem vollständigen Verschwinden eines Tumors, wird der Denkzwang des eigenen Denkstils durchbrochen. Das Technoskript kann jetzt weniger gerichtet bzw. mit einem verlagerten Schwerpunkt betrachtet werden. So lag der Fehler hier weniger, wie der Arzt richtig kommuniziert hat, in den Ungenauigkeiten des Technoskripts, sondern in der *zu* fokussierten Betrachtung desselben. Ausgelöst wurde dies durch den Denkzwang des Denkkollektivs, der nach der eindeutigen Übereinstimmung des visuell gewonnenen Wissens mit dem des Kollektivs keinerlei Zweifel mehr zulässt und somit zur Fehldiagnose geführt hat.

5.2.1.4 Die Sicherheit des Unbekannten

In diesem Kapitel tritt der diametrale Fall zum vorherigen auf. Wieder wird etwas gefunden, hier etwas Unbekanntes, das nicht aussieht wie der klassische, schulbuchmäßige Hirntumor. Da nicht sicher gesagt werden kann, worum es sich handelt und im Ausschlussverfahren vom Arzt gemutmaßt werden kann, dass es kein Hirntumor ist, wird dieses Phänomen relativ positiv dargestellt. Diese Haltung überrascht vor allem im Hinblick auf die erkenntnistheoretische Basis der Medizin. Exploriert sie doch gerade das Komische, das nicht Normale.

Das Transkript entstammt einem Erstgespräch, in welchem der Patient die erste diagnostische Mitteilung über seinen Zustand vom Arzt erhält. Entscheidend ist hier wieder der Umgang mit dem Technoskript, da ansonsten bisher keine weiteren diagnostischen Informationen eingeholt wurden. Anlass für die Konsultation des Arztes waren Kopfschmerzen, die den ursächlichen Grund für die Anfertigung des Technoskripts darstellen. Der Ausschnitt beginnt direkt zu Gesprächsbeginn.

{00:28} **A** hi (.) (anonymisiert) (.) sie hatten KOPFschmerzen?
{00:30} ne und DANN hat (.) der kollege ne kernspintomo[grafie–=]
{00:32} **P** [m_hm,]
{00:32} **A** =gemacht und hat DA was gefunden,
{00:34} **P** richtig;
{00:35} **A** ähm (.) was WAHRscheinlich (.) ähm;=
{00:37} =für SIE ohne bedeutung is;
{00:38} [ja (.)]wir könns aber nich SICHER sagen also,
{00:39} **BP** [ach,]
{00:41} **A** es gibt (.) wenn man bei den GEhirnen sowas findet;
{00:43} was ne strukTU:Rveränderung darstellt–
{00:45} auch immer die möglichkeit dass das nen wachsender tumor is;
{00:48} **P** m_hm,
{00:49} **A** der sieht aber SEHR komisch aus (.) also der sieht;=
{00:51} =!NICHT! klassischerweise aus wien hirntumor;

Transkript 9: Erstgespräch – Patient 7.7, Gesprächsdauer insgesamt: 8 min. 01 Sek.

Der Arzt fasst einleitend kurz den Grund der Konsultation zusammen, die er auf der Grundlage der vorliegenden Befunde konstruiert. Im Anschluss beginnt er mit der Mitteilung der Technoskriptinterpretation. Dabei geht er darauf ein, dass da zwar etwas gefunden wurde – was genau, bleibt jedoch unklar. Nicht nur die Ortsbeschreibung ist unpräzise, eine Nennung des Gefundenen unterbleibt komplett. So weiß der Patient nur, das *was* gefunden wurde. Dieses Etwas ist auch im weiteren Verlauf unklar und wird unpräzise mit *was* bezeichnet. Das einzig Positive an der Situation scheint, dass was immer auch gefunden wurde, *wahrscheinlich* ohne Bedeutung für den Patienten ist. Alles in allem ist der Beginn dieses Gesprächs recht vage. Im Folgenden formuliert der Arzt dann allerdings doch ein wenig präziser. Er beschreibt die gefundene Auffälligkeit als *Strukturveränderung*, als sichtbare Veränderung des Gehirngewebes. Eine mögliche Ursache der Entstehung einer solchen *strukturveränderung* ist, wie der Arzt tautologisch formuliert, ein *wachsender tumor*. Allerdings ist dies nur eine *möglichkeit*. Eine Strukturveränderung muss also nicht unbedingt ein Tumor sein, auch wenn der

Arzt keine anderen Ursachen nennt. Im Weiteren führt der Arzt die Möglichkeit fort, dass das Gefundene kein Tumor ist, auch wenn er durch die von ihm gewählten Pronomen eine andere Kohärenz herstellt. Dementsprechend bezieht sich das Demonstrativpronomen *der* auf den zuvor erwähnten wachsenden Tumor. Semantisch versucht er diese Variante indes abzuschwächen, indem er herausstellt, dass das Gefundene nicht dem visuellen Erscheinungsbild eines Tumors gleicht. Es ähnelt offensichtlich keiner ihm bekannten und benennbaren Auffälligkeit, sodass er es schlicht als *komisch* bezeichnet. Dass der Arzt ausführt, es sehe nicht *klassischerweise* aus wie ein Hirntumor, folgt z. T. der durch seine Kohärenz aufgebauten Logik, weil davon ausgegangen werden kann, dass auch unter Tumoren Sonderformen vorliegen können. Entscheidender als der Fokus auf diese Einzelfälle präsentiert sich jedoch die Anbindung an das diskursiv gefestigte Wissen über Tumore, nach welchem das Gesehene nicht als solcher zu klassifizieren ist. Seine Ausführungen bezeugen also, dass er über dieses Etwas noch keine Gewissheit besitzt. Das auffällige Phänomen ist aufgrund des ärztlichen Blicks und dem Erfahrungsschatz des Arztes nicht näher zu bestimmen und zu kategorisieren. Allein dass es nicht so aussieht wie der normale, der klassische Hirntumor, dient als Grundlage der Hypothesenbildung. So wird dieses Etwas aufgrund seiner Andersartigkeit zu einem Bekannten klassifiziert. Demnach ist auch im Unnatürlichen und Ungewöhnlichen, in pathologischen Strukturen, eine Regelmäßigkeit vorhanden, die als normative Referenzgröße genutzt wird. Aufgrund seiner vorherigen Aussagen bleibt trotzdem noch die Möglichkeit, dass dieses Etwas ein Tumor sein kann, der nur nicht dem diskursiv gefestigten Ideal entspricht. Dennoch baut der Arzt mit seinen Behauptungen eine gewisse Sicherheit auf, indem er die Wahrscheinlichkeit, dass es ein Hirntumor ist, durch den Bezug auf sein Wissen abschwächt, auch wenn er zugibt, dass darüber gar nichts weiß; besser gesagt: nichts Sicheres weiß. Dass er dem Ding trotzdem eine mehr oder weniger eindeutige Benennung zuordnet – wenn auch auf Basis nicht eindeutiger Kategorien und mit einer geringen Wissensqualität –, zeugt von seiner engen Bindung an den Denkstil. Das Etwas ist mit diesem nicht direkt vereinbar und wird aufgrund seiner Zuordnung zu einem anderen – und wie es nach Sicht des Arztes scheint – weniger schlimmen Krankheitstypen, als positiv gewertet. So erscheint auch die Bemerkung zur unwahrscheinlichen Gefahr durch dieses Etwas plausibel, wenn er davon spricht, dass es *für sie ohne bedeutung is*. Diese Einschätzung ist damit zu begründen, dass dieses Etwas, weil es nicht dem Wissen seines Denkstils entspricht, etwas anderes als ein Gehirntumor sein muss. So ist seine Antwort zwar pauschalisierend, sie fußt jedoch darauf, dass die schlimmste mögliche Gefahr, der Gehirntumor, nicht vorhanden ist. Die Äußerungen des Arztes müssen zwangsläufig als Hypothesen betrachtet werden, da keine Informationen zum Stützen seiner Aussage angeführt werden. Grundlage der Hypothesen ist wahrscheinlich sein Erfahrungswissen, welches er durch seine Tätigkeit als Experte auf diesem Feld geschult hat. Er kann einerseits Technoskripte direkt überblicken und deuten und andererseits unmittelbar ein Kategoriensystem aufbauen, in welches er Auffälligkeiten einordnen kann, um die weiteren Handlungsschritte zu planen. Hier scheint ihm beides nicht so recht gelingen zu wollen. Das Etwas scheint auf keine von ihm angelegte Kategorie zuzutreffen und somit nicht in sein System zu passen. Dies scheint allerdings keine große Beunruhigung hervorzurufen, vielmehr als relativ normales Vorkommnis zu gelten, worauf der routinierte Umgang und die Beruhigung des Patienten durch die positive Darstellung der Auffälligkeit schließen lässt. So muss das angesprochene System zwangsläufig eine gewisse Fluidität und Durchlässigkeit für solche Änderungen und Neuerungen besitzen, um für den Experten in seiner alltäglichen Praxis handlungsleitend dienlich zu sein. Wären jene Eigenschaften nicht gegeben, so zöge ein Vorkommnis wie das oben beschriebene schwerwiegende Folgen für den routinierten Arbeitsablauf des Experten nach sich ziehen. Der Arzt offenbart so ein seinen Handlungen zugrundeliegendes offenes und vor allem situativ angepasstes Wissensmodell über die strukturell pathologischen Auffälligkeiten des menschlichen Gehirns und scheint sich auch seinem eigenen Nichtwissen bewusst. Er zeigt seinen Umgang mit der Unumgänglichkeit der Lückenhaftigkeit seines eigenen Systems, welches direkt an das basale Erkenntnisinteresse der Medizin angebunden ist.

Es kristallisiert sich immer deutlicher heraus, dass Unsicherheiten als konstitutives Phänomen in der Medizin durch vielerlei verschiedene Phänomene produziert werden und sich aus ihrer Summation heraus als konstitutiv manifestieren. Das nächste Kapitel wird nochmals eine andere Art von Unsicherheiten aufzeigen.

5.2.2 Die Unsicherheit biologischer Systeme

Bei den bisherigen Beispielen lag die Unsicherheit im Technoskript oder wurde durch das denkstilgemäße Handeln des Arztes evoziert. Bei den nachfolgenden Transkripten erfolgt ein noch grundlegenderer Blick auf die Unsicherheiten. Im Fokus steht der Mensch als biologisches System. Krankheit ist, wie oben bereits angeführt wurde, nach Foucault und Fleck eine Momentaufnahme unterschiedlicher Symptomkompositionen (vgl. Kapitel 3.3), die in ihrer Gesamtheit ein Krankheitsbild skizzieren. Im Falle dieses Korpus wird die Läsion, der Tumor, in den Blick genommen, weil diese Krankheitsform keinerlei für sie spezifisch diagnostizierbare Symptome besitzt. Deshalb wird selten auf die Symptome, sondern i. d. R. auf die symptomverursachende Läsion geschaut. Auch dies muss aber, wie das Beispiel in Kapitel 5.2.1.4 gezeigt hat, nicht zu eindeutigen Ergebnissen führen, sodass im vorliegenden Gespräch gleich zwei Berührungspunkte mit dem

Moment der Unsicherheit vorliegen. Der im letzten Kapitel bearbeitete Aspekt schwingt im Transkript mit, wird der Interaktantengruppe des Patienten aber höchstwahrscheinlich nicht bekannt sein. Die Bearbeitung dieses Aspekts wird der Analyse des eigentlich fokussierten Aspekts als kurze Rekapitulation vorweggestellt, um den kontextuellen Rahmen für den zweiten Analyseteil aufzubauen.

Für das folgende Transkript, welches einem Erstgespräch entnommen wurde, gilt es ein wenig mehr Kontextinformationen beizugeben: Bei dem Patienten wurde aufgrund eines andauernden Schwindelgefühls eine MRT-Technoskription durchgeführt, welche bereits von zwei verschiedenen Ärzten ausgewertet wurde und zu unterschiedlichen Diagnosen geführt hat: Schlaganfall oder Gehirntumor. Der Patient wurde aufgrund der diagnostischen Unklarheiten an diesen Arzt verwiesen.

{01:18}	**BP**	wir sind ja HIER weil der neurologe der,=
{01:20}		=hier [uns HIN]überwies oder sagte,
{01:20}	**A**	[m_hm;]
{01:21}	**A**	ja?
{01:22}	**BP**	wir sollten herkommen zu IHNEN sagte;
{01:24}		ENTweder schlaganfall ohne oder tumor is wir müssen deswegen;
{01:26}	**A**	sie ham bisher noch GAR kein befund?
{01:27}	**BP**	wir wissen noch GAR nichts;
{01:28}	**P**	wir ham (.) ÜBERhaupt noch kein ergebnis;
{01:29}	**BP**	ja DER äh der radiologe;
{01:30}		der radiologie wo wir zuERST [waren,]
{01:31}	**A**	[ja?]
{01:34}	**BP**	der MEINTE, es wäre ein alter schlaganfall,
{01:36}	**A**	ja?
{01:37}	**BP**	und dann sind wir aber zum NEUROlogen gegangen und er war sich;
{01:49}		nicht SICher,
{01:40}		er MEINTE[es wäre;]

{01:41}	**A**	[fangen wir]GANZ von vorne (.) an es gibt verschiedene ursachen für für;
{01:44}		schwindel MEIstens liegts im ohr [(.) ja;]
{01:46}	**BP**	[ja?]
{01:47}	**A**	MANchmal findet man aber auch etwas was auf das;=
{01:48}		=gehirn SO drückt [(.) ja]ähm weil weil da wächst [JA?]
{01:48}	**P**	[ja?]
{01:49}	**P**	[ja?]
{01:50}	**A**	ähm (.) dass dass AUSfälle entstehen können;
{01:51}		(0.22)
{01:52}	**P**	ja–
{01:53}		(0.38)
{01:55}	**A**	und in ihrem fall hab ich jetzt kernspintomografien gesEHEN.=
{01:57}		[=ja (.)] bei DENEN ich ein gewächs sehe im gehirn (.) ja?
{01:57}	**P**	[ja?]
{01:58}	**BP**	m_hm,

Transkript 10: Erstgespräch – Patient 8.2. Gesprächsdauer insgesamt: 23 min. 21 Sek.

Zu Beginn fasst die Begleitperson die bisherigen Technoskriptinterpretationen der anderen Ärzte zusammen. Hierbei empfindet sie die beiden Diagnosen offensichtlich als nicht aussagekräftig. Sie sagt, dass sie noch gar nichts wissen. Dies präzisiert der Patient mit *ham überhaupt noch kein Ergebnis*. Die beiden zuvor erhaltenen Befunde, welche von diesen Ärzten anscheinend mit großer Unsicherheit kommuniziert wurden, werden als unsicheres Wissen, als nicht verlässlich und vertrauensvoll, eingestuft. Ihre Kenntnis reicht nicht dazu aus, etwas über den pathologischen Zustand des Patienten zu wissen. Es liegt kein *befund* vor, die beiden Diagnosen werden dadurch zu Möglichkeiten, die in diesem Kontext aber wenig aussagekräftig sind. Interessant ist im Hinblick auf die Unsicherheit der beiden momentan infrage kommenden Diagnosen der Versprecher der Begleitperson, die hierdurch beide Diagnosen zu einer vermischt: *ein schlaganfall ohne oder tumor*. Es könnte ein indirekter Verweis darauf sein, dass ihr die Variante ohne Tumor besser gefällt. Ihr Versprecher kann in jedem Fall als Indiz für die Vorläufigkeit des bisherigen Wissens gewertet werden, welches bei ihr nicht als sicher gewusst wahrgenommen wird und so zu dieser eigenen Diagnose führt bzw. ihrem Wunschdenken Raum lässt. Nachfolgend beginnt die Begleitperson, die bisherigen Diagnosen näher zu erläutern. Sie geht hierbei insbesondere auf die von den Kollegen kommunizierten Modalitäten des Wissens ein: *wo wir zuerst waren der meinte* und der andere *war sich nicht sicher*. Durch die genutzten Verben wird deutlich, dass das Mitgeteilte nicht als sicher und vor allem nicht als Wissen wahrgenommen wird. Der Abgleich des Erkannten mit dem diskursiven Wissensbestand scheint problematisch, sodass aufgrund der visuellen Repräsentationen keine eindeutigen Überschneidungen vorliegen. Die Begleitperson fasst bisher die Erkenntnisse zusammen, die auch durch die Schilderungen der vorherigen Kapitel deutlich geworden sein sollten: Der Arzt muss trotz geschultem Blick und sorgfältigem Lesen der Technoskripte nicht unbedingt zu einer sicheren Diagnose kommen, weil das Technoskript aufgrund seiner bildlichen Medialität deutungsoffen und durch seinen Transformationsprozess fragmentarisch ist und bereits transformiert auf die Wirklichkeit verweist. An dieser Stelle unterbricht der Arzt die Begleitperson und teilt seine eigene Diagnose mit. Hierbei beginnt er *ganz von vorne* bei den für die Konsultation des Arztes ursächlichen Symptomen. Anknüpfend an die bereits von seinen Kollegen gestellten Diagnosen verweist er auf *verschiedene ursachen* des Schwindels. Auch verschiedene Interpretationen des MRT-Technoskripts scheinen nach dieser Aussage durchaus plausibel. Diese Ausführungen spitzt er anschließend auf die von ihm intendierte Diagnose zu, auf etwas, das wächst. So greift er nur eine der möglichen Verdachtshypothesen als potenziell fokussierte Ursache auf. Nachfolgend präzisiert er, dass er *ein gewächs* auf den Technoskripten gesehen hat. Durch das Verb *sehen* verleiht er seiner Diagnose eine besondere Sicherheit, da diesen Sinneseindrücken i. d. R. vertraut wird. Er referiert hiermit auf sich selbst als wahrnehmendes und im Hinblick auf den ärztlichen Blick als epistemisches Subjekt. Er übergeht dabei die Tatsache, dass bei Technoskripten ein bloßes Sehen nicht ausreicht, sondern dass ein geschulter ärztlicher Blick vonnöten ist, um entsprechende Informationen erkennen und lesen zu können. Vor allem im Hinblick auf die anscheinend an dieses Technoskript gekoppelten Unsicherheiten – zwei Kollegen konnten nicht sicher sagen, was sie erkennen – erscheint diese pauschale Äußerung besonders drastisch. Wie er zu diesem Ergebnis kommt, bleibt unklar und wird durch das Verb sehen vielmehr als kausales Resultat der Betrachtung dargestellt.

Ein entscheidendes Kriterium für das Erkennen ist, wie das vorherige Beispiel bereits zeigen konnte, der Erwartungshorizont in Anlehnung an die Erfahrungen des Arztes. Dieser Arzt ist Neurochirurg und spezialisiert auf onkologische Erkrankungen. Seine Arbeitshypothesen knüpfen natürlicherweise an sein Fachgebiet an. Erst in einem zweiten Schritt würden Strukturen, die innerhalb dieses fachinternen Denkstils nicht verortet werden können, anderen Krankheitsbildern und somit anderen Subdisziplinen der Medizin zugeordnet. Die beiden unterschiedlichen Diagnosen können auch dadurch erklärt werden, dass die eine von einem Radiologen, einem Spezialisten zum Lesen von Technoskripten, und die andere von einem Neurologen, einem Spezialisten für alle Formen neurologischer Krankheitsbilder, erstellt wurde. Alle drei Ärzte haben mit einem jeweils unterschiedlichen Erfahrungs- und Erwartungshorizont das Technoskript gelesen und die entsprechend ihrem Denkstil charakteristischste Struktur benannt. Aufgrund der fragmentarischen Repräsentation von Wirklichkeit durch das MRT-Technoskript kann also in diesem Fall keine eindeutige Diagnose getroffen werden, da weder die Symptome noch das Technoskript ausreichend Informationen enthalten, um die anderen Möglichkeiten begründet ausschließen zu können. Im weiteren Gesprächsverlauf werden die Diagnose eines Tumors weiterhin verfolgt und entsprechende Therapieoptionen besprochen. Der nächste Transskriptausschnitt setzt ein, als die Begleitperson sich nochmals vergewissert, dass der Arzt sich seiner Sache sicher ist und die Diagnose des Schlaganfalls ausschließt.

{09:17}	**BP**	aber den schlaganfall schließen SIE jetzt anhand der bilder aus (.) richtig?
{09:20}	**A**	mh–
{09:20}		(0.86)
{09:21}	**A**	ich schließ GAR nichts [aus] weil ich weil ich;
{09:21}	**BP**	[okeh–]
{09:22}	**A**	bei biologischen systemen und IHR vater ist;=
{09:23}		=und ihr vater IST ein biologisch[es system (.) ja,]
{09:25}	**BP**	[<<p> HÄ (.) was? >]
{09:27}	**A**	so NE variabilität gesehen hab (.) ja dass ich da,
{09:29}		dass dass dass man NIE in der medizin kann man nie,=
{09:31}		=etwas HUNDERTprozentig [ausschließen;]
{09:32}	**BP**	[m_hm,]
{09:33}	**P**	m_hm,
{09:34}	**A**	ABER (.) die arbeitshypothese die ich jetzt hab,=
{09:36}		=ja oder DIE mich jetzt triggert–=

{09:38} =sie nicht in den SCHLAGanfall ähm sprechstunde zu schicken,=

{09:40} =sondern JETZT aufn tumor weiter zu äh:,

{09:41} **BP** m_hm,

{09:41} **A** äh BEhandeln ist halt ähm;

{09:44} im grunde genommen aus den bildern EIgentlich mit–

{09:45} **A** [neunundneuzig]prozentiger SICHerheit abzuleiten,

{09:46} **BP** [okhe–]

Transkript 11: Erstgespräch – Patient 8.2, Gesprächsdauer insgesamt: 23 min. 21 Sek.

Die direkte Antwort des Arztes mit dem Partikel *mh* kann sowohl als Bestätigung als auch als Indiz für eine Pause des Nachdenkens gelten, beides scheint kontextuell möglich. Nach einer Pause beginnt der Arzt dann mit einem Monolog, welchen er trotz der Einwürfe der Begleitperson unbeirrt fortführt. Wie dieser aufgebaut ist, ist im Hinblick auf den Gewissheitszustand des Arztes äußerst spannend. Erst die Nachfrage der Begleitperson offenbart die Unsicherheiten, die in der Diagnose (anscheinend) als grundlegendes Moment enthalten sind. So schließt dieses Transkript direkt an das zuvor in Kapitel 5.2.1.4 dargestellte an, in welchem das vom Arzt verwendete durchlässige Kategoriensystem deutlich wurde. Hier wird nun der Grund für diese Fluidität genannt, *die variabilität* innerhalb der Medizin, die der Arzt schon *gesehen* hat.

Zu Beginn negiert er seine zuvor getroffene Äußerung und sagt, dass er *gar nix ausschließt*. Er hat durch seine Rolle als Wissenschaftler erfahren, dass jegliche biologisch vorkommende Struktur in schier unendlicher Vielfalt auftreten kann. Eben dies kommuniziert er der Interaktantengruppe des Patienten. Das anfängliche Hesitationsphänomen (*weil ich weil ich*) kann als Indikator dafür gewertet werden, dass er sich noch im Unklaren darüber ist, wie viel Expertenwissen er der Interaktantengruppe mitteilt. Auf welchen Wissensbestand er referiert, auf den als Wissenschaftler und Forscher oder den als praktizierender Arzt, ist jeweils durch sein Vokabular markiert. Den Patienten als *biologisches System* zu bezeichnen und ihn allein auf die körperinternen Vorgänge zu reduzieren, erscheint im Kontext eines Arzt-Patienten-Gesprächs eine ungewöhnlich nüchterne und unpersönliche Bezeichnung. Im Kontext wissenschaftlicher Forschungen ist eine solche Formulierung hingegen sehr viel gängiger. Darauf referiert der Arzt in diesem Moment. Mit einem ego-referenziellen Ausdruck verweist er auf sich selbst als Forscher, der diese Vielfalt erlebt und gesehen hat. Er weiß nicht nur um die Vielfalt biologischer Systeme, sondern er hat sie selbst erforscht. Um dies zu verdeutlichen, nutzt er eine deduktive Schlussfolgerung: und *ihr vater ist ein biologisches system*. Im nächsten Segment wird die Aussage an seine Rolle als Praktiker bzw. an die Medizin als angewandte Wissenschaft angepasst: *in der medizin kann man nie etwas hundertprozentig ausschließen*. Eingeleitet wird der Konzeptwechsel durch die Änderung des Personalpronomens. Vom vormals direkt erfahrenen Subjekt wird übergeleitet zum unpersönlich und verallgemeinernden man. Die Erkenntnisse des Forschers werden auf den Kontext der Medizin übertragen. Der Arzt zeigt hier nicht nur, wie er sein Wissen erlangt hat, sondern auch, dass er innerhalb seines Berufs zwei getrennte Rollen besitzt, die ein jeweils anderes situatives Verhalten wie beispielsweise Sprache benötigen. Den direkten Bezug auf sich selbst als wissendes Subjekt nutzt er im Anschluss wieder zum einen, um seiner Aussage Nachdruck zu verleihen, dass sich Sicherheit innerhalb der Medizin nie zur Gänze einstellen kann, und zum anderen, um wieder die Rolle des Praktikers einzunehmen. Sie kann sich immer nur im Hinblick auf die Erfahrung des jeweiligen Arztes einstellen: *die arbeitshypothese die ich jetzt hab und die mich jetzt triggert*. Jetzt, wo er explizit nach der Gewissheit seiner Erkenntnis gefragt wird, scheint deren Qualität stabil, die numerische Darlegung seines kognitiven Zustands bestätigt dies. Sprach er zuvor davon, dass nichts hundertprozentig ausgeschlossen werden kann, geht er nun mit *neunundneunzigprozentiger sicherheit* davon aus, dass seine Hypothese zutreffend ist. Die numerische Darstellung am Ende präsentiert die Sicherheit, die der Arzt bei seiner Diagnosestellung empfindet und markiert den Zusammenhang der Erkenntnisleistung mit dem Erfahrungshorizont. Hierfür ist ein bestimmtes Maß an Gewissheit vonnöten, dass der Arzt allein aus seinen Erfahrungen mit ähnlichen Fällen ziehen kann, da dieses Wissen offensichtlich nicht dem Technoskript genuin ist. Ein gewisser Grad des Nichtwissens muss somit immer Bestandteil der Grundlage ärztlichen Handelns sein, entscheidend ist der Umgang damit. Durch die Nutzung der Technoskripte kommt hinzu, dass die Ärzte eine technoskribierte Darstellung der Läsion sehen und somit weitgehend unabhängig von den Symptomen arbeiten können. Dies verschafft ihnen den Vorteil, direkt auf die ursächliche Problematik schauen und deutlich zwischen Symptom und Ursache trennen zu können. Jedoch scheint hier, bei der Lokalisation der Läsion, die Grenze des mit dem technoskriptiv armierten ärztlichen Blicks zu erreichenden Wissens zu liegen.

Die Beispiele konnten zeigen, dass sich die strukturellen Äußerlichkeiten neurologischer Erkrankungen stark ähneln. Der Blick in den Köper reicht innerhalb der Neuroonkologie nicht aus, um Wissen gewinnen zu können, welches ohne jegliche Prüfung als diagnostische Grundlage genutzt werden könnte. So scheint eine solche Entscheidung allein auf dem praktischen Erfahrungswissen des Arztes zu basieren, der durch den täglichen Vergleich dieser Darstellungen ein Handlungsschema entwickelt. Dieses wird durch Irrtümer und Fehler korrigiert und durch richtige Diagnosen bestärkt. Jene Referenz auf sein Erfahrungswissen wurde in diesem Fall nicht von ihm kommuniziert, sodass seine Entscheidung für die Interaktantengruppe des Patienten verwunderlich bleibt. Sein Verhalten scheint aber im Hinblick auf die vorherigen Transkripte schlüssig, da auch dort durch das denkstiladäquate Lesen der Technoskripte jeweils auf eine vorhandene Wissensbasis Bezug genommen wurde.

5.2.3 Das FET-PET-Technoskript als Akteur

In den vorherigen Kapiteln ist bereits stellenweise auf einen speziellen Typ, das FET-PET-Technoskript, verwiesen worden. In diesem Kapitel werden dieses bildgebende Verfahren und seine Repräsentationen von Wirklichkeit im Mittelpunkt der Betrachtung stehen. Zunächst soll aufgrund seiner besonderen Spezifik das Verfahren erörtert werden, um in einem zweiten Schritt auf die Nutzung und Präsentation seiner Produkte innerhalb der Transkripte zu blicken. Es soll erörtert werden, welchen Stellenwert der Arzt dieser neuen Untersuchung in den Arzt-Patienten-Gesprächen beimisst.

In Jülich befindet sich ein nukleares Forschungszentrum, mit welchem das Universitätsklinikum kooperiert. Dort werden sogenannte FET-PET-Untersuchungen durchgeführt, bei denen den Patienten eine radioaktiv markierte Aminosäure injiziert wird. Aufgrund des besonders aktiven Stoffwechsels von malignen Gehirntumoren setzen diese die Aminosäure wesentlich schneller um als das gesunde Gewebe, sodass das FET-PET zur Unterscheidung von gesundem und krankem Gewebe beitragen kann. Je weniger bösartig der Tumor ist, desto schwächer ist demzufolge seine Stoffwechselaktivität und desto schwächer ist der Unterschied zwischen gesundem und pathologisch verändertem Gewebe. Die unterschiedlich schnelle Umwandlung dieser markierten Aminosäure wird im produzierten Technoskript mit Hilfe von farblichen Schattierungen dargestellt. Die Visualisierung dieser Kontrastmittelan-reicherung kann Aufschluss über den Stoffwechsel des Gehirngewebes geben, der sich aus der jeweiligen Intensität ableiten lässt. Ein roter Bereich repräsentiert eine sehr schnelle Aufnahme und demnach innerhalb des gemessenen Zeitraums eine hohe Anreicherung der Aminosäure im Gewebe. Ein blauer Bereich steht für eine relativ geringe Anreicherung. Die farblichen Schattierungen beruhen allerdings auf normierten Bereichen und können folglich keinen absoluten Wert darstellen. Häufig wird die Untersuchung mit ihrem Ort in Kombination genannt oder auch nur der Ort (Jülich). Dies liegt zum einen daran, dass das Gerät nicht in unmittelbarer Nähe zur Uniklinik in Düsseldorf lokalisiert ist und die Patienten von der Uniklinik eine mehrstündige Fahrzeit benötigen, um dorthin zu gelangen. Zum anderen handelt es sich bei der Einrichtung um ein nukleares Forschungszentrum, das den entsprechenden Debatten zur Nutzung des nuklearen Potenzials z. B. für die Energiegewinnung oder wie in diesem Fall zu medizinischen Zwecken unterliegt. Nur in einem solchen Zentrum bestehen die technischen Möglichkeiten, mithilfe eines Kernreaktors diese spezielle radioaktive Aminosäure herzustellen. Entsprechende Bedenken im Hinblick auf die nukleare Thematik werden von der Interaktantengruppe im Gespräch nicht geäußert. Während meiner Zeit im Feld kam zu keinem Zeitpunkt eine Irritation aufgrund der Einbindung dieser nuklearen Einrichtung auf. Der Fokus aller liegt offensichtlich auf dem Wissen, das mit dieser Methode generiert werden kann. Mögliche Risiken werden hintangestellt. Außerdem verlangt dieser Fakt spezielle Vorkehrungen für die Interaktantengruppe, die das Gelände nicht einfach betreten darf, sondern ihren Einlass genehmigt bekommen muss und sich auch nur in speziellen Wartebereichen aufhalten darf. Wenn in den Transkripten dieses Forschungszentrum genannt wird, so erfolgt meist an einer späteren oder früheren Stelle ein Verweis auf diese Problematik. Ausgeschlossen sind hierbei jene Patienten, die bereits eine solche Untersuchung durchlaufen haben.

5.2.3.1 Das FET-PET als Entscheidungsträger

In den vorherigen Transkripten gab das Lesen eines MRT-Technoskripts Aufschluss darüber, dass da etwas ist. Häufig waren aber Unsicherheiten an die Ergebnisse geknüpft, sodass eine weitere Diagnostik erfolgen musste. Diese neue Form des Technoskripts nimmt im Diagnoseprozess einen differenten Stellenwert ein. Aufgrund dieser Stellung ist es nicht verwunderlich, dass man ihm ein höheres Maß an Wissen entnehmen kann, welches aus den MRT-Technoskripten nicht ableitbar ist. Wie sich im Lauf dieses Kapitels zeigen wird, ist das MRT-Technoskript ausschließlich der Lokalisation und der groben Kategorisierung eines Prozesses vorbehalten. Weitere Informationen müssen dann technoskriptiv mithilfe des FET-PET gewonnen werden. Im vorliegenden Kapitel soll sukzessive auf die Präsentation des mithilfe dieses Akteurs gewonnenen Wissens eingegangen werden, um zu untersuchen, wie es im Vergleich zu den Ergebnissen des MRT-Technoskripts dargestellt wird.

Das nachfolgende Transkript ist einem routinemäßigen Turnuskontrollgespräch entnommen. Der Patient wurde vor einiger Zeit bestrahlt und befindet sich aktuell unter Chemotherapie. Auf dem MRT-Technoskript ist eine Schwellung an der Resektionshöhle zu sehen, die der Arzt mithilfe des angesprochenen FET-PET näher untersuchen möchte.

{03:59} **A** die Möglichkeiten STEHN halt einfach da und es wäre ja blöd,

{04:03} (0.39) wenn wir JETZT ähm,

{04:04} (0.24)

{04:05} aufgrund ner kernspintomografie (.) DIE nicht

{04:07} (0.69)

{04:08} nicht WEGweisend ist (.) ja,

{04:10} (0.63) ä:hm (.) nen ENTschluss fassen der dann falsch ist–

{04:12} wenn wir (.) das KOMplementieren können,=

{04:14} =mit ner unterSUCHung (.) die uns dann schon weiter hilft (.) ne,

{04:17} (1.05) da kommen so BUNte bilder raus und ähm,

{04:18} da kommen so bunte bilder raus und ähm

{04:20} dann kann man aufgrund der INtensität der,=

{04:22} =farbe beziehungsweise des ANstiegs von dem,=

{04:24} =radioaktivensubstrat was ihnen DA gespritzt wird;

{04:26} (0.54) schon ZIEmlich genau sagen es ist tumor oder nicht tumor,

Transkript 12: Kontrollgespräch – Patient 9.2, Gesprächsdauer insgesamt: 19 min. 41 Sek.

Mit *möglichkeiten* referiert der Arzt auf zuvor im Gespräch angesprochene Therapieoptionen, die in Erwägung gezogen werden könnten, wenn sich die Hypothese, dass das MRT-Technoskript ein Tumorrezidiv zeigt, durch das FET-PET-Technoskript bestätigt. Bereits zu Beginn wird deutlich, dass das Verfahren zur Absicherung des MRT-Befunds genutzt werden soll, um das für die Initiierung der Therapieoptionen gesicherte Wissen zu erlangen. Folglich möchte der Arzt, die Interaktantengruppe von der Notwendigkeit dieser Untersuchung überzeugen.[98] Dementsprechend strukturiert ist sein Beitrag aufgebaut, in welchem er zunächst die Unzulänglichkeit des Wissens, das durch die bereits durchgeführte Kernspintomografie gewonnen wurde, in segmentierten Turns hervorhebt. Das Ergebnis des MRT-Technoskripts beschreibt er metaphorisch als nicht *wegweisend.* Aus ihm mag eine Richtung erkennbar sein, aber kein zu beschreitender Weg. Diesen eindeutigen Weg gibt es tatsächlich ausschließlich durch die Wahrnehmungsfokussierung aufgrund des Denkstils. In der Realität wird immer nur eine Richtung

98 Der Patient hat eine rund fünfstündige Anreise zum Arzt, den er sich aufgrund der Komplexität seines Falls ausgewählt hat. Die angesprochene FET-PET-Untersuchung ist für den Patienten folglich wieder mit einer langen Anreise verbunden. Sie fordert von ihm und seiner Familie deshalb einen enormen organisatorischen Aufwand, der i. d. R. bei anderen Patienten nicht gegeben ist.

durch das MRT-Technoskript vorgegeben. Es werden Möglichkeiten offeriert, die mehr oder weniger eindeutig erscheinen. Offensichtlich reicht dem Arzt die momentan vorliegende Wissensbasis nicht aus. Er braucht, um den Weg einer bestimmten Therapie gehen zu können, weiteres Wissen. Hierbei steht weniger die Unsicherheit des gewonnenen Wissens im Mittelpunkt, sondern die Grenzen des bereits gewonnenen Wissens, die erkannte Unvollständigkeit des eigenen Wissensbestands. Dieser soll durch das FET-PET-Technoskript *komplementiert* werden. Demnach ist es die vergleichende Darstellung der bereits vorliegenden Ergebnisse mit dem technisch möglichen Ergebnis, die den aktuellen Zustand des Wissens als unzureichend und unsicher erscheinen lässt. Der Arzt besitzt die Möglichkeit, einen erhöhten Wissensstand zu erlangen, und möchte sie zur zusätzlichen Absicherung nutzen. In diesem Sinne nennt er die für den Patienten drastischste Folge, welche aufgrund des unzureichenden Wissens entstehen könnte, einen *falschen Entschluss*, um ihn für dieses Verfahren zu überzeugen. Dieser könnte für den Patienten bedeuten, dass der Tumor entweder nicht gewachsen ist und trotzdem eine therapeutische Intervention durchgeführt würde; oder aber der Tumor wächst und es würde bis zum nächsten Kontroll-MRT abgewartet. Beide Varianten hätten deutliche und vor allem schwerwiegende gesundheitliche Auswirkungen für den Patienten, sodass der Arzt die Bedeutung der zusätzlich erhebbaren Daten im Hinblick auf eine möglichst sichere Diagnose des Zustands hervorhebt. Eine sichere Prognose scheint durch das FET-PET-Technoskript gegeben, da der Wissensbestand so *komplementiert* wird. Tatsächlich wird er allerdings nur im Hinblick auf die technoskriptiven Verfahren *komplementiert*. Man könnte eher von einer Erweiterung des Wissensbestands durch dieses zusätzlich eingeholte Wirklichkeitsabbild sprechen. Tatsächlich komplementiert würde der Wissensbestand erst durch invasive Eingriffe, wie der direkten (Teil-)Entnahme des betroffenen Gewebes. Nach der Durchführung dieser speziellen Technoskription hat der Arzt alle ihm zur Verfügung stehenden nichtinvasiven diagnostischen Verfahren an diesem Patienten angewandt. Er beschreibt seinen Wissensbestand dann als komplett, was darauf hindeutet, dass er ihn deshalb als gesichert genug empfindet. Nun ist er in der Lage, *ziemlich genau* sagen zu können, ob bei dem Patienten ein Tumor zu erkennen ist. Er kann aber nur unterscheiden, ob Tumor vorhanden ist oder ob kein Tumor vorhanden ist. Ist das auffällige Gewebe einem anderen Krankheitsbild zuzuordnen, so wäre dessen Diagnose auf diesem Weg nicht möglich. Trotz der Hilfe, die er durch das FET-PET-Technoskript bekommt, kann seine Gewissheit also nur im Hinblick auf diesen engen Bereich gesichert werden. Wie entscheidend die Rolle dieser Untersuchung für diese Gewissheit ist, unterscheidet die verwendete Personifikation: *mit ner untersuchung, die uns dann schon weiterhilft*. Die Untersuchung wird als Phänomen angesehen, das quasi aktiv in den Prozess der aktuellen Zustandsdiagnose des Patienten eingreifen und den Arzt direkt unterstützen kann. Die Rolle des Arztes ist seinen Ausführungen zufolge marginal. Viel entscheidender ist es, dass die Untersuchung durchgeführt wird. Dies bedeutet für seine Haltung zu diesem Verfahren, dass das so gewonnene Wissen für ihn zu einer sicheren und prognostizierbaren Erhöhung der Sicherheit wird. Aufgrund seiner Erfahrung kann er das solchermaßen gewonnene Wissen nicht als absolut gesichert kommunizieren, wohl aber seine Sicherheit betonen. Nachdem er die Bedeutung des Verfahrens unterstrichen hat, beginnt er nach einer langen Pause von einer knappen Sekunde mit der Erklärung, warum das Verfahren so wichtig ist. Den Ablauf des Verfahrens erklärt er auf einer lakonischen Ebene: Da kommen *so bunte bilder raus*. Diese *bunten bilder* als Resultat eines hochkomplexen wissenschaftlichen Forschungsprozesses aufzufassen, fällt aufgrund dieser Beschreibung schwer. Bunte Bilder werden von Kindern gemalt und sind Bilder, bei denen außer den verarbeiteten Farben keine hervorstechenden Merkmale erkennbar sind. Sie sind farbig und schön anzusehen, aber nicht weiter von Bedeutung. Der wissenschaftliche Hintergrund wird durch diese Ausdrucksweise vollständig heruntergespielt, gar ins Lächerliche gezogen. Die farbigen Flecke auf den Technoskripten besitzen, wie der Arzt nachfolgend ausführt, jedoch eine tiefere Bedeutung, sind folglich so viel mehr als bloße Kleckse auf einem Bild. Sie visualisieren die Interaktion zwischen Kontrastmittel und Tumor und sind Indikator für die Struktur des betroffenen Gewebes: Unterschiedlich starke Intensitäten verweisen auf einen different starken Stoffwechsel und somit eine unterschiedlich ausgeprägte Interaktion der beiden Akteure.

Der genaue Hergang der Interaktion wird dem Patienten nicht kommuniziert, nur das, was der Patient letztlich auf dem FET-PET-Technoskript sehen wird: unterschiedlich angefärbte Bereiche seines Gehirns. Dem Arzt zufolge entstehen diese Färbungen durch ein radioaktives Kontrastmittel und dessen Interaktion mit dem Hirngewebe. Unklar bleibt, warum sie interagieren und wodurch die unterschiedlichen Intensitäten entstehen. Der Patient weiß aufgrund der Erörterungen des Arztes, dass diese unterschiedlichen Intensitäten zur genaueren Unterscheidung von gesundem und pathogenem Gewebe dienen, jedoch nicht, wie sie zustande kommen. Er weiß also nicht, wie die farblichen Intensitäten produziert worden sind und was sie genau bedeuten. Warum der Arzt diesem Verfahren einen so großen Stellenwert zuspricht, wird bisher nicht deutlich. Denn die Untersuchung wird zum einen als wichtiger helfender Part beschrieben und zum anderen als wenig wissenschaftlich, da ihre Ergebnisse scheinbar kinderleicht zu lesen sind. Im Hinblick auf die Thematik, wie der Arzt Sicherheit bzw. Unsicherheit thematisiert und vermittelt, zeigt dieses Beispiel, dass das angesprochene Verfahren für den Arzt einen enormen Stellenwert zur Absicherung des MRT-Technoskripts besitzt. Die flapsige Beschreibung dieses komplexen Verfahrens deutet auf einen zumindest in gewissem Maße routinierten Umgang mit den entsprechenden Technoskripten hin, die aufgrund dieser unterschiedlichen Intensitäten eindeutiger scheinen als das MRT-Technoskript. Allerdings thematisiert er das Verfahren so knapp und mit einer derartigen Sicherheit, dass die eventuell unsicheren Momente ausgeblendet werden, weil es in seiner Anwendung und Handhabung sehr einfach wirkt. Allerdings wird dieses komplexe Verfahren zu vereinfachend erläutert, sodass durch die lakonische Beschreibung ggf. auch Unsicherheit produziert wird. Der Umgang mit dieser Untersuchungsmethode gibt dem Arzt Sicherheit, sodass er es entsprechend strukturiert in seinem Gespräch platziert, um die Interaktantengruppe von dessen Notwendigkeit zu überzeugen. Daraus ist zu schließen, dass die Nutzung dieses Verfahrens für den Patienten noch nicht so routiniert verläuft, wie beispielsweise die des Kernspintomografen. Der Arzt kann dem Patienten ohne Weiteres eine Kernspintomografie verordnen, weil beiden Kommunikanten die Wichtigkeit des daraus gewonnenen Wissens kennen. Das nächste Transkript verweist ebenfalls auf die Bedeutung dieses zusätzlichen Wissens und unterstreicht zudem die Rolle des Patienten im Netzwerk.

Das Transkript ist einem Erstgespräch entnommen. Der Arzt erklärt dem Patienten in diesem Abschnitt das weitere Vorgehen bei seinem Krankheitsbild und zeigt mögliche zukünftige Krankheitsverläufe auf. Die nachfolgenden Ausführungen sind also hypothetisch und zeigen das für den Fall vorliegende Handlungskonzept des Arztes.

{11:24}	**A**	und wenn sich DA irgendwas andeutet geben wir sie ähm,
{11:27}		an das forschungszentrum JÜlich weiter,=
{11:29}		=da wird noch NE spezielle untersuchung gemacht so ne metabolische,=
{11:31}		=untersuchung PET nennt sich das;
{11:33}		und ähm wenn wir DEN eindruck haben dass,=
{11:35}		=sich WAS anbahnt,=
{11:37}		=und das pet DAS nicht ausschließt dann,
{11:39}		gehen wir auf [ZWEI monatsintervalle (.) ja,]
{11:40}	**P**	[dann geht (.) DANN geht was anderes,]

Transkript 13: Erstgespräch – Patient 10.3, Gesprächsdauer insgesamt: 12 min. 35 Sek.

Zunächst referiert er mit der Aussage, *wenn sich da irgendwas andeutet*, auf ein zukünftiges MRT-Technoskript, welches nicht eindeutig oder in der Hinsicht eindeutig ist, dass es ein potenzielles Rezidiv zeigt. Sollte dies der Fall sein, so wird der Patient weitergeleitet zum *forschungszentrum* nach Jülich. Die explizite Benennung des Orts schürt in diesem Fall bestimmte Erwartungen, da medizinische Untersuchungen nicht üblicherweise in einem Forschungszentrum, sondern in einem medizinischen Institut oder einer Klinik verortet sind. Durch die Nennung werden Erwartungen nach einer besonders modernen und neuartigen Technik evoziert, die so modern ist, dass sie exklusiv einem Forschungszentrum vorbehalten ist. Demnach erlangt das Adjektiv *spezielle* eine prominente Stellung, da es auf die Exklusivität dieser Untersuchung verweist und vermittelt, dass diese Untersuchung etwas Besonderes ist. Wie genau die Untersuchung heißt und was genau durchgeführt wird, das bleibt vage. Der Patient erfährt nur, dass es eine *metabolische* Untersuchung ist, die sich somit auf den körperinternen Stoffumsatz bezieht. Die Funktion dieses PET beschreibt der Arzt damit, dass es seine Meinung – wenn er den *eindruck* gewinnen sollte, dass sich da etwas anbahnt – verifizieren oder falsifizieren kann. Eine zusätzliche Absicherung seiner Einschätzung scheint erst dann handlungsrelevant, wenn sie durch das PET gestützt wird. Erst dann werden therapieentscheidende Veränderungen durchgeführt, wie die angesprochene Verkürzung der Kontrollintervalle. Er spricht diesem Verfahren durch die Anthropomorphisierung eine epistemische Leistung zu, die seine eigene zu stützen vermag und im Zweifelsfall zur Sicherung unbedingt vonnöten scheint. Der Patient wird in dem System, in welchem er sich seit der Diagnose Krankheit befindet, einfach *weitergegeben*. Er als Individuum ist nicht mehr von Belang. Er ist nun Teil dieses Systems und wird bestmöglich betreut. Die Behandlung der Krankheit, die Stabilisierung des Netzwerks, ist Aufgabe eines Systems von Experten. So ist es nicht verwunderlich, dass innerhalb des kurzen Monologs nicht einmal vom Patienten gesprochen wird und dass Personalpronomen stets im Plural (wir) stehen. Wenn der Tumor gewachsen ist, das bisherige Netzwerk also nicht mehr funktioniert, greift ein routiniertes System von Experten, um schnellstmöglich ein neues Netzwerk zu etablieren. Dem Patienten kommt dabei keine Aufgabe zu. Er wird von einer Untersuchung zur nächsten verwiesen, bis genügend Wissen für die Integration weiterer Akteure vorhanden ist. Folglich stützt dieses Transkript das vorherige, indem es zeigt, dass die Auswertung des MRT-Technoskripts nicht handlungs- und entscheidungsleitend ist. Es erlaubt lediglich ein grobes Rasterwissen über die potenziell möglichen weiteren Schritte. Es kann jedoch daher kein eindeutig richtiger oder bester Schritt identifiziert werden, sodass das FET-PET-Technoskript diese Handlungsbasis stützen muss, um eine Entscheidung zu ermöglichen. Die jeweilige Repräsentation dieses Untersuchungsverfahrens lässt darauf schließen, dass der Arzt von den durch diese Methode erzeugten Technoskripten überzeugt ist, weil er ihnen einen großen Nutzen im Diagnoseprozesses zuspricht. Er führt die Untersuchung stets sicher und äußerst strukturiert ein ohne jedwede Anmerkung von Risiken und Unsicherheiten und fokussiert ausschließlich auf den zu erwartenden Mehrwert an Wissen.

Obwohl dem Arzt die Unsicherheit des MRT-Technoskripts und vor allem dessen repräsentative und lediglich ausschnittartige Darstellung der Wirklichkeit bewusst ist, besitzt er zu diesem Technoskriptionstyp eine gänzlich andere Haltung. Auch wenn dieses Technoskript ebenso auf interpretativen Ergebnissen und Wirklichkeitsrepräsentationen beruht, so setzt er es doch mit einem direkten materiellen Kontakt gleich, wie er bei der cytologischen Untersuchung vollzogen wird. Die FET-PET-Technoskriptionen erlangen eine derart große Macht, dass der Arzt sie als richtungsweisend für Entscheidungen beschreibt. Die vormals vorgefundene reflexive Haltung zu diesen epistemischen Produkten fehlt hier gänzlich. Die nachfolgenden Transkripte werden zeigen, worauf sich dieses höhere Maß an Wissen gründet und warum der Arzt dieser Untersuchung eine solch hohe Gewichtung zuspricht.

5.2.3.2 Der Blick „auf den Stoffwechsel der Struktur"

In den vorherigen Kapiteln wurde bereits auf eine spezielle Eigenschaft der FET-PET-Untersuchung verwiesen, die den ärztlichen Blick in bisher, so scheint es, ungeahnte Dimensionen vertieft. Wie diese Tiefe erreicht wird und woraus sich die Sicherheit gründet, die dieser Untersuchung zugesprochen wird, zeigt der kommende Abschnitt. Er ist einem Erstgespräch entnommen, in dem zur Diagnostik weitere bildgebende Untersuchungen angeordnet werden. Im Bezug zum MRT-Technoskript wurde auf die in Kapitel 5.2.1 thematisierten Unsicherheiten rekurriert, die auch in diesem Beispiel dazu führen, dass laut dem Arzt keine sichere Handlungsgrundlage gegeben ist. Das Transkript beginnt an der Stelle, wo der Arzt darauf verweist und die Anfertigung des FET-PET-Technoskripts als wichtig darstellt.

{04:38}	**A**	die nächsten schritte sind ERSTmal,=
{04:40}		=wir brauchen noch mal NE kernspintomografie bei uns,
{04:42}		(0.79) DANN brauchen wir,
{04:44}		(0,5) ne–
{04:45}		(0.35) UNtersuchung im forschungszentrum jülich,=
{04:47}		=won SPEZielles ähm kontrastmittel GEgeben wird gesprizt wird (.) bei der wir,
{04:51}		nich nur auf DIE (.) anreicherung von kontrast kontrastmittel gucken SONdern auf den stoffwechsel der struktur gucken,=
{04:57}		=DANN wissen wir dass zum beispiel,

{04:59}		dass HIER oben weniger stoffwechsel is als da unten ALSO is der teil,
{05:03}		der (.) demnächst RICHtig bösartig–
{05:05}		wird (.) unten lokalisiert DER muss,
{05:06}		bei der operation dann auf jeden fall raus ODER es kommt–
{05:08}		genau DAS umgekehrte raus oder [wir sagen–]
{05:09}	**P**	[wat kann das DENN] für folgen ha:ben für mich jetzt so,
{05:10}	**A**	genau (.) komm ICH gleich drauf,

Transkript 14: Erstgespräch – Patient 11.2, Gesprächsdauer insgesamt: 22 min. 43 Sek.

Die deutliche Strukturierung dieses Abschnitts durch Segmentierungen in Form von Pausen ({04:41}; {04:44}; {04:45}) oder semantisch durch *die nächsten schritte* bzw. der syntaktisch ähnlichen Wiederholung von *wir brauchen/brauchen wir*, verweist auf eine Routine mit der gesprächsorganisatorischen Einbettung dieses Verfahrens. Beide Untersuchungen, die noch unbekannte neue und das bereits durchgeführte MRT-Technoskript, werden im Gesprächsverlauf als essenziell für den weiteren Fortschritt markiert. Sie werden gebraucht. Ohne sie ist kein Handeln möglich. Die sichere Strukturierung dieses Abschnitts spricht für die Häufigkeit der Anwendung im Diagnoseablauf. Gleiches gilt für die rhetorisch geschickte Integration zur Überzeugung des Patienten. Beides bedingt einander, denn der Arzt greift in für ihn als unzureichend abgesicherten Fällen auf das FET-PET zurück und versucht es deswegen geschickt zu integrieren, um die Zustimmung des Patienten zu bekommen. Seine Ausführungen über diese spezielle Untersuchung beginnt der Arzt damit, dass er zunächst den Ort der Untersuchung nennt. Dieser ist entscheidend, da es sich wiederum um das *forschungszentrum* handelt. Implizit wird vermittelt, dass es sich um ein besonders modernes Verfahren handelt und der Patient folglich die modernste Diagnostik erhält, die nach dem aktuellen Forschungsstandpunkt möglich ist. Über das auch mitschwingende Moment des Unsicheren von einer Technik, die sich noch in der Forschungsphase befindet und noch nicht vollständig erprobt ist, wird innerhalb dieses Ausschnitts nicht gesprochen. Es überwiegt das zuerst genannte Moment, das auf die bestmögliche medizinische Versorgung referiert. So erhält dieses bildgebende Verfahren allein durch den Ort, an dem das Gerät lokalisiert ist, einen besonderen Stellenwert. Anschließend erfolgt die Erörterung, was bei der Untersuchung gemacht wird: Es wird ein *spezielles kontrastmittel* injiziert, welches eine Interaktion mit dem Tumor eingeht. Der Arzt kann also einen Akteur in das

Netzwerk integrieren, von dem er in etwa prognostizieren kann, wie er mit dem Tumor interagiert. Er weiß, wie Kontrastmittel und Tumor wirken und welche Ergebnisse zu erwarten sind. Auch weiß er, wie dieser Akteur mit nicht auffälligem Gehirngewebe reagiert. Er hat allerdings keine genaue Vorstellung davon – z. T. bedingt durch seine Wahrnehmungsfokussierung basierend auf dem Denkstil –, wie der Tumor mit anderen strukturellen Auffälligkeiten reagiert und welches Ergebnis dann zu erwarten wäre. Durch das Adjektiv *spezielles* wird hervorgehoben, dass nicht auf das bisherige Kontrastmittel, welches zur Technoskription eines MRT-Technoskripts genutzt wird, rekurriert wird, sondern auf ein anderes. Dieses spezielle Kontrastmittel verhilft dazu, dass nicht nur – wie beim MRT-Technoskript, dem üblichen Technoskript – auf *die anreicherung von kontrastmittel* geguckt wird. Es wird ein Blick auf den *stoffwechsel der struktur*, die zellulären Vorgänge des Tumors, möglich. Auch wenn es innerhalb des Transkripts so dargestellt wird, schaut der Arzt nicht unmittelbar auf den Stoffwechsel der Struktur, sondern ebenfalls *nur* auf die Anreicherung von Kontrastmittel. Das Verfahren wird so präsentiert, dass es Stoffwechsel direkt abbildet, wodurch seine Bedeutung und das auf diese Weise generierte Wissen hervorgehoben werden. Mithilfe dieser Untersuchung kann jedoch nicht auf den Stoffwechsel der Struktur geschaut werden und es wird kein direkter Blick auf die damit verbundenen zellulären Vorgänge möglich. Durch die farblichen Hervorhebungen erfolgt die Repräsentation dieser spezifischen Interaktion der Akteure. Sie vermag Hinweise auf die Anreicherungsprozesse zu geben, sodass es den Anschein erweckt, dass direkt in den Körper und auf diese zellulären Vorgänge geschaut werden könnte. Diese Anreicherung ist innerhalb dieses Verfahrens kein Indiz zur Lokalisation der Läsion. Sie kann Aufschluss geben über die Stoffwechselproduktion, den Stoffumsatz einer bestimmten radioaktiv markierten Aminosäure. Dieser Umsatz, also deren Einbau als ein Produkt der metabolischen Abläufe innerhalb der Zelle, erfolgt mit unterschiedlicher Intensität. Diese spiegelt sich in der Anreicherung des Kontrastmittels und dessen entsprechend farblichen Repräsentation wider. Es erfolgt aber keine prozesshafte Darstellung dieser Vorgänge, sondern lediglich eine Momentaufnahme, die hinsichtlich dieses Merkmals bearbeitet wurde und nur diesbezüglich einen Überblick geben kann. Die Darstellung des Arztes, es könne direkt auf den Stoffwechsel geschaut werden, übergeht nicht nur die dieser Technoskription zugrundeliegenden Transformationsprozesse, sondern sie unterstellt dem Produkt auch einen größeren Wissenszuwachs, als tatsächlich vorzuweisen ist. Dieser Anschein wird durch ein Blend[99] erzeugt, wodurch der

---

99 Innerhalb dieses kognitionslinguistischen Ansatzes zeigen Fauconnier und Turner, wie unser alltägliches und für uns als simpel erscheinendes Denken durch so genannte Blends strukturiert wird. Diese entstehen durch eine Verschränkung von einem bis mehreren Input Spaces zu einem Blended Space. Die gängigsten Blends sind die mit zwei Input Spaces, die so genannten

Eindruck entsteht, als ob ein direkter Blick auf den Stoffwechsel möglich wäre. Es ist die Wirkmacht des Blends, die dafür sorgt, dass die Transformationsprozesse überdeckt werden, sodass das innerhalb dieses Verfahrens gewonnene Wissen vermeintlich an die direkte zelluläre Struktur des Tumors anbindet. Das FET-PET-Technoskript schafft eine vermeintliche Verbindung zwischen dem medizinisch-pathologischen und dem biologischen Diskurs. Allein aufgrund des Wissens über die zytologischen Untersuchungen und die direkten Untersuchungen des Stoffwechsels wird dieses Blend möglich. Es verbindet die zytologische Untersuchung mit dem bisherigen Technoskript und kann beide Denkstile und die zugrundeliegenden Wissensbestände vereinen. Allerdings bleibt bei diesem Wissenszuwachs die ihm zugrundeliegende transformierende Leistung der Technoskription, innerhalb dieser Darstellungen besonders augenscheinlich durch die farblichen Schattierungen sichtbar, unreflektiert außen vor. Diese Schattierungen zeigen die Intensität der Interaktion auf. In zuvor festgelegten Stufen wird einer Intensität eine entsprechende Farbe zugeordnet, die näherungsweise, aber nicht exakt die Stoffwechselintensität visualisiert. Trotz dieser Normierung gelingt es, Sicherheit aufzubauen, da das Blend den Eindruck erweckt, nicht nur die Läsion, sondern auch ihr Inneres zu betrachten. Es ist die Denkstilvereinigung, welche durch das Blend erreicht wird und die durch ihre vermeintliche Nähe zur direkten Materialität des Akteurs die vom Arzt präsentierte Sicherheit hervorruft. Diese Rückbindung an unterschiedliche Wirklichkeitsfragmente, die vereint im Tumor vorliegen und nur in ihrer gemeinsamen Betrachtung von Relevanz für die medizinische Diagnose sind, wird durch das Blend dargestellt. Deshalb kann es in den Augen des Arztes zu dieser deutlichen Absicherung seiner diagnostischen Arbeitshypothese führen. Durch die Wirkung des Blends werden die vormals getrennt vorliegenden Wirklichkeiten des Tumors – basierend auf der zytologischen Untersuchung und seiner technoskribierten Repräsentation –

„double-scope-networks" (Fauconnier 2003, c2002 #64: 40ff.). Die Input Spaces werden durch unsere Erfahrungen strukturiert, wobei ihre Verschränkung jeweils auf ähnlichen Strukturen in beiden Bereichen beruht. Diese werden dann als ein transformiertes Element in den Blended Space übertragen und so zum Bestandteil des Blends. Mit unserem Hintergrundwissen über die Input Spaces vervollständigen wir das Blend und mit unserem Verständnis von Logik gleichen wir das gebildete Konstrukt mit der Realität ab. Nur wenn es diesen Prinzipien entspricht, kann es sich entwickeln und wirkmächtig werden. Durch diesen Prozess entstehen aus bereits bekannten Tatsachen neue Zusammenhänge, neue Verknüpfungen und somit neues Wissen. Die eigentliche Leistung, das Blend, entsteht kognitiv durch die Verschränkung zu einem Gesamtkonstrukt. In diesem Sinne sind auch Metaphern Formen von Blendings. Soweit ein kurzer Abriss der Theorie, der hier nur ein geringer Platz eingeräumt werden kann. Für weitere Informationen siehe deshalb: Fauconnier und Turner 2003.

im FET-PET-Technoskript (vermeintlich) geeint. Die bewusst provozierte Interaktion der verschiedenen Akteur-Typen – Tumor, dingliche Akteure wie das Kontrastmittel und letztlich ihre Visualisierung durch das Technoskript – etabliert aufgrund der Anbindung an den zytologischen Diskurs, der mit der Materialität des Tumors verankert ist, nach Ansicht des Arztes ein sicheres und somit prognostizierbares Akteur-Netzwerk. Das aus diesen Interaktionen gewonnene Produkt, das FET-PET-Technoskript, scheint deshalb nicht mehr als Repräsentation eines möglichen Abschnitts der Wirklichkeit angesehen zu werden. Vielmehr wird von einem Einblick in diese Wirklichkeit ausgegangen. Augenscheinlich ist auch die Nutzung des Verbs *wissen*, welches explizit auf eine gefestigte Basis verweist und auf die Qualität des gewonnenen Wissens. Das Vertrauen, das in diese neue Technik gelegt wird, ist so groß, dass das Wirken des Kontrastmittels mit einem direkten Blick auf den Stoffwechsel gleichgesetzt wird. Der beteiligte dingliche Akteur wird ebenso wie die involvierten interpretativen Leistungen verschwiegen, wodurch die Objektivität und Wirkmächtigkeit des Verfahrens hervorgehoben wird. Das auf diese Art gewonnene Wissen scheint durch das Blend mit dem der zytologischen Untersuchungen vergleichbar.

Der Blick richtet sich nun nicht mehr allein auf die Lokalisation der Struktur, sondern gibt durch das Blend Hinweise über die metabolischen Prozesse im Inneren der Zelle. Diese Informationen können direkt handlungsleitend umgesetzt werden, indem eine entsprechend hohe Intensität der Kontrastmittelaufnahme gleichgesetzt wird mit einem hohen Malignitätsgrad. Scheinbar können auch entsprechende Folgerungen für zukünftige Aktivitäten des Akteurs vorausgesagt werden. Der Arzt kann ablesen, wo der Teil liegt, der *demnächst richtig bösartig wird*. Das Verfahren gibt ihm nicht nur Sicherheit für die momentane Situation, sondern besitzt das Potenzial, zukünftige Handlungen erschließbar zu machen. Die ihm zugesprochene Sicherheit im Hinblick auf die Produktion von situativem Wissen scheint enorm. Die Sicherheit, die sich aus diesem Verfahren für den Arzt ableiten lässt, zeugt davon, dass die gezeigten Auffälligkeiten zwangsläufig als Handlungsbasis genutzt werden; mehr noch, sie fordern direkte Handlungen, denn es *muss auf jeden fall* gehandelt werden, wenn es das FET-PET-Technoskript dem Arzt offenbart. Durch das Lesen des FET-PET-Technoskripts gelangt der Arzt demnach an gesicherte Informationen, dass durch ihre Kenntnis nicht nur gehandelt werden kann, sondern wenn Handlungsbedarf erkennbar ist, auch gehandelt werden muss. Es stellt sich gar nicht die Frage, ob diese Informationen einer weiteren Prüfung bedürfen. Die vormals mit *bildern* (Transkript 6, bei 3 Min. 01 Sek. [Kapitel 5.2.1.2]) in Verbindung gebrachten Unzulänglichkeiten im Bezug auf deren Eindeutigkeit scheinen bei den *bunten Bildern* (Transkript 12, bei 4 Min. 17 Sek. [Kapitel 5.2.2.1]) des FET-PET-Technoskripts vergessen. Das folgende Transkript knüpft direkt an. Es verdeutlicht, welche große Wirkmacht das Blend auf den Arzt ausübt und wie dieser in diesem lebt.

5.2.3.3 Blick auf den „tatsächlichen Tumor"

Das im Folgenden analysierte Transkript entstammt einem Kontrollgespräch mit einem Patienten, der sich schon länger in Therapie bei diesem Arzt befindet. Bisher wurde bei ihm noch kein FET-PET durchgeführt, sodass der genaue Hergang der Untersuchung erklärt wird. Im Hinblick auf das zuvor angesprochene Blend offenbart dieses Transkript eine noch stärkere Abstraktionsebene. Das Kontrastmittel wird nicht mehr erwähnt bzw. nicht hinreichend erörtert, dagegen wird allein über das diagnostisch relevante Moment, den Stoffwechsel, gesprochen. Für den Patienten entsteht der Eindruck, dass aufgrund des Blends der Stoffwechsel direkt analysiert wird, wie bei einer zytologischen Untersuchung, und nicht indirekt über das Kontrastmittel, wie es hier der Fall ist.

{02:27}	**A**	dass wir ne FET-PET untersuchung machen bei der,
{02:28}		der stoffwechsel des TUmors untersucht wird;
{02:29}	**P**	m_hm–
{02:30}	**A**	ne und DA kann man halt zwischen;
{02:32}		kontrastmittelanreicherung und ähm (.) TATsächlichen tumor;
{02:34}		ne (.) [UNTER] scheiden ähm,
{02:36}	**P**	[m_hm–]
{02:38}		muss man DA aufschneiden nochmal?
{02:39}	**A**	NEIN nein,
{02:40}		sie kriegen EINfach ne spritze,
{02:41}		[kontrast]mittel gespritzt das is dann SO radioaktiv markierte [aminos]äure,
{02:41}	**P**	[achso,]
{02:42}		[ja?]
{02:44}	**A**	[die] wird EINgebaut und dann,
{02:44}	**P**	[ja?]
{02:45}	**A**	kann man gucken ob nen therapieeffekt ist also obs im prinzip etwas is was wir jetzt GEnau durch;
{02:49}		chemotherapie auch ERwarten oder;
{02:51}		ob sich noch WAT anderes tut

Transkript 15: Kontrollgespräch – Patient 12.3, Gesprächsdauer insgesamt: 8 min. 49 Sek.

Der Arzt beginnt seine Ausführungen zur FET-PET-Untersuchung mit dem bekannten Blend, dass *der stoffwechsel des tumors untersucht wird.* Zunächst weiß der Patient demnach nur, dass diese Untersuchung einen anderen Aspekt, eine andere Wirklichkeit seiner Läsion untersucht. Wie genau dies geschieht, versucht der Arzt im Anschluss zu erklären. Seine Ausführungen sind sehr stockend, sodass die Kohärenz zwischen der angesprochenen *kontrastmittelanreicherung* und dem *tatsächlichen tumor* nicht erkennbar wird. Folgt man den Ausführungen des Arztes, besteht bei dieser Untersuchung kein Zusammenhang zwischen *kontrastmittelanreicherung* und *tumor.* Es kann zwischen beidem unterschieden werden, sodass sicherer festgestellt werden kann, welche Visualisierungen einen Tumor repräsentieren. Die der Aussage des Arztes zugrundeliegende Vorstellung von der Wirkungsweise der Untersuchung führt jedoch zu Fehlvorstellungen. Tatsächlich stehen *tumor* und *kontrastmittelanreicherung* immer noch in einem Abhängigkeitsverhältnis zueinander. Die *kontrastmittelanreicherung* dient der Identifikation von *tumor.* Durch ihre farblich differenten Ausprägungen kann nun aber sicherer zwischen *tumor* und andersartig auffälligem Gewebe unterschieden werden. Aufgrund des Adjektivs *tatsächlichen* wird diese Untersuchung in ihrer Wertigkeit zu den bisherigen gesteigert. Sie vermag es, den *tatsächlichen tumor*, also den wirklichen und real existierenden Tumor, darzustellen. Dies war bisher in den Augen des Arztes nicht möglich bzw. es war nicht realisierbar, auf Basis der Visualisierungen den *tatsächlichen tumor* von anderen auffälligen Strukturen, wie den später angesprochenen *therapieeffekten*, zu unterscheiden. Auch in diesem Fall ist ein Blick auf *tatsächlichen tumor* nicht möglich. Durch das Blend wird nur der Eindruck erweckt. Wie genau das Ganze zusammenpasst, ist dem Patienten nicht verständlich. So fragt er, ob es sich um einen invasiven Eingriff handelt, man etwas *aufschneiden* muss. Er referiert dabei auf die angesprochene zytologische Untersuchung, für welche Zellmaterial benötigt wird, welches durch einen invasiven Eingriff, eine Biopsie, gewonnen wird. Jene Nachfrage zeigt, dass der Arzt beim Patienten mehr Kenntnisse voraussetzt als dieser hat, denn er kann nicht wissen, wie diese Zusammenhänge funktionieren. Dies zeigt seinen routinierten und gefestigten Umgang mit diesem Verfahren, das er knapp einführt und erst auf Nachfragen und bei offensichtlichem Unverständnis weiter erläutert. Das Missverständnis des Patienten deutet darauf hin, dass der Verweis, es werde direkt auf den Stoffwechsel geblickt, auf einen invasiven Eingriff schließen lässt und nicht auf ein bildgebendes Verfahren. Das Blend, das beim Arzt wegen seines Wissens über die ablaufenden Vorgänge wirkmächtig ist, führt in diesem Fall zu der vorliegenden Irritation. Der Patient kann aufgrund mangelnden Wissens über diese spezielle diagnostische Methode gar nicht anders, als zu dieser Fehlinterpretation zu kommen. Weiß er durch seinen gemeinsam mit dem Arzt durchlebten Therapieprozess doch über die Ungenauigkeit der Technoskripte und deren bloße Möglichkeit der Repräsentation Bescheid. Im

Hinblick auf das durch diese Methode gewonnene sichere Wissen kann er folglich nach seinem Wissensstand nichts anderes, als einen invasiven Eingriff vermuten. Damit das Blend also wirkmächtig ist, muss bei der entsprechenden Person spezifisches Wissen über diese Methode und ihre medizinischen und biologischen Grundlagen vorliegen. Auf die Nachfrage des Patienten erklärt der Arzt den Zusammenhang zwischen Kontrastmittel und Stoffwechsel. Es fehlt aber immer noch der Schritt, dass dieser Einbau allein durch die transformierenden Prozesse der Technoskription sichtbar gemacht werden kann. Diese Ausführung scheint dem Patienten jedoch zu genügen. Er weiß nun, dass es keinen invasiven Eingriff geben wird und trotzdem weiteres Wissen gewonnen wird. Allerdings wird er durch die Präsentation des Arztes gewissermaßen fehlinformiert bzw. nur im Sinne der Wirkmacht des Blends informiert. Durch die unreflektierte Weitergabe des Blends, deren Reflexion nur der Arzt leisten kann, glaubt der Patient nun, dass der Stoffwechsel der Struktur tatsächlich *direkt* untersucht wird. Er geht daher von einer Untersuchung und nicht von einer repräsentativen und technoskriptiven Darstellung der Struktur aus. Verstärkt wird dieser Eindruck durch folgende Äußerung des Arztes: *kann man gucken ob nen therapieeffekt ist*. Die Unterscheidung zwischen Therapieeffekt und Tumor ist durch die Untersuchung möglich. Die Interaktion zwischen Tumor und Kontrastmittel bzw. zwischen Tumor und Therapieeffekt erzeugt demnach visuell unterscheidbare Auffälligkeiten. Das FET-PET-Technoskript erlaubt ihm also einen wesentlich differenzierteren Einblick in das Netzwerk. Der Arzt vermag so zu unterscheiden, welche der Akteure miteinander interagiert haben. Dies gelingt allerdings nur, wenn bereits Kenntnisse über diese Interaktion vorhanden sind. Nur wenn der Arzt weiß, welcher Art die Handlungseffekte dieser Akteure sind, vermag er sie auch auf dem FET-PET-Technoskript zu erkennen. Es ist also nicht nur diese Technoskription vonnöten, sondern auch Wissen über die Strukturen des Netzwerks.

Es bleibt somit festzuhalten, dass durch den routinierten Umgang und die regelmäßige Nutzung dieser Untersuchungsmethode das entsprechend zugrundeliegende erklärende Konzept immer weiter verknappt wird. Wahrscheinlich ist, dass durch diese Methode auch entsprechende diagnostische Erfolge erzielt werden konnten, sodass diese ebenfalls zur weiteren Aufrechterhaltung und zur Ausweitung der Wirkmacht des Blends führen. Der Arzt als Person, welche im Blend lebt, trägt die durch diesen Umstand entstehende Sicherheit an die Patienten heran. Diese können durch ihren Wissensbestand und ihren Glauben an den Arzt als Experten nicht anders, als diesen ebenfalls einen großen Wert zuzusprechen. Wie gravierend eine auf dieser modernen Methode beruhende Fehldiagnose auf Arzt und Patient wirkt, zeigt das nächste Transkript.

5.2.3.4 Wissen und Beweisen

Bisher wurde das FET-PET-Technoskript immer als notwendige Wissenserweiterung dargestellt, die erforderlich war, um handeln und um Entscheidungen treffen zu können. Bei diesem Patienten war dies auch der Fall. Jedoch zeigt sich retrospektiv betrachtet, dass auch diese moderne Diagnostik und der darauf basierende Diagnoseprozess nicht unfehlbar sind. Das Aufkommen dieser Möglichkeit wurde durch die Präsentation der Wirkmacht dieses Verfahrens mittels Blend bisher nicht vorbereitet. Die Sicherheit, die dieser Untersuchung zugesprochen wurde, schien durch die vermeintliche Interaktion mit der Materialität des Tumors total. Das nachfolgende Transkript schließt an die beiden in Kapitel 5.2.1.3 behandelten Transkripte an. Es handelt sich um den gleichen Patienten und wiederum um das bereits betrachtete Kontrollgespräch, in welchem dem Patienten mitgeteilt wird, dass die vormals als Tumor beschriebene Auffälligkeit nun nicht mehr sichtbar ist. Dieser Abschnitt knüpft fast nahtlos an den zweiten aus Kapitel 5.2.1.3 an. Dort wurde auf das MRT-Technoskript und die eingeholte Zweitmeinung als Wissensinstanzen referiert, die zu einem falschen Diagnoseergebnis geführt haben. In den wenigen Sekunden zwischen diesen beiden Ausschnitten wird über neurologische Untersuchungen wie eine Lumbalpunktion gesprochen, die keinerlei Entzündungswerte zeigten. Dadurch wurde ebenfalls die Vermutung gestützt, dass es sich bei dieser Auffälligkeit um einen Tumor handeln muss. Nun wird auf ein drittes diagnostisches Verfahren, das FET-PET-Technoskript, rekurriert.

{04:04}	**P**	und auch JÜlich also,
{04:05}	**A**	jülich GEnau (.) jülich ähm [ähm geht] natürlich auch in die richtung,
{04:06}	**P**	[DIE können,]
{04:08}	**A**	wobei die halt wenig entzündliche prozesse UNTERsuchen (.) ne also offensichtlich,
{04:12}		und jü:lich hat JA auch gesagt das:,
{04:14}		KEIN richtiger schnellwachsender tumor sondern es is was niedrigwachsendes;
{04:17}		so langsam wachsen is IMmer was anderes;
{04:19}		das muss man JA auch so sehen,
{04:20}		(0.57)
{04:21}		das is DANN eigentlich immer en tumor (.) ja,

{04:23}		[ABER ähm,=]
{04:23}	**P**	[m_hm?]
{04:24}	**A**	=beweisen is NUR die probeentnahme raus und deswegen seien sie FROH das wir die füße still gehalten haben;
{04:26}		wir hätten IHnen sonst nen bohrloch gemacht (.) ja,

Transkript 16: Kontrollgespräch – Patient 6.7, Gesprächsdauer insgesamt: 9 min. 56 Sek.

Auf Jülich und das dort lokalisierte Forschungszentrum wird durch und auch als zusätzliche Instanz neben den oben aufgeführten Bezug genommen. Dort wurde die Fehldiagnose konsolidiert. Gerade das Scheitern dieser Instanz wird vom Patienten als besonders fatal wahrgenommen, was durch und auch betont wird. Dort wurde eine zusätzliche, ergänzende und besonders sichere Information eingeholt, um die ärztliche Meinung zu stützen. Es konnte allerdings auch nur die Fehldiagnose bestätigt werden und nicht weiteren Klärungen beitragen.

Der Arzt summiert im Anschluss die Umgänglichkeit des Versagens des medizinischen Systems. Er kann damit seine eigene Fehldiagnose abmildern, weil sie offensichtlich nicht durch persönliches Versagen entstand, sondern aufgrund einer unzureichenden Wissensbasis. Auf der Grundlage dieser Basis sind alle Experten zu demselben (falschen) Ergebnis gelangt. Das gilt auch für das Verfahren, das vormals als besonders modern bezeichnet wurde und im Diagnoseprozess eine exponierte Stellung eingenommen hat. Die Bemerkung *auch jülich also* zeigt die Transformation des vormals als sicher geltenden Wissens in nun als unsicher erfahrenes Wissen. Dem Patienten wird bewusst, dass alle bisherigen diagnostischen Verfahren, das besonders moderne FET-PET eingeschlossen, fehlbar sind und keine fundierte, sichere Diagnose schaffen können. Der Arzt bestätigt die Ausführungen des Patienten mit genau und führt dann weiter aus, dass *die* Mitglieder des Forschungszentrums *natürlich in die richtung* gegangen sind, also die Diagnose gestützt haben. Das Adjektiv verweist darauf, dass die Untersuchung jeweils unterstützend und zur Absicherung der eigenen Hypothesen eingesetzt wurde, zum Erreichen einer als sicher geltenden Handlungsgrundlage. Demnach liegen sowohl dem Arzt wie auch dem Verfahren des FET-PET gleiche bzw. weitgehend ähnliche und einander komplementierende Denkstile zugrunde, die sich zu stützen vermögen. Dies wird auch der Grund sein, warum diese Untersuchung jeweils zur Sicherung der Diagnose genutzt wird. Dies bedeutet aber, dass die Wissenschaftler in Jülich jeweils mit demselben engen Erwartungshorizont die Ergebnisse betrachtet haben, da sie jeweils nach einem Tumor gesucht haben. Am Ende der ärztlichen Ausführungen steht die vage Ortsangabe *richtung*, die darauf referiert, dass die in Jülich erstellte Diagnose ebenso wie die vorherigen nicht eindeutig ist. Es wird kein bestimmter Weg dadurch vorgeben, sondern nur eine Richtung. Dass der Arzt diese Richtung bis zu diesem Zeitpunkt als Weg interpretiert und auch als solchen, als gesicherte Annahme kommuniziert hat, muss seinem Denkstil zugeschrieben werden, der bei eindeutigen Fällen, bei dem alle diagnostischen Verfahren die Hypothese Tumor stützen, den bekanntesten Weg beschreitet. Es wird die Diagnose gewählt, die am besten mit Denkstil und diagnostischem Ergebnis übereinstimmt. Die Fehldiagnose führt dem Arzt vor Augen, dass durch seine Handlungen nicht nur die Richtung, sondern auch ein spezieller Weg vorgegeben wurde, der sich in diesem Fall als falsch erwiesen hat. *Richtung* kann somit als Indiz für die Offenheit der diagnostischen Ergebnisse gewertet werden, die allein durch das Lesen der Ärzte, durch ihre interpretativen Leistungen, zu einem Weg gemacht werden. Die nachfolgenden Ausführungen des Arztes liefern eine Erklärung, warum das Forschungszentrum fehldiagnostizieren musste: die haben *halt wenig entzündliche prozesse untersucht*. Aufgrund des vorliegenden Erfahrungshorizonts im Institut war diese Fehlinterpretation unausweichlich. Denn den meisten dort untersuchten Patienten wurde ein Gehirntumor diagnostiziert, der mithilfe des Verfahrens metabolisch untersucht wurde. Patienten mit anderen neurologischen Erkrankungen werden selten in dieses Forschungszentrum überwiesen und daher auch selten kontrolliert, sodass kaum Erfahrungswissen für diese Erkrankungen aufgebaut werden konnte. Sie haben folglich allein für die Auswertung ihrer Daten hinsichtlich einer Tumordiagnostik auch einen Erfahrungshorizont, auf den sie aufbauen können. Im Hinblick auf die Diagnose anderer neurologischer Erkrankungen fehlt er. Es ist kein Wissen zum Abgleich vorhanden und deshalb werden die Fälle, die mit dem Denkstil nicht vereinbar sind, als anders beschrieben. Der Nachtrag *offensichtlich* verdeutlicht dies, verweist aber auch auf die dem Zentrum noch immer zugesprochene Autorität und Sicherheit. Hätten sie diese Erfahrung gehabt, wäre eine Fehldiagnose nicht aufgetreten. Trotz der Fehldiagnose wird das Verfahren nicht infrage gestellt, sondern lediglich der Erfahrungshorizont bzw. der Denkstil der Mitglieder des Forschungszentrums, der ihn strukturiert.

Die anschließenden Äußerungen führen weitere Gründe an, warum eine Fehldiagnose in diesem Umfang möglich wurde. Weil es *kein richtig schnellwachsender tumor* ist, also kein Prozess, der direkt und als Tumor erkennbar ist – weder auf einem MRT-Technoskript noch auf einem FET-PET-Technoskript. Wir haben ein *niedrigwachsendes* Gliom. Hier liegt ein Blend aus niedriggradigem und langsam-wachsenden vor, das als Versprecher auf die Unsicherheit des Arztes in einer Situation schließen lässt, in der er erklären musste, warum es zu einer solchen Fehldiagnose kam. Diese langsam wachsenden Strukturen sind den Ausführungen des Arztes zufolge *immer was anderes* und im Hinblick auf eine eindeutige Diagnose schwerer zu Händeln als schnell wachsende Tumore. Sie nehmen zum einen in der bildgebenden Diagnostik des MRT kein Kontrastmittel auf und werden lediglich als Strukturveränderung ersichtlich und sind zum anderen auf dem FET-PET-Technoskript nur in leicht abweichenden Farbintensitäten zum übrigen Gehirngewebe erkenntlich. Ein schnell wachsender Prozess hingegen wird markant durch eine rötliche Färbung repräsentiert. So erscheint seine relativierende Aussage, dass das dann *eigentlich immer ein tumor* ist, mit Bezug auf den eigenen und den Erfahrungshorizont des Forschungszentrums bis zu diesem Moment durchaus korrekt. Diese Interpretation hat sich bisher als praktisch realisierbar und auch tatsächlich praktikabel erwiesen und musste erst durch diesen Fall revidiert werden, deshalb das Einschränkende *eigentlich*. Auf dieser Erkenntnis basiert die nachgestellte Bemerkung über die epistemische Qualität von Wissen und dessen Relevanz für den Diagnoseprozess, denn Wissen reicht für die endgültige Diagnose nicht aus. Es muss bewiesenes Wissen sein. Diese Art des Wissens ist allein durch eine Biopsie möglich, nur wenn eine Probe raus genommen wurde. Ein Teil des Tumors muss bewusst aus dem Netzwerk entfernt werden, um seine Eigenschaften mittels etablierter wissenschaftlicher Praktiken, der cytologischen Untersuchung, gezielt analysieren zu können. Bisher war die Diagnose des Patienten daher lediglich eine Verdachtsdiagnose, die zwar sicher gewusst wurde, aber doch keine endgültige Diagnose darstellte, weil sie nicht bewiesen war. Solch eine Verdachtsdiagnose schien in diesem Fall bei der offensichtlichen Beobachtung, dass ein langsam wachsender Tumor vorliegt, genügend Sicherheit zu geben, um auf die endgültige Diagnose verzichten zu können. Dem Patienten war bis zu diesem Zeitpunkt wahrscheinlich aber nicht bewusst, dass die vormals gestellte Diagnose lediglich eine Arbeitshypothese war, da sie als sicherer kommuniziert wurde, als sie tatsächlich war. Warum dieser Beweis vielleicht wünschenswert ist, aber praktisch nicht immer durchgeführt wird, zeigt die anschließende Aussage des Arztes: *deswegen seien sie froh dass wir die füße still gehalten haben wir hätten sonst nen bohrloch gemacht*. Operationen am Gehirn, unter die auch eine Biopsie als minimaler invasiver Eingriff zu zählen ist, sind immer mit einem gewissen Risiko verbunden. Bleibende Schädigungen des Gehirngewebes können schwerwiegende physische und psychische Einschränkungen evozieren, sodass im Hinblick auf einen solchen Eingriff stets der Nutzen mit dem entsprechenden Risiko abgewogen werden muss. Bei einem gutartigen Tumor scheint es praktisch sinnvoller, mit einer hypothetischen Diagnose und nicht bewiesenem Wissen weitere Schritte zu planen, als das Wissen endgültig zu beweisen. Denn es wird davon ausgegangen, dass der Tumor nicht explosionsartig wächst, also auch noch nach der nächsten oder übernächsten Kontrolle händelbar und somit therapierbar ist. Die ambivalente Haltung des Arztes zeigt, dass Wissen nur bis zu einem gewissen Moment als notwendiges und wichtiges Kriterium erachtet wird. Wie viel Wissen situativ notwendig ist, hängt ab von dem diskursiv bereits vorliegenden Wissen über die vermeintliche Struktur des Tumors. Hierbei wird allerdings allein auf das direkt ersichtliche Risiko durch Operationen fokussiert. Spätfolgen durch die Strahlung der Apparate oder die radioaktiven Aminosäuren bleiben außen vor – vielleicht, weil ein entsprechender Erfahrungshorizont über ihre Spätfolgen nicht oder nur rudimentär vorhanden ist. Ab einem gewissen Punkt, wenn genug Wissen zum Handeln vorhanden ist, ist Wissen nur noch bedingt relevant. Es ist nur dann noch zu berücksichtigen, wenn es nahezu risikofrei gewonnen werden kann. Eine endgültige Diagnose ist folglich nicht notwendigerweise als Basis für therapeutische Entscheidungen relevant. Sie kann im Hinblick auf benigne Tumore eher als wünschenswert beschrieben werden. Gerade dieses Vorgehen zeugt davon, dass die Medizin eine praktische Wissenschaft ist, die immer kontextualisiert forschen muss. Sie muss die situativen Bedingungen in ihre Arbeitsweise integrieren und kann nicht allein nach forschungs- und wissensmotivierten Aspekten vorgehen.

5.2.4 Zwischenfazit

Das MRT-Technoskript nimmt wegen seines Monopols zur Wissenserzeugung, während der Tumor in vivo vorliegt, eine besonders exponierte Stellung in diesen Gesprächen ein. Trotz der mit ihm verbundenen Unsicherheiten ist es ein gängiges Arbeitsinstrument im klinischen Alltag. Hinzu kommt die Unmittelbarkeit seiner visuellen Darstellung: Ihm kann in der Situation mit einem geschulten Blick Information entnommen werden. Die Technoskripte fungieren dabei als situative Darstellungen des Zustands, der durch sie repräsentiert wird und dadurch neu klassifiziert werden kann. Die direkte Kommunikation dieser Unsicherheiten mit dem Patienten offenbart ihm tiefere Einblicke in die medizinische Diagnostik und das Wirken seiner Krankheit und entlastet zugleich die Standfestigkeit der ärztlichen Diagnose. Er kann zwar diagnostizieren, welcher pathogenen Form der Tumor zuzuordnen ist; wie genau er sich im Netzwerk verhält, kann er nur für den Moment sagen. Seine Diagnose kann deshalb jeweils nur vorläufig sein. Die Nutzung der Apparate führt zu einer neuen Qualität der Wissensgewinnung. Das gewonnene Wissen ist prinzipiell in seiner Funktion und seinem Aufbau bekannt, dass Unbekannte an ihm ist die Krankheit. Ihr Leben und seine Ausprägung, seine Form sind die eigentlichen Unbekannten, das Nichtwissen. Es wird durch die Macht des Denkkollektivs normiert und so in den Bereich des Wissens verschoben bzw. ein winziger, bereits vordefinierter Bereich des Nichtwissens bleibt: Die aktuelle Gestalt des Tumors ist nicht bekannt. Dieser Teil des Wissens wird durch die Technoskripte gewonnen. Dies ist jeweils fallspezifisches Nichtwissen, da der Vorgang der Gewinnung bereits auf etablierten und gefestigten

Denkstilen beruht und zudem das gewonnene Wissen nicht tatsächlich gesichertes Wissen ist.[100] Neben der Konstruktion der Maschine gemäß dem Denkstil kommt die Bindung des Arztes an diesen hinzu, sodass das Lesen der Technoskripte stark abhängig vom jeweils vorherrschenden Denkzwang ist. Direkt integrierbare Elemente werden nicht hinterfragt und sogleich integriert (vgl. Kapitel 5.2.1.3). Nicht direkt zu integrierende Elemente werden entweder als nicht zugehörig identifiziert (vgl. Kapitel 5.2.1.4), oder es wird der Versuch unternommen, sie in den Denkstil zu integrieren. Durch die im zweiten Teil des Kapitels dargestellte diagnostische Methode des FET-PET gelingt die vermeintliche Vereinigung zweier Diskurse: die des pathologisch-anatomischen und die des biologischen. Beide haben sich immer bereits aufeinander bezogen, konnten jedoch bisher nicht in derselben Methode in vivo dargestellt werden. Wissen, welches bisher durch zwei unterschiedliche Methoden gewonnen wurde und daher aus zwei Wirklichkeitsfragmenten bestand, scheint nun in einer kombinierten und komprimierten Form vorzuliegen. Durch die Vereinigung gelingt die Kombination von zwei Wirklichkeiten zu einer beide Diskurse umfassenden Wirklichkeit, die dem Akteur, der sie produziert, Verlässlichkeit verleiht. Dies führt dazu, dass mithilfe des Blends der Eindruck entsteht, dass das Wirken des dinglichen Akteurs nun relativ genau prognostiziert werden kann. Diese Genauigkeit in der Voraussage und ihre Rückbindung an gleich zwei Diskurse sind für dieses Gefühl von Sicherheit ursächlich.

Man kann in Anlehnung an das vorgefundene Handlungsmuster des Arztes die epistemischen Modalitäten des Wissens und die einzelnen Qualitäten des Wissens entsprechend der mit ihnen in Verbindung gebrachten diagnostischen Apparate sortieren. Hiernach kann ein MRT-Technoskript dazu ausreichen eine Vermutung oder eine Meinung dahingehend zu äußern, welche besonderen strukturellen Eigenschaften diese Auffälligkeit besitzt: ob sie eher als maligne oder benigne kategorisiert wird. Wissen kann man hingegen, wo genau diese Auffälligkeit im Gehirn lokalisiert ist. Das FET-PET-Transkript baut auf der bereits sicheren Lokalisation auf und verschafft nähere Informationen zu den strukturellen Eigenschaften der Auffälligkeit, die nun gewusst bzw. ziemlich sicher gewusst werden können. Eine Klassifikation in benigne und maligne Tumore wird damit eindeutig möglich. Beweisen können all dieses hypothetische Wissen nur die Biopsie als minimal invasiver Eingriff zum alleinigen Zweck der Probeentnahme oder die Operation. Hierbei gilt, je kleiner die genommene Probe ist, desto

100 Ob es das tatsächlich gibt, sei einmal außen vorgelassen. Die Haltung des Arztes zeigt allerdings deutliche hierarchische Kategorisierungen und auf diese soll hier Bezug genommen werden.

unsicherer ist das solchermaßen gewonnene Wissen, da der Tumor unterschiedlich strukturiert[101] sein kann. Die der cytologischen Untersuchung zugesprochene Sicherheit bindet direkt an jene an, die vormals den pathologischen Untersuchungen zugesprochen wurde, und verdeutlicht die Dominanz unseres sinnlich direkt erfahrbaren Wissens. Diese Auflistung zeigt, warum beim FET-PET-Technoskript das Moment des handlungsleitenden bzw. handlungsstrukturierenden Wirkens deutlicher scheint als beim MRT-Technoskript. Die alleinige Lokalisation des Prozesses reicht als Wissensgrundlage für weitere therapeutische Interventionen nicht aus, wohl aber die grobe Einschätzung über die Struktur. Durch sie wird entschieden, ob und welche Therapiemethoden infrage kommen. So zeigt vor allem das letzte Beispiel zum FET-PET-Technoskript augenscheinlich, wie einflussreich die Bindung dieser Akteure als Wirklichkeitsfragmente an diskursives Wissen und einen entsprechenden Denkstil ist. Wie oben gezeigt, reicht die Basis im Fall des MRT-Technoskripts allein nicht aus, um eine sichere Handlungsgrundlage darzustellen. Die Kombination dieser zwei Wirklichkeiten, verbunden durch den gleichen Denkstil schafft es über das Blend dennoch, bei einem bildgebenden Verfahren Sicherheit herzustellen. Die aufgezeigte Fehldiagnose, die durch das FET-PET-Technoskript gestützt wurde, wirkt in diesem Hinblick umso gravierender. Zeigt sie die Unzulänglichkeit des sich allmählich neu etablierenden Diagnoseprozesses auf, sodass sich das als sicher Wahrgenommene nun wieder als potenziell unsicher herausstellt. Durch die Fehldiagnose wurde deutlich, dass lediglich biologisches diskursives Wissen technoskriptiv repräsentiert wird und dass das FET-PET-Technoskript also nicht, wie es durch das Blend vermeintlich induziert wird, direkte biologische Informationen zeigt, sondern wiederum ausschließlich technoskribierte Versionen dieser Informationen. So wird natürlich ein höheres Maß an Wissen gewonnen, jedoch muss dieses immer im Hinblick auf dessen Generierungsbedingungen betrachtet werden und darf nicht ohne Weiteres mit dem biologisch diskursiven Wissen gleichgesetzt werden. Dies verdeutlicht auch der Einschub des Arztes, dass allein jenes Wissen bewiesen ist, welches direkt durch biologische Praktiken untersucht wird. Es zeigte sich, dass der Arzt auch mit unsicheren Diagnosemitteln eine praktisch sichere Handlungsgrundlage schafft – eine, die für die Praxis sicher genug ist, weil sie an sein praktisches Erfahrungswissen anbindet. Die MRT-Technoskripte offenbaren eine Prognose, die dem Arzt zur Entscheidung verhilft,

101 Die WHO-Klassifikation der Tumore basiert auf einer Analyse der Teilungshäufigkeit der Zellen und der Frage, inwiefern diese zum Streuen neigen. Die Zellen eines Tumors sind allerdings nicht alle gleichmäßig aktiv, sodass es aktivere und weniger aktivere Bereiche geben kann. Ein Grad-vier-Tumor kann also auch Bereiche enthalten, die nur dem dritten Grad zuzuordnen sind.

wie er seine Handlungen im Weiteren strukturieren soll. Durch den kritisch reflektierten Umgang mit ihnen reicht das gewonnene Wissen zum Abwägen der Möglichkeiten, um auf Basis seines Erfahrungswissens eine Prognose über die weiteren Interaktionen der Akteure zu wagen. Sein Erfahrungswissen, welches auch auf negativem Wissen über die jeweiligen Anti-Programme der Akteure basiert, ist der Referenzpunkt, mit welchem das aus dem Technoskript Herausgelesene abgeglichen wird. Viele Momente der Unsicherheit werden dadurch auf Basis der mit der Umkehrung ihres Transformationsprozesses verknüpften De-Skriptionen als relevante und bekannte Größe für den weiteren Handlungsablauf beachtet. Das praktisch gewonnene Wissen über diese De-Skriptionen führt dazu, dass diese als möglicher Bestandteil der Interaktion dieser Akteure betrachtet und evtl. je nach Häufigkeit ihres Vorkommens erwartet werden. Die Rekapitulation dieser Antiprogramme führt dazu, dass die Interaktionen der Akteure prognostizierbar werden und als diagnostische Grundlage dienen können. Für das FET-PET-Technoskript scheinen solche De-Skriptionen noch nicht in genügend großer Zahl vorzuliegen, sodass dem Blend (noch) vertraut wird. Es mag überraschen, wie leicht die Übergabe der Macht an die Maschinen mit der Erweiterung des Blicks erkauft worden ist. Nun erscheint der Blick als ursprünglich sicheres Instrument der Wirklichkeitsaufnahme durch die biotechnische Verschmelzung mit der Maschine vermeintlich sicherer als zuvor. Die Einschränkung ist vorzunehmen, da durch die Offenbarung der Technoskripte als soziales Konstrukt der Blick als zu erlernende soziale Praktik wieder bewusst wahrgenommen wird. Die immer schon vorherrschenden Unsicherheiten des Sehens sind im Zuge der Verschmelzung mit den Apparaten durch deren Nichtmenschlichkeit sichtbar geworden. Gerade für die Medizin ist diese Erkenntnis entscheidend, hat sie doch den Blick nicht nur als soziale, sondern auch als fachspezifische Praktik domestiziert, sodass dem Sehen eine besondere Macht zukommt. Es erscheint logisch, dass jener Bereich der Medizin, die Neurowissenschaften, welcher *nur* durch die biotechnische Verschmelzung wachsen und existieren kann, am deutlichsten deren Unsicherheiten hervorhebt. Dies überrascht im Hinblick auf die der Technik zugesprochene Objektivität und die (teilweise) unreflektierte Übernahme der MRT-Technoskripte. Dieser Sachverhalt erscheint jedoch stimmig, wenn man sich die Ambivalenz der Bilder und ihr situatives Wirken vor Augen hält. Das Wissen um ihre prinzipielle Unsicherheit ist stets vorhanden, wird jedoch nur situativ verbalisiert. Ebenso wie für die Bilder scheint dies für die sie produzierenden Apparate zu gelten. Auch ihre Aktionen gelten alltäglich als sicher und werden nur im Speziellen hinterfragt. Jene situative Wahrnehmung der ambivalenten Strukturen kann im Hinblick auf die der Praxis zugrundeliegenden ökonomischen Aufnahmen der Situation als ursächlich für die selektive Kommunikation dieses Phänomens durch den Arzt angesehen werden.

Halten wir uns nochmals die Stellung des Technoskripts innerhalb der Map vor Augen, so wird deutlich, dass die als gleichwertig erscheinende Nebeneinanderstellung der drei nichtmenschlichen Akteure nicht ihrer praktischen Dominanz entspricht. Das Technoskript nimmt eine Schlüsselstelle ein. Es bezieht die übrigen nichtmenschlichen Akteure innerhalb seiner Produktion zwar mit ein, wirkt im Endergebnis aber als eigenständiger Akteur. Das Aufzeigen der strukturellen Verbindung zwischen den Akteuren der Map lässt demnach keinerlei Rückschlüsse auf die Komplexität und Vielschichtigkeit ihres jeweiligen Wirkens zu. Die situative Verflechtung der Akteure und ihre generelle Beziehung zueinander kann durch die Map zwar gezeigt werden, jedoch wird nicht deutlich, wie genau ihre Beziehung zueinander gestaltet ist. Ein Versuch, diese Faktoren in einer Map zu skizzieren, scheitert an der Komplexität der Situation, die als reales Gefüge auf die Handlungen der Akteure einwirkt. Die Map soll demnach rein schematisch als Überblick für die zuvor dargelegten und die folgenden Analyseschwerpunkte angesehen werden. Sie sind einem strukturellen Anker des Kapitels gleich, der trotz zunehmender Komplexität immer wieder die basalen Strukturen abbildet, die diesen Prozessen zugrunde liegen.

5.3 Die Dinge als Akteure

Der Einsatz der dinglichen Akteure erfolgt innerhalb des Netzwerks immer im Zusammenhang mit der Therapie des Patienten. Die angesprochenen Akteure sind therapeutische Substanzen, Medikamente bzw. Therapieformen oder -bestandteile, wie beispielsweise die Chemotherapie oder die im Körper wirkenden Strahlen der Radiotherapie. Im Sinne der ANT werden sie als Akteure betrachtet, die mit dem Tumor und den Körperbereichen des Patienten in Interaktion treten. Der Körper des Patienten besteht folglich aus einer Vielzahl von Akteuren und Aktanten. In den Gesprächen wird auf eine begrenzte Zahl von ihnen eingegangen, um ihre für die weitere Therapieplanung als wichtig erachteten Handlungen zu betrachten und zu prognostizieren. Die Darstellung ihrer Interaktionen, die Wirkungen und sogenannten Nebenwirkungen dieser therapeutischen Substanzen werden im Folgenden skizziert. Hierbei wird dezidiert auf die statischen Formen des Nichtwissens (vgl. Wiesing 2004, S. 22f.) eingegangen und es wird erörtert, warum genau sie nicht bekannt sind oder zur Verunsicherung führen. Drei dieser Formen sind im letzten Kapitel im Zusammenhang mit den Technoskripten erarbeitet worden: Unsicherheiten bzw. statisches Nichtwissen, das dadurch vorliegt, dass

- der Mensch ein biologisches System ist
- das Technoskript nur ausschnittartige Repräsentationen von visualisierten Daten zeigt

– der Arzt durch den Denkstil immer fokussiert und perspektivisch die jeweiligen Akteure nutzt.

Im Gegensatz zu den Technoskripten variiert das Speichermedium, das Medium, in welches das Wissen inskribiert wurde, bei den dinglichen Akteuren stark. Je nach Medium besitzen die Akteure unterschiedliche Konnotationen, auch wenn diese für die Transkripte nur eine marginale Rolle spielen, da die Medialität der Dinge nicht explizit kommuniziert wird.[102] Da die eingegangenen Interaktionen jeweils technoskriptiv beobachtet werden müssen, werden die vorangegangenen Analysen zu den Technoskripten als Voraussetzung dafür angesehen. Der Fokus liegt so gesehen auf einer zweiten Ebene des Netzwerks: Es wird mithilfe der Technoskripte ein Blick in das im Patienten existierende Netzwerk zwischen Tumor und dinglichen Akteuren geworfen. Neben der Auswertung der Technoskripte zur Betrachtung des Tumors und zum Überblicken seiner Interaktionen umfasst die Therapie den zweiten wichtigen Bereich innerhalb der Gespräche. Der dritte große Bereich, bei welchem ebenfalls eine große Spannbreite des dinglichen Handelns vorzufinden ist, ist die Operation. Die kommunikative Bearbeitung dieser Situation wird aufgrund der Vielfalt der dortigen Interaktionen als eigenständiger Analyseteil behandelt (siehe Kapitel 5.5). Nachfolgend wird mit den Transkripten begonnen, bei welchen die Wirkung der dinglichen Akteure in unmittelbarer Nähe zur Auswertung der Technoskripte steht, um dann immer tiefer in die Bereiche ihres Wirkens einzutauchen.

5.3.1 Die (Un-)Absehbarkeit des dinglichen Wirkens

Durch die biotechnische Verschmelzung des ärztlichen Blicks mit technischen Apparaten kann ein Einblick in die Interaktionen im Netzwerk erlangt werden (vgl. Burri 2008, Editorial). Er gilt als Fortführung des ärztlichen Blicks und ist innerhalb der Neuroonkologie <u>das</u> maßgebliche Diagnoseinstrument. Somit ist auch die Feststellung des Wirkens der dinglichen Akteure eng mit ihm verbunden. Das folgende Transkript zeigt augenscheinlich, inwieweit das Wirken der

---

102 Wie Wehling und Brukamp anhand der Beispiele des Medikaments Contergan und dem technischen Gerät des Hirnschrittmachers zeigen, darf sie allerdings auch nicht vollkommen außer Acht gelassen werden. Obwohl die an therapeutische Dinge gebundenen Risiken gleich groß und unüberschaubar sein können, haben die Beispiele gezeigt, dass technischen Akteuren grundsätzlich mit einer größeren Skepsis begegnet wird als dinglichen bzw. solchen, die in einem anderen Medium gespeichert sind. Vgl. für weitere Informationen Brukamp 2013; Wehling 2006; Wehling 2013.

Dinge bekannt und/oder voraussagbar ist. Das Prekäre hieran ist, dass diese Akteure trotz offensichtlicher an sie gebundenen Unsicherheiten einen festen Platz innerhalb der Therapie einnehmen und häufig aufgrund drängender Notwendigkeiten genutzt werden.

Der Abschnitt ist einem Technoskript entnommen, das ein erörterndes Kontrollgespräch mit einem Patienten mit bereits länger andauerndem intensivem Therapieprozess wiedergibt. Der Arzt erkennt auf dem Technoskript etwas Auffälliges, das innerhalb des Ausschnitts näher präzisiert wird:

{01:32}	**A**	wenn zweimal BEstrahlt wird verändert sich im gehirn was–
{01:34}		das MUSS nich unbedingt tumor sein–
{01:36}	**P**	m_[hm,]
{01:36}	**A**	[da] wird TUmor sein ich geh da mal von aus aber,
{01:38}		(0.35) wenn jülich jetzt !WIEder! sagt es ist negativ dann würde ich vielleicht sogar abwarten,
{01:42}	**P**	Ja,

Transkript 17: Kontrollgespräch – Patient 13.5, Gesprächsdauer insgesamt: 7 min. 46 Sek.

Ansatzpunkt für die Ausführungen des Arztes sind seine in der Vergangenheit angeordneten therapeutischen Maßnahmen, eine Bestrahlung, die eine Interaktion zwischen dem Tumor und dinglichen Akteuren, den Strahlen, evoziert hat. Die durchgeführte Bestrahlung verstärkt die ohnehin an das Visuelle gekoppelte Unsicherheit durch die Unvorhersehbarkeit und partielle Unsichtbarkeit der eingegangenen Interaktion: *dann verändert sich was*. Was verweist hierbei auf das bisher noch unspezifische Wissen über diese Interaktionen, das zwar vorhanden, aber doch unsicher, zu unsicher zur genauen Bestimmung ist. So sind die Interaktionen der Strahlen mit dem Tumor nicht benennbar, sondern nur die beiden beteiligten Akteure und das aus ihnen resultierende Netzwerk. Es ist Wissen darüber vorhanden, dass sie interagieren und dies zu strukturellen Veränderungen führen kann. Es scheint aber keines über die Art der Strukturveränderung, das Ergebnis des Transformationsprozesses, vorzuliegen. Auf dem MRT-Technoskript ist nicht zu unterscheiden, ob die zu erkennende Strukturveränderung auf einem Tumorwachstum oder der vom Arzt intendierten therapeutischen Interaktion der Akteure beruht. Auf dem MRT-Technoskript kann daher nur zwischen unauffälligem und auffälligem Gewebe unterschieden werden, die genaue Struktur kann nicht identifiziert werden. Der Arzt kann also aufgrund der ihm bekannten Akteure des Netzwerks lediglich Mutmaßungen über die Ursache der Veränderung anstellen. Nachfolgend wird eine Einschränkung gegeben: *das muss nich unbedingt tumor* sein. Das Adjektiv *unbedingt* verweist auf die vom Arzt anvisierte Zustandsdiagnose, lässt Raum für Möglichkeiten und fordert gleichzeitig deutliche kognitive Einschränkungen. Sie beruht auf der bisherigen Krankheitshistorie des Patienten und den bereits aufgetretenen Tumorrezidiven. Trotz der Einschränkung – vielmehr gerade wegen ihrer direkten Nennung – kann deshalb ein gewisses Gefühl an Sicherheit erzeugt werden, weil Möglichkeiten offenbleiben und bisher keine endgültige Aussage getroffen wurde. So bleibt ein begrenzter Raum für die Hoffnung, dass durch das Wirken dieser therapeutischen Akteure der Tumor in seinem Handlungsprogramm (zumindest kurzweilig) gestört werden konnte. In diesem Sinne steht die darauffolgende Aussage diametral zu der ersten, denn nun formuliert der Arzt recht sicher, dass er dort Tumor vermutet: *da wird tumor sein ich geh da mal von aus*. Durch die Referenz auf sein eigenes epistemisches Subjekt verleiht er der Aussage Nachdruck, wodurch sie im Kontrast zu den vorherigen Aussagen besonders krass wirkt. Worauf er sich bezieht und woraus er die Sicherheit zieht, gibt er nicht preis. Seine Sicherheit kann er nicht aus dem MRT-Technoskript gewonnen haben. Denn dadurch hat er nur erfahren, dass im Gehirn des Patienten strukturell auffällige Bereiche vorliegen, die es zu diagnostizieren gilt. Wahrscheinlich ist, dass er sich auf sein Erfahrungswissen und sein Wissen über die Biologie des Tumors beruft. Durch den Vergleich von ähnlichen Fällen und Vorkommnissen und seinem Wissen über das zu erwartende Handlungsprogramm des Tumors verbalisiert er die für ihn in der Summe realistischste Möglichkeit. So zeigt dieser ego-referenzielle Einschub den aktuellen kognitiven Zustand des Arztes und gibt dem Patienten eine Rückmeldung über dessen momentanen Gewissheitszustand. Aufgrund seiner Stellung als Experte und dem darauf gegründeten Erfahrungswissen besitzt er eine gewisse Autorität, die dieser Aussage einen hohen Wahrhaftigkeitswert verschafft und den oben angesprochenen Raum für Hoffnungen minimiert. Nachfolgend schwächt er die Wertigkeit seine Aussage ab, indem er zu deren Bestätigung die Meinung aus *jülich* haben möchte. Der Verweis auf diese Spezialeinrichtung und die Notwendigkeit der Einholung dieser Meinung zeigt indirekt den hypothetischen Charakter seiner Aussage. Wiederum reichen sein Wissen bzw. die auf Basis des MRT-Technoskripts gewonnenen Erkenntnisse nicht als Handlungsgrundlage aus. Mit dem Adverb wieder referiert er darauf, dass dieses Szenario bei diesem Patienten bereits vorgekommen ist. Jülich hatte im damaligen Zweifelsfall eine gesicherte Aussage ermöglicht und anscheinend nicht die Aussage des Arztes gestützt. Trotzdem war der Arzt seiner Meinung treu geblieben, konnte aber durch die cytologische Untersuchung nach der Operation feststellen, dass die Wissenschaftler aus Jülich recht hatten. So liegt die Gewissheit gebende Autorität bei der Spezialuntersuchung und den damit betrauten Ärzten, denen es obliegt, seine Annahme zu bestätigen oder zu falsifizieren. Durch den genutzten

Konjunktiv und die Adverbien *vielleicht* und *sogar* relativiert er die Entscheidungsgewalt der Jülicher nur marginal. Diese Spezialuntersuchung schafft zwar das für ihn notwendige Maß an gesichertem Wissen, allerdings stellt es in diesem Fall keinen direkten Handlungszwang dar. Das gewonnene Wissen scheint ein Richtwert zu sein, deshalb wartet er nur *vielleicht* ab. Indem er das durch das FET-PET-Technoskript gewonnene Wissen in Jülich auf diese Art abschwächt, stärkt er seine eigene Position als Experte. Ihm obliegt es, die einzelnen Wirklichkeitsfragmente zu lesen und dann die Diagnose zu stellen.

Dieser Transkriptausschnitt kann funktionell gesehen als Überleitung zwischen dem vormals behandelten Technoskript und den nun im Fokus stehenden therapeutischen Akteuren angesehen werden. Im Ausschnitt werden sowohl die vormals herausgearbeiteten Eigenschaften der Technoskripte als auch die Schwierigkeiten, die sich durch die Nutzung der therapeutischen Akteure ergeben, betont. Das Lesen der Technoskripte wird dadurch deutlich erschwert, da der Tumor ggf. eben nicht entsprechend seinem intendierten Handlungsprogramm interagiert, sondern im Sinne der durch die therapeutischen Akteure intendierten Präskription. Eine Überprüfung, ob die Akteure im Sinne der Präskription agieren oder, ob es zu einer Krise zwischen Prä- und Subskription gekommen ist, können die Technoskripte allein nicht liefern. Sie vermögen einzig Hinweise zu geben, verhelfen aber nicht zu einer eindeutigen Aussage über die aktuell eingegangenen Interaktionen im Netzwerk. Der Arzt verschafft sich so ausschnittartig einen Einblick und deutet anhand der vorliegenden bzw. erkennbaren Produkte der Interaktionen, wie die Akteure sich verhalten haben könnten. Die Technoskriptinterpretation, das Lesen, ist also jedes Mal eine Netzwerkanalyse, die anhand der vorzufindenden Produkte den realistischsten Weg, den die Interaktion der Akteure genommen haben könnte, abwägen muss. Dies zeigt, wie hoch der Stellenwert des ärztlichen Erfahrungswissens anzusehen ist. Dadurch vermag er das aktuelle Netzwerk mit ähnlichen zu vergleichen und die eingegangenen Interaktionen der Akteure im Hinblick auf die Wahrscheinlichkeit ihres Auftretens besser zu deuten.

5.3.2 Ein (un-)„echtes Tumorrezidiv"

Auch der folgende Transkriptabschnitt befasst sich inhaltlich mit dem Wirken der dinglichen Akteure im therapeutischen Kontext. Wiederum wird darüber gesprochen, welche Interaktion sie am wahrscheinlichsten eingegangen sein könnten. Ein sicheres Ergebnis scheint nur mit Einschränkungen möglich, hierfür ursächlich ist vor allem die bereits angesprochene ungenügende Darstellungsgenauigkeit der Technoskripte.

{02:09}	**A**	ähm (.) was man jetzt in der kernspintomografie SIEHT ist das ähm,
{02:13}		(0.69) äh (.) NEUE strukturen aufgetreten,
{02:16}		sind DIE kontrastmittel anreichern (.) ja,
{02:18}		(0.63) da sie aber insgesamt BESser werden von der bewegung her,
{02:21}		ja (.) muss man JA sagen–
{02:22}		UND ähm,
{02:24}		WACH kontaktfähig sind–
{02:26}		halte ich die WAHRscheinlichkeit dass sich das um nen echtes tumorrezidiv handelt für EXtrem gering ich glaube eher,
{02:30}		dass das so ne art PSEUDOprogression ist (.) ja,
{02:32}		das kriegt man halt (.) HÄUfig–
{02:34}		wenn man ähm (.) so intensive chemotherapie macht,
{02:37}		(1.26) *[Arzt holt etwas aus Schublade]*
{02:39}		äh:m es gibt jetzt nur EIgentlich nur einen weg;
{02:41}		UM rauszukriegen was es jetzt genau ist;
{02:43}		das ne SOgenannte positronen,
{02:45}		emissionstromografie SO ne metabolische diagnostik,
{02:46}		hatten wir GLAUBE ich auch schon bei ihnen gemacht?
{02:48}	**BP**	m_hm,
{02:49}	**A**	in jü [lich (.) ne,]
{02:50}	**P**	[in jülich] ne?

Transkript 18: Kontrollgespräch – Patient 14.3, Gesprächsdauer insgesamt: 10 min. 35 Sek.

Offen gibt der Arzt zu, dass er was sieht, aber nicht genau weiß, was es ist und dass zur Klärung weitere diagnostische Verfahren notwendig sind. Es sind auf dem MRT-Technoskript Strukturen zu sehen, die *kontrastmittel anreichern*, dies kann ein Tumor sein, muss es aber nicht. Es kann auch durch die therapeutischen Akteure verändertes Gewebe sein, das technoskribiert in seiner visuellen Gestalt dem eines Tumors gleicht. Das MRT-Technoskript zeigt lediglich, dass in dem Netzwerk Interaktionen stattgefunden haben. Diese lassen sich allerdings nicht explizit einem der Akteure zuordnen, sodass auch über das zu sehende Produkt, die Kontrastmittelanreicherung, keine sicheren Rückschlüsse gezogen werden können. Eine mögliche Interpretationsmöglichkeit, dass es sich hierbei um ein Tumorrezidiv handelt, hält der Arzt aufgrund des guten Allgemeinzustands des Patienten für unwahrscheinlich. Er gleicht somit das zu sehende Resultat der Akteurinteraktion mit kontextuellen Informationen über den Patienten ab. Dafür muss er wissen, dass die Interaktionen der Akteure unterschiedliche Nebeneffekte mit sich bringen können, um durch ihr Auftreten oder Nicht-Auftreten Hinweise zu erhalten. Er spricht in Bezug zum späteren Begriff der Pseudoprogression[103] hier von einem *echten tumorrezidiv*. Der Pleonasmus deutet darauf hin, dass es auch unechte Tumore, Pseudotumore, geben muss, was er als relevantes Phänomen für diesen Patienten in Betracht zieht. Das Wissen um die Uneindeutigkeit dieser visuellen Auffälligkeit hat der Arzt wahrscheinlich durch Fehldiagnosen erworben. Er hat eine solche Struktur, die aussah wie ein Tumor, operativ entfernt und durch cytologische Untersuchungen herausgefunden, dass es sich nicht um Tumor handelt. Es war also eine andere strukturelle Veränderung des Gehirns, die auf dem MRT-Technoskript aussieht wie ein Tumor, aber eben keiner ist, in dieser Hinsicht also unecht war. Deswegen markiert er die Situation als nicht gänzlich gesichert: Mit *ich glaube* referiert er auf einen zwar vorhandenen, aber noch nicht gesicherten Gewissheitszustand seines epistemischen Subjekts. Es kann seiner Meinung nach auch eine *art pseudoprogression* sein, ein Phänomen, das einem Tumor in seiner visualisiert-technoskribierten Form gleicht, aber doch kein Tumor ist. Der Begriff *pseudoprogression* ähnelt auf erkenntnistheoretischer Ebene dem oben angesprochenen des echten *tumorrezidivs* und kann als Indiz für die Richtigkeit des oben skizzierten Erkenntnisprozesses gewertet werden. Aufgrund mangelnden sicheren Wissens, den ursächlichen Zusammenhang betreffend, kann der Arzt aktuell keine der beiden Varianten ausschließen. Für eine sicherere und auch genauere Diagnose fehlen ihm weitere Informationen über die im Netzwerk vollzogenen Interaktionen, die sich allein aufgrund des vorliegenden Produkts nicht rekonstruieren lassen.

Im Folgenden wägt er auf Basis seines Wissens über die Netzwerkstrukturen die zur Debatte stehenden Möglichkeiten ab und verbalisiert so Teile seines Erkenntnisprozesses. Eine solche Pseudoprogression bekommt *man halt häufig*,

---

103 „Zwanzig bis dreißig Prozent der Patienten zeigen nach der Radiochemotherapie ein vermehrtes Enhancement, das im Folgenden wieder verschwindet, ohne dass die Therapie umgestellt worden wäre. Dieses Phänomen wird Pseudoprogression genannt und wird vornehmlich in den ersten 12 Wochen nach Ende der Strahlentherapie beschrieben. Der pathophysiologische Hintergrund der Pseudoprogression ist im Einzelnen bis heute unbekannt“ (http://www.klinikum.uni-heidelberg.de/Tumor-Responsekriterien.131923.0.html, Stand: 19.02.2014).

wenn man intensiv therapiert, also viele Interaktionen mit (verschiedenen) Akteuren herbeigeführt wurden. Warum und wie genau diese Pseudoprogression jedoch als Nebeneffekt bei der Therapie auftreten kann, nicht jedoch muss, ist bislang in der Medizin nicht geklärt. Das visuelle Ergebnis ist ein nicht nachvollziehbarer und ungewünschter Nebeneffekt der Therapie, der nicht immer auftritt. Auch ist ihr strukturelles Äußeres einem „echten" Tumor zumindest auf dem Technoskript so ähnlich, dass eine Unterscheidung in vivo nicht möglich ist. So erscheint das Konstrukt Pseudoprogression als ein benennbares Phänomen, welches jedoch durchweg durch Nichtwissen bzw. aktuellem nicht sicherem Wissenkönnen gekennzeichnet ist und auf dem Wissen des Arztes über die Strukturen des Netzwerks und dessen Kontext basiert. Offenbar kann eine Unterscheidung zwischen Tumor und Pseudoprogression anhand kontextueller Informationen über induzierte Therapieschritte sicher(er) getroffen werden. Endgültige Sicherheit bietet wiederum die Anfertigung eines FET-PET-Technoskripts: *es gibt jetzt nur eigentlich nur einen weg.* Dieses ist den Ausführungen des Arztes zufolge dazu in der Lage, eindeutig zwischen Tumor und Pseudoprogression unterscheiden zu können. In gewisser Hinsicht ist dies auch durchaus stimmig, da ein Tumor meist eine deutlich höhere Stoffwechselrate aufweist als durch die Therapie verändertes aber strukturell gesundes Gehirngewebe. Das einschränkende *eigentlich* zeigt an, dass es doch mehr als dieses einen *weg* gibt, denn auch mit einer Biopsie könnte eindeutig zwischen den beiden Phänomenen unterschieden werden. Jenes Kontextwissen basiert auf dem Wissen um die induzierten Akteure und auf deren potenziell möglichen Handlungsprogrammen. In Referenz zum eigenen Erfahrungswissen werden die möglichen (Anti-)Handlungsprogramme einander gegenübergestellt und mit dem technoskriptiv präsentierten Ergebnis verglichen, um die Interaktionen der Akteure nachvollziehen und dann sicherer entscheiden zu können, ob die strukturelle Auffälligkeit Tumor oder Pseudoprogression ist. Trotzdem sind gewisse Handlungskonzepte ausgebildet, die den Umgang mit diesem lokal nicht abzuklärenden Phänomen erlauben. So wird das Konzept der Pseudoprogression in diesem Fall durch seine Divergenz zum Tumor klassifiziert, auch wenn dies visuell augenscheinlich nicht der Fall ist. Beide Konzepte unterscheiden sich dahingehend, dass die Pseudoprogression im Vergleich zum Tumor keinen weiteren Raum fordert, sodass es zu den visuell erkennbaren Strukturveränderungen kommt, die allerdings statisch bleiben. Es liegen ebenfalls keine Hypothesen zur ursächlichen Entstehung vor, da ansonsten die Unterscheidung der beiden Konzepte nicht derart problematisch wäre und klare Ursachen benannt und somit eventuell umgangen werden könnten. Wahrscheinlicher ist jedoch, dass sie auch mit ausreichend fundiertem Wissen über ihre Entstehung nicht umgangen werden können, da sie als Nebeneffekt der Therapie auftreten und an den Therapieeffekt gekoppelt sind. In diesem Zusammenhang gewinnt die Formulierung *kriegt man halt häufig* besondere Bedeutung.

Sie offenbart den alltäglichen Umgang mit Unsicherheiten und zeigt auf, dass Wissen bereits in einer gewissen Qualität vorhanden sein muss, um beide Konzepte als Interpretationsmöglichkeit einander gegenüberzustellen. Eine abschließende Referenz auf die Alltäglichkeit dieses Phänomens und den erfahrungsbasierten Umgang mit ihm wird durch die Zuschreibung als *klassiker* deutlich.

{03:19}	**A**	weil das is EIgentlich vom bild her nen klassiker,
{03:20}		im besonderen WEIL sie halt zweimal bestrahlt worden sind;

Transkript 19: Kontrollgespräch zur MRT-Besprechung – Patient 14.3, Gesprächsdauer insgesamt: 10 min. 35 Sek.

Dem Arzt ist dieses Vorkommnis geläufig. Er verfügt über ein hinlängliches Erfahrungswissen. Er stützt dadurch seine vormalige Hypothese, indem er auf bekannte Fälle referiert und hierbei gerade die vorliegende therapeutische Kombination *zweimal bestrahlt* worden als besonders relevantes Kriterium für das Auftreten einer solchen Pseudoprogression beschreibt. Interessant ist bei der Präsentation jener konstituierenden Unsicherheiten die Haltung der Interaktantengruppe, die diese als gegeben und unumgänglich hinnimmt. Sie trägt so der vorgefundenen Asymmetrie der Situation und dem dementsprechenden Status des Experten Rechnung. Die vom Arzt kommunizierten Unsicherheiten werden an- und wahrgenommen, geben jedoch für den Patienten keinen Anlass zum Handeln. Wichtig scheint demnach, dass der Arzt als Experte jene Unsicherheiten kennt, achtet und durch sein offenes kommunikatives Verhalten an den Patienten weitergibt. Sollte der Arzt jedoch gewisse Aspekte nicht kommunizieren, kann die Interaktantengruppe diese i. d. R. nicht selbst erfragen. Denn für das Erkennen von Nichtwissen und unsicherem Wissen werden erweitertes Kontextwissen und Erfahrung benötigt, über die nur der Experte verfügt. Das heißt der Patient ist in dieser Situation auf die offene Haltung des Arztes angewiesen, der als einziger die Situation vollkommen überblicken kann, zumindest von ihrer medizinisch-therapeutischen Seite her. Der Patient muss auf dessen Auswahl vertrauen. Zwar kann durch kritisches Nachfragen erweitertes Wissen erworben werden, wie auch durch selbstermächtigte Recherchen in einschlägigen Portalen und Foren. Letztlich bleibt der Arzt aber die Instanz des Wissens wie auch des Nichtwissens. Ihm obliegt die Bestätigung und Relevanzeinordnung des vom Patienten erworbenen Wissens, welches diesem aufgrund seines ungenügend ausgebauten Wissensnetzes nicht möglich ist.

5.3.3 Die (Un-)Sicherheit des dinglichen Wirkens

Die Transkripte dieses Kapitels befassen sich ebenfalls mit dinglichen Akteuren innerhalb der Therapie, beziehen jedoch das Technoskript als Akteur nicht mehr mit ein. Hier wird als Referenzpunkt diskursiv gefestigtes Wissen oder das Erfahrungswissen des Arztes über die Handlungsprogramme der Akteure zurate gezogen. Auf welchen dieser beiden Wissenstypen aktuell referiert wird, kann nicht immer festgestellt werden. Dies mag daran liegen, dass die Referenz auf das eigene Erfahrungswissen trotz oder gerade wegen des Status als Experte nicht immer benannt wird.

Der folgende Transkriptabschnitt entstammt einem Erstgespräch mit einem Patienten, dessen Tumor aufgrund seiner Größe und der dispersen Struktur inoperabel ist. Der Arzt zeigt dem Patienten im Ausschnitt die für ihn relevanten therapeutischen Möglichkeiten auf. Nachdem die Operation als Möglichkeit zuvor ausgeschlossen wurde,[104] werden die beiden noch verbleibenden angesprochen. Hypothetisch wird vom Arzt das Netzwerk mit den für diese Situation möglichen Akteuren aufgebaut, um die infrage kommenden Handlungsprogramme mit ihren Folgen aufzuzeigen. Bisher liegt für diesen Patienten außerdem keine eindeutige Diagnose vor. Bekannt ist, dass er einen Tumor besitzt und in welcher Form dieser vorliegt, allerdings nicht, welche strukturellen Eigenschaften er aufweist. Die dafür nötige Biopsie soll, so wurde es zuvor angesprochen, zeitnah erfolgen. Im Verlauf des Gesprächs wird deutlich, dass beide Optionen nicht sicher zu einer Verkleinerung des Tumors führen, sondern das lediglich eine Zustandsstabilisierung angestrebt wird.

{05:31}	**A**	wir ne geWISsE chance haben dass ne,
{05:32}		strahlentherapie oder chemotherapie IHRen zustand so hält wie er jetzt is ja;
{05:35}	**P**	mh,
{05:36}	**A**	(0.36) und wenn DAS nicht funktionie:rt;
{05:38}		(0.4) und wir keine andere chanCE mehr haben,
{05:39}		als zu operieren kann man DANN über ne operation reden;

104 Bei diesem Patienten liegt ein Tumor mit disperser Struktur vor, das heißt dieser liegt verteilt über nahezu das komplette Gehirn vor und ist nicht, wie in den meisten Fällen, an einer Stelle als *eine* Struktur vorliegend. Einen solchen dispersen Tumor zu operieren, gestaltet sich als nahezu unmöglich, da an vielen Stellen Gewebe entnommen werden müsste und daraus enorme Folgen für den Patienten resultierten.

{05:41}		(0.33) ne (.) aber stellen sie sich das szenario VOR?
{05:44}		wir kriegen mit ner strahlen oder chemotherapie große teile des tumors kleinER oder,=
{05:48}		=stabilisieren das ganze DANN ham sie im prinzip dieses
{05:50}		dieses !SEHR! [hohe operationsrisiko,]
{05:51}	**P**	[IS das ne realistische] chance (.) wenn ich fragen darf?
{05:53}		(0.33)
{05:54}	**A**	das weiß ich erst DANN;
{05:55}		wenn ICH genau die diagnose hab;

Transkript 20: Erstgespräch – Patient 15.5, Gesprächsdauer insgesamt: 15 Min. 10 Sek.

Der Arzt führt aus, es bestehe eine *gewisse chance*, dass Strahlen- und Chemotherapie zur Verbesserung des pathologischen Zustands des Patienten beitragen. Es gibt daher Grund zur Hoffnung aber nicht zu übersteigertem Optimismus. Der epistemische Ausdruck offenbart, dass der Arzt aufgrund seines eigenen Erfahrungswissens nicht davon überzeugt ist, dass das von ihm intendierte Ergebnis auch tatsächlich eintritt und dann auch noch mit einer gewissen Stabilität vorliegt. Eine Verkleinerung des Tumors scheint durch beide Möglichkeiten nicht direkt intendiert und auch nicht möglich, wie die Metapher, den Zustand zu halten, verdeutlicht. Es soll durch die Hinzufügung von therapeutischen Akteuren auf die vom Tumor ausgehenden Interaktionen eingewirkt werden. Sie sollen bestenfalls unterbunden werden. Durch das Wirken der dinglichen Akteure soll also das Stoppen des Tumorwachstums erreicht werden, sodass der aktuelle Zustand des Patienten, wie er *jetzt is*, erhalten bleibt. Die Unsicherheit dahingehend, ob diese Möglichkeit funktioniert, zeigt sich darin, dass eine zweite Variante infrage kommt, die dann eingesetzt wird, wenn *keine andere Chance mehr* bleibt. Deutlich wird durch die Formulierung zweierlei: zum einen, dass die Operation das Mittel der Wahl des Arztes ist, da sie nach wie vor als letzte Möglichkeit thematisiert wird; zum anderen, dass Arzt und Patient in ihren Positionen nur auf die im Netzwerk innerhalb des Patienten vollzogenen Interaktionen reagieren können. Sie müssen beobachten und die Akteure im Netzwerk zunächst interagieren lassen. Erst wenn dies nicht im Sinne der intendierten Präskription geschieht und durch ein Technoskript festgesellt wurde, können sie eingreifen. Trotz der offensichtlich vorliegenden Zweifel und mit Bezug auf das im Folgenden angesprochene sehr hohe Operationsrisiko, scheint diese Therapievariante nach Ansicht und Erfahrung des Arztes am sichersten zum eigentlich gewünschten Ergebnis zu führen, eine Reduzierung der pathologischen Struktur zu erreichen, und demnach einen deutlichen Therapiefortschritt zu bewirken. Jene Reduktion wurde bei den vorherigen Ausführungen lediglich indirekt (*zustand so hält*) angesprochen. Im Vergleich zur zweiten Option, der Operation, ist das Erreichen der Reduktion durch das Wirken der dinglichen Akteure deutlich schwieriger, vielmehr nahezu unmöglich. Zwar könnte eine meist mit dem Tumorwachstum einhergehende Entzündung, hervorgerufen durch den Druck auf das umliegende Gewebe, vorliegen, die durch entsprechende Akteure reduziert werden kann. Allerdings wäre dies keine direkte, sondern lediglich eine symptomatische Therapie des Tumors. Biologisch gesehen ist es nicht möglich, dass Zellen einfach verschwinden. Aber genau dies müsste geschehen, wenn der Tumor in seiner Größe reduziert werden soll. Seine Verkleinerung geht immer einher mit einer Verringerung seiner Zellen. Diese werden durch eine Chemo- oder Strahlentherapie aber allenfalls zerstört und bleiben also strukturell im Körper vorhanden, auch wenn sie biologisch nicht mehr relevant sind. Dies erklärt auch die Gewichtung der Optionen: Kann eine Operation zu einer Verkleinerung führen, so ist diese durch Chemo- und/oder Strahlentherapie nicht möglich. Der Vergleich dieser Optionen aufgrund ihrer erwarteten Ergebnisse hinkt demnach stark, da zwangsläufig andere Ergebnisse erzielt werden müssen. Deren Verbalisierung erscheint deshalb im Hinblick auf die Beziehungsebene der beiden Interaktionspartner fragwürdig bis deplatziert. Natürlich müssen sie deshalb, nimmt man die Reduktion des Tumors als angestrebtes Ziel, als unsicherer dargestellt werden. Natürlich kann durch ihr Wirken, weil der Tumor eben nicht in seiner Struktur verkleinert werden kann, die Stabilisierung des Zustands weniger sicher prognostiziert werden. Der Unterschied in ihrer Wirkungsweise wird vom Arzt allerdings nicht explizit formuliert, sondern es wird lediglich darauf fokussiert, mit welcher Sicherheit der Zustand des Patienten stabilisiert werden kann. Mit Blick auf die zu erwartenden Risiken sind diese therapeutischen Akteure erste Wahl, weil der Patient mit dieser Behandlung ein überschaubareres Maß an Risiko eingehen muss. Mit Blick auf die Sicherheit des Eintretens der Stabilisierung ist jedoch die Operation die erste Wahl. Es darf hierbei auch nicht vergessen werden, dass der Arzt Neurochirurg ist. Seinem eigenen Handeln und dem seines Kollektivs entspricht folglich die Operation, sodass von diesem Standpunkt aus gesehen die Skepsis bezüglich der beiden Therapieoptionen, die seinem Denkstil nicht voll entsprechen, nachvollziehbar ist. Erst in einem zweiten Schritt wird deutlich, dass die angesprochene Unsicherheit nicht nur in Abgrenzung zur Operation besteht, sondern sich auch auf das *funktionieren* der beiden Therapien bezieht, also auf die Handlungen der Akteure an sich. Der Arzt kann nicht sagen, ob sie so *funktionieren* wie intendiert oder ob andere, nicht intendierte Effekte auftreten. Sobald er sie in ihre Akteur-Welt, den Patienten, integriert hat, hat er keinen Einfluss mehr auf die Handlungen der Akteure. Auch Wissen über die eingegangenen Interaktionen erlangt er erst nach einiger Zeit. Dann, wenn durch ein Technoskript mögliche Auffälligkeiten visualisiert werden können. Er kann also nur prognostizieren, wie genau sie in Interaktion miteinander treten und welche Ergebnisse aus diesen Handlungen resultieren. Sein Erfahrungshorizont gibt ihm die Sicherheit, diese Option als mögliche Handlungsoption anzuführen. Innerhalb des Horizonts scheint er jedoch divergierende Erfahrungen zu besitzen, die darauf fußen, dass der Mensch ein biologisches System ist und Symptome und Krankheiten jeweils individuell ausgeprägt sind. Daher kann er seinen Erfahrungshorizont nicht zur sicheren Prognose für die Wirkung dieser therapeutischen Akteure heranziehen, sodass er sein Wissen hier selbst als unsicher und unzureichend markiert.

Auch das nächste Fragment zeigt auf, wie unsicher das Wissen über die Interaktionen zwischen den Akteuren ist. Der folgende Ausschnitt ist einem routinemäßigen Kontrollgespräch entnommen. Der Patient befindet sich seit längerer Zeit in Therapie und sein Tumorrezidiv ist mittlerweile problematisch gewachsen, sodass auch hier die Operation nicht als Therapieoption zur Verfügung steht. Auch die Chemotherapie konnte bisher keinen sichtbaren Therapieerfolg erzielen. Deshalb erscheint die Strahlentherapie als die einzig mögliche Therapieoption.

{03:50}	**A**	das wird auch ERstmal nicht weg gehen,
{03:52}		die strahlentherapie kann DAS nicht wegzaubern ne,
{03:54}		das (.) was wir HOFfen is das (.) en effekt,
{03:57}		der strahlentherapie DANN so nach wochen,
{03:59}		(0.23) langsam greift (.) ja,

Transkript 21: Kontrollgespräch – Patient 12.7, Gesamtdauer insgesamt: 13 min. 49 Sek.

Mit das *wird auch erstmal nicht weg gehen* bezieht der Arzt sich auf die momentanen Ausfallerscheinungen des Patienten. Diese werden gemäß der Aussage des Arztes nach zunächst bleiben, sodass eine deutliche Reduktion der Tumorgröße nicht realistisch scheint. Aufgrund der Größe des Tumors kann nicht operiert werden, sodass durch die Strahlentherapie nur eine langsame und minimale Reduktion der Größe erfolgt. Indirekt wird das Ziel der nachfolgenden Therapie angeführt: das Stoppen des Tumorwachstums. *Wegzaubern* referiert in diesem Kontext auf die Unwahrscheinlichkeit des Eintritts einer möglichen Besserung und schiebt diese in den Bereich der Mythen, mithilfe wissenschaftlicher Methoden scheint dies demnach unmöglich. Jenes metaphorische Bild der zauberhaften Unsicherheit wird auch durch *hoffen* weiter aufrechterhalten. Affektiv-motivational bringt der Arzt sich selbst an dieser Stelle mit in das Gespräch ein und präsentiert sich als ebenfalls situativ involviert in die Problematik. Die menschlichen Akteure können nur *hoffen*, dass ein Effekt eintritt und dieser erfolgt noch dazu langsam *nach wochen*. Die Semantik der genutzten Wörter verweist darauf, dass der Arzt mit seinem Latein am Ende ist und keine Möglichkeit mehr sieht, das Handlungsprogramm des Tumors zu transformieren. Trotz offensichtlichem Wissen über die Therapie und die potenziell möglichen Interaktionen zwischen den Akteuren überwiegt das Moment der Unsicherheit. Aufgrund seines Erfahrungswissens und der bereits zuvor eingegangenen diversen therapeutischen Interaktionen bei diesem Patienten, die alle nicht die vom Arzt und vom Patienten gewünschten Handlungserfolge geliefert haben, bleibt er skeptisch. In diesem Fall ist weniger die Unsicherheit über die Interaktionen der nichtmenschlichen Aktanten relevant, sondern vielmehr der retrospektive Blick auf die aus der Perspektive der menschlichen Akteure bereits gescheiterten Interaktionen. Er hat bereits versucht, diverse Akteur-Kombinationen innerhalb des Netzwerks zu etablieren. Das Handlungsprogramm des Tumors war aus Sicht der menschlichen Akteure dessen Anti-Handlungsprogramm, jedoch stets widerständiger, sodass die Interaktionen nicht zum gewünschten Transformationsprozess geführt haben. Der Arzt muss aufgrund der fallspezifischen Individualität seiner Patienten stets bei jedem aufs Neue das Netzwerk strukturieren. Hierbei mag es Kombinationen geben, die in vielen Fällen zum gewünschten Transformationsprozess führen. Tatsächlich prognostizierbar ist dies allerdings erst in der Situation selbst, wenn der Arzt durch seinen technoskriptiv erweiterten Blick tiefere Einsichten in das Netzwerk erhält und die Wirkungsweise der Akteure bestimmen kann. Eine sichere Wissens- und Ausgangsbasis liegt aufgrund der Variabilität des Menschen als Akteur-Welt nicht vor, sodass nur mithilfe von möglichst prognostizierbaren Akteuren ein möglichst gesichertes Netzwerk generiert werden kann. In diesem Fall, wo bisher alle Interaktionen nicht den prognostizierten Verlauf genommen haben, ist das Moment der Unsicherheit bzgl. der möglichen Interaktionen dieser Akteure deshalb besonders groß. Der Tumor dieses Patienten unterscheidet sich also hinsichtlich seiner Eigenschaften derart von denen anderer Patienten, dass über das Verhalten zukünftiger Akteurinteraktionen keine Prognose mehr getroffen werden kann. Da bei einigen Patienten auch die routinierten und z. T. vielfach erprobten Akteur-Kombinationen nicht funktionieren, muss jeweils individuell ein situativ sich etablierendes therapeutisch wirksames Netzwerk aufgebaut werden. Dieses geschieht in Anlehnung an die erprobten Versionen, jedoch mit dem Wissen darum, dass diese nicht unbedingt wirken müssen, da es sich bei dem Tumor im Gegensatz zu den beiden anderen Akteurgruppen um einen individuell strukturierten Akteur handelt.

Das nachfolgende Transkript stützt die Aussage des vorherigen. Der Ausschnitt entstammt einem therapeutischen Folgegespräch, das teilweise präoperativen Charakter besitzt. Die Option der Operation wird hier kontrastierend zu anderen relevanten Therapieoptionen dargestellt. Im anschließenden Abschnitt wird ein Kriterium gegen den Einsatz von Chemo- und Strahlentherapie dargelegt.

{06:25}	**A**	ähm (.) auf DER anderen seite isses so dass,
{06:27}		dieser tumor praktisch SO groß ist ja?
{06:29}		das auch mit NER chemotherapie oder mit ner strahlentherapie KEINE echte kontrolle da sein wird;

Transkript 22: Kontrollgespräch – Patient 16.5, Gesprächsdauer insgesamt: 24 min. 29 Sek.

In diesem Beispiel wird als ausschließendes Kriterium die Größe des Tumors genannt, die in ihrem Ausmaß *praktisch*, d. h. tatsächlich zu groß[105] für einen Einsatz der beiden Optionen ist. Praktisch bezieht sich auf das bekannte Wirken der beiden therapeutischen Akteure, ihre bekannten Handlungsprogramme. Diese führen dazu, dass *keine echte kontrolle* gegeben ist. Der Euphemismus umschreibt die Tatsache, dass die Therapie zwar zu einem Stopp des Tumorwachstums führen könnte, dadurch ansonsten aber keine Besserung für die momentane Situation des Patienten erreicht wird. Indirekt bezieht er sich auf das anhand des vorherigen Beispiels geschilderte Moment des Unsicheren, weil die Handlungsprogramme der Akteure nicht einsehbar und vollständig absehbar sind. Dies dazu führt, dass der aus dieser Interaktion resultierende therapeutische Zustand nicht mehr vom Arzt kontrolliert werden kann. Der Kontrollverlust entsteht dabei durch bereits bekannte Nebenfolgen der intendierten Interaktionen, welche negative Auswirkungen auf den Patienten hätten und nicht vom Arzt gesteuert werden können. Warum aber die Tumorgröße ein entscheidendes Kriterium dafür ist, dass die Interaktionen nicht mehr gesichert verlaufen können, bleibt unklar. Betrachtet man die Situation auf der Ebene des Akteur-Netzwerks, so erfolgt durch eine Vergrößerung des Tumors eine Erhöhung der Zellen und somit eine Erhöhung der potenziell zur Interaktion befähigten Akteure. Warum diese aber dazu beitragen, dass das Wirken der beiden therapeutischen Akteure unsi-

105 Die Größe wird deshalb zum relevanten Kriterium, weil die einzelnen Zellen kurz vor ihrem Absterben anschwellen und so den Hirndruck kurzzeitig erhöhen. Außerdem verbleiben die abgetöteten Zellen im Gehirn, sodass dem Patienten die mit dem Tumor verbundenen Ausfallerscheinungen erhalten blieben.

cherer wird, wird nicht geklärt. Prinzipiell sollten die gleichen Interaktionen eingegangen werden wie bei einer geringeren Tumorgröße. Es darf bei diesen Darstellungen jedoch nicht unbeachtet bleiben, dass es die Intention des Arztes ist, den Patienten von der Notwendigkeit einer Operation zu überzeugen. Vor diesem Hintergrund ist der angesprochene Kontrollverlust ein Argument für die Operation, weil eine Therapie, die nicht kontrolliert werden kann, ein ungeahntes Risiko birgt. Da von keiner *echten kontrolle* die Rede ist, kann davon ausgegangen werden, dass ein gewisser Erfahrungshorizont vorhanden ist. Die Erfahrungen können aber keine letztgültige Abschätzung rechtfertigen oder aber der Arzt weiß aufgrund seines Erfahrungswissens, dass bei dieser Größe keine sichere Therapie mehr möglich ist und scheut sich, dies direkt zu kommunizieren. Er vermeidet es, direkt auf die Quelle seines Wissens zu referieren. Indirekt wird durch *praktisch* angesprochen, dass es sich um Erfahrungswissen handelt, welches er in seinem alltäglichen Umgang mit diesen Akteuren gewonnen hat.

5.3.4 Nutzung des Unsicheren

In den vorherigen Kapiteln wurde aufgezeigt, dass der Arzt mit potenziell unsicheren therapeutischen Akteuren interagiert. Er weiß dabei um ihre z. T. geringe Prognostizierbarkeit und vermittelt seinen Patienten die Unsicherheiten, das Aufkommen eines Anti-Programms und die damit verbundene De-Skription. In diesem Kapitel wird im Bezug zu einem dieser Akteure, dem hauptsächlich genutzten Chemotherapeutikum Temodal, ein weiterer möglicher Grund aufgezeigt, der bisher aus der Struktur des Netzwerks nicht ersichtlich war. Hierfür wird ein anderer Blick eingenommen, bei dem weniger die bisher genutzte Perspektive der ANT hilft, sondern diejenige, die ihr und den Science Studies als basales Element zugrunde liegt: die Betrachtung von Wissenschaft und Forschung als sozialer Praxis und sozial konstruiertem Prozess innerhalb eines sozialen Gefüges, welches stets entsprechenden Kontextbedingungen unterliegt. Aufgrund des etwas anders gelagerten Fokus und der strukturellen Gegebenheiten – erstmals ist eine annähernd dialogische Situation vorzufinden – innerhalb dieses Transkripts wirkt diese Analyse im Vergleich zu den übrigen eher gesprächsanalytisch angelehnt. Dies resultiert aus der Herausarbeitung zweier Darstellungen von betroffenen Subjekten, durch die ein tieferer Einblick in die medizinische Forschung und die Einbindung ihrer Produkte in das aufgezeigte Netzwerk erlangt wird. Der Arzt stellt in diesem Ausschnitt einen direkten Bezug zu dem der Neuroonkologie zugrundeliegenden medizinisch-wissenschaftlichen Diskurs her, indem er auf die Studien Bezug nimmt, welche über die Wirkungsweise von Medikamenten Aufschluss geben und für deren Zulassung erforderlich sind. Dies macht den Ausschnitt besonders prekär, denn er zeigt nicht nur die Unsicherheiten in der Nutzung dieser Akteure auf, sondern auch die sie legitimierende institutionelle Grundlage. Durch seinen Exkurs referiert er auf die Methoden der Wissensproduktion in der Medizin, die anders als bei Laborwissenschaften immer in die Praxis integriert werden müssen. Umso erstaunlicher ist es, dass er die diesbezüglich geäußerte Kritik an den Patienten weitergibt. Als Analysebeispiel dient das Transkript eines routinemäßigen Kontrollgesprächs mit einem Patienten, der sich momentan gegen Ende seines ersten Therapiezyklus[106] befindet. Nach der Übermittlung des positiven MRT-Ergebnisses kommt die Frage auf, wie lange noch Chemotherapie eingenommen werden sollte und/oder könnte. Das Transkript beginnt unmittelbar nach der Frage, ob eine Erhöhung der Dosis auch zu einer Erhöhung der Wirksamkeit führt und die momentane Therapie aufgrund des guten Befindens des Patienten und der geringen Nebenwirkungen nicht intensiviert werden könnte. Der Arzt spricht sich gegen einen solchen Schritt aus und erörtert im Folgenden seine Gründe:

{04:35}	**P**	ja (.) ich GEH da mit ihrer empfehlung;
{04:36}		(0.42)
{04:37}	**A**	ja das is JETZT schwierig zu sagen;
{04:38}		ähm: weil wir keine wissenschaftlichen daten Weder für das eine,=
{04:40}		=noch für das andere haben diese SECHS zyklen sind halt damals;
{04:43}		im rahmen von ner studIE erarbeitet worden;=
{04:45}		=wo denen wo die [budget]
{04:45}	**P**	[<<all> ich meinte jetzt] auch > (.) also NICH mit ihrer empfehlung;
{04:46}		in dem sinne von ICH nagel sie da nachher drauf fest,
{04:48}		SON[DERN](.) ähm
{04:50}	**A**	[ne]
{04:51}		also (.) HÖren sie warum da überhaupt sechs zyklen;=
{04:54}		=festgelegt [WOR]DEN sind das lag einfach daran dass die–=

106 Bei Patienten mit malignen Tumoren wird nach einer Operation standardmäßig folgende Therapie begonnen: Ein einmaliger Zyklus Radiotherapie, der etwa sechs Wochen dauert, wird mit der Gabe von Chemotherapie kombiniert. In der Regel werden sechs Zyklen gegeben, die circa ein halbes Jahr andauern.

{04:55} **P** [ja?]

{04:56} ja?

{04:57} **A** =studie finanZIERT werden musste [das zeug]damals noch–=

{04:58} **P** [m_hm,]

{05:00} **A** =SAU teuer war und die äh sechs zyklen–

{05:02} da hat man halt gedacht nen halbes JAHR,

{05:03} hört sich !GUT! [an (.)]hätte ja auch irgendjemand–=

{05:04} **P** [ja?]

{05:06} **A** =sagen können NE wir machen zwölf zyklen und dann hätten die;

{05:07} die gesagt ja ok wenn wir DAS geld haben machen wir zwölf zyklen;

{05:08} [ähm]das is SON [bisschen willkürlich–]

{05:08} **P** [ja,] [ok also WIR fangen mo]

{05:10} **A** festgelegt word[en daran sind wir JA] nich mehr gebunden;

{05:11} **P** [fangen morgen,]

{05:13} **A** [wir kö]nnen ja machen was WIR wollen,

{05:13} **P** [ja–]

Transkript 23: Kontrollgespräch zur MRT-Besprechung – Patient 3.3, Gesprächsdauer insgesamt: 11 min. 12 Sek.

Makrostrukturell betrachtet ist im dargestellten Gespräch aufgrund der Thematik eine deutliche Dominanz der ärztlichen Beiträge zu verzeichnen, obwohl der Patient während der kompletten Ausführungen ein aktives Gesprächsverhalten mittels Rückmeldungen und Redeübernahmeversuche zeigt. Dieses Transkript enthält erstmals ein dialogisches Gesprächsverhalten und nicht wie bisher üblich die monologischen Vorträge des Arztes mit kleineren Einschüben bzw. mit aktivem Rückmeldeverhalten des Patienten. Entscheidend für die Analyse ist jedoch, dass der Arzt zusätzliche Kontextinformationen zum Ausdruck bringt, welche die enge Verbindung zwischen der aktuell praktizierten neuroonkologischen Disziplin und der medizinischen Forschung aufzeigen. Dies geschieht nicht auf einen Impuls des Patienten hin, der anscheinend nur eine Einschätzung zum weiteren Vorgehen der Therapie haben möchte, sondern allein durch einen Impuls des Arztes. Dieser zieht sie zur Plausibilisierung seiner zuvor vorgetragenen Therapieoption zurate, die anscheinend durchaus diskutabel ist, *schwierig zu sagen*. Dem Patienten konnte bis zu diesem Moment nicht bewusst sein, warum diese

Einschätzung ggf. *schwierig* ist, weil ihm die Forschungslage zu diesem Medikament nicht bekannt sein kann.[107] Im Hinblick auf die Gricesche Maxime der Quantität ist der Exkurs des Arztes durchaus als fragwürdig anzusehen, da er dem Patienten einen für Experten exklusiven Einblick in die internen Strukturen des medizinischen Diskurses gewährt. Glaubt man dem Arzt, sind beide Therapieoptionen nicht wissenschaftlich belegt, besser ausgedrückt: Seiner Meinung nach sind beide zumindest nicht hinreichend plausibilisiert: *ähm weil wir keine wissenschaftlichen daten weder für das eine noch für das andere haben.* Auffallend ist hier seine äußerst vage Ausdrucksweise. Konkrete Therapieoptionen werden nicht erwähnt, sondern es wird darauf verwiesen, dass es die zwei zuvor im Gespräch erwähnten Möglichkeiten gibt: entweder nach den sechs Standardzyklen aufzuhören, zu pausieren oder so lange Chemotherapie einzunehmen, wie es die körperliche Konstitution des Patienten ermöglicht. Das Adverb *halt* verweist in diesem Zusammenhang auf die Qualität des gewonnenen Wissens. Die Art, wie es produziert wurde – durch *studien* – wird als nicht optimal dargestellt, sodass mit Qualitätseinbußen im Hinblick auf die epistemischen Modalitäten zu rechnen ist. Worauf diese sich gründen, wird im Folgenden angeführt. Das *budget* der Studie und somit deren finanzielle Abhängigkeit von externen Faktoren sind hierfür entscheidend. Kritisiert wird die soziale Bedingtheit der wissenschaftlich-medizinischen Forschung, die nicht frei von kontextuellen Einflüssen ist. Diese werden vom Arzt als negativ dargestellt, als umgänglich und nur zwangsläufig und nicht notwendigerweise eingegangen. Was der Arzt hier allerdings als negativ beschreibt, ist die medizinische Forschung im Allgemeinen, deren Methoden er als wenig wissenschaftlich kritisiert. Er offenbart implizit die Zugehörigkeit der medizinischen Forschung zu den praktischen Wissenschaften, die Wissen zur Anwendung und <u>in</u> der Anwendung durch verschiedene Selektionsprozesse produzieren. So ist eine enge Verbindung zwischen der medizinisch-klinischen Forschung und der innerhalb der Labor-Studien untersuchten experimentellen Laborforschung nachzuvollziehen. Überraschend ist in diesem Zusammenhang allein die abwertende Bemerkung des Arztes, dass dies wenig wissenschaftlich sei, die auf seine divergierende Einstellung zur Forschung verweist. Überraschend ist der Äußerungskontext, findet diese Diskussion doch innerhalb eines

---

107 Hier gilt es, Kontextinformationen zuzugeben, denn das Medikament an sich ist seit einigen Jahren ein Standardmedikament in der Therapie von Gehirntumoren und in seiner Wirkungsweise durch Studien bestätigt. Allerdings gibt es bisher noch keine etablierte Standardtherapie, d. h. die Gabe (Länge, Häufigkeit, Zyklen-Aufbau und Dosis) des Medikaments ist bisher noch nicht endgültig festgelegt: „There is no consensus on the optimal approach for patients with recurrent GBM [Glioblastoma], es-pecially in the new era, in which recurrence occurs after exposure to TMZ [Temodal] used in the upfront setting, with many patients treated with 12 or more cycles of adjuvant therapy" (Perry et al. 2010, S. 2052).

Patientengesprächs statt. Die anschließende Äußerung des Patienten stützt diese Irritation. Er merkt an, dass er natürlich nicht genügend Wissen besitzt, um diese Entscheidung treffen zu können und von der Abschätzung des Experten abhängig ist. Durch die Anlehnung seiner Äußerung an seine vormalige offenbart er seine Compliance: *ich meine jetzt auch also nich mit ihrer empfehlung.*

Die Nachfrage, die diesen Einschub produziert hat, war also seinem Interesse geschuldet und nicht durch ein Zweifeln an der Stellung des Experten evoziert. Mit dem zweiten Teil seiner Ausführungen konkretisiert er sein Anliegen. Er will den Arzt nicht auf seiner Meinung *festnageln*, sondern entlässt ihn durch die genutzte Metapher sogar z. T. aus seiner Verantwortung. So gibt der Patient zu verstehen, dass ihm das Risiko der Situation bewusst ist und er es selbst tragen möchte und den Arzt als Experten um Rat und um seine Empfehlung fragt. Der Patient offenbart hier sein Ideal von einer kooperativen Arzt-Patient-Beziehung im Sinne des Shared-Decision-Making und seinen bevorzugten Kommunikationsstil. Auffallend ist die Verwendung der Metaphern: *Ich geh da mit ihrer empfehlung* bezieht sich auf den Therapieprozess, den der Patient offensichtlich als gemeinsame, länger andauernde Aktion von Arzt und Patient empfindet. Das gemeinsame Moment der Metapher ist jedoch nur indirekt kooperativ, zeigt es doch den deklarativen Charakter des Therapieprozesses: Einmal in Therapie strukturiert dieses Moment die Beziehung der beiden Personen in ein Abhängigkeitsverhältnis des Patienten zum Arzt, der sich ohne dessen *empfehlung* nicht zum Handeln in der Lage sieht. Durch die Metapher *festnageln* wird dargelegt, dass der Zustand der Verantwortungszuweisung auch wieder aufgehoben werden kann: Nägel weisen die Eigenschaft auf, etwas in einer bestimmten Position zu sichern. Sie können jedoch i. d. R. durch einfache Handgriffe wieder entfernt werden. So nutzt der Patient durch seine Metaphern ein flexibles Modell der Verantwortungszuschreibung und macht im Anschluss direkt von dieser ihm innewohnenden Möglichkeit zur Einschränkung Gebrauch. Dies geschieht wahrscheinlich im Hinblick auf die Beziehung der beiden Interaktanten, die der Patient durch sein eigenmächtiges Handeln gestört sieht. Die Ausdrucksrevidierung stellt folglich eine Handlung auf der Beziehungsebene dar, um die vorhandenen Rollenstrukturen auch aus seiner Sicht zu präsentieren. Durch diese Aktion weist er sich eine deutlich stärkere Autonomie zu, die er aber für die Übernahme des in der Therapie implizierten Risikos auch zu benötigen scheint. Die nachfolgende Turnübernahme bereitet der Arzt mit mehreren Partikeln sehr gewissenhaft vor. Er greift durch direkte Adressierung des Patienten in den Kommunikationsverlauf ein und versucht, damit seine Position zu stärken, um (wahrscheinlich) weiteren ungewollten Turnübernahmen durch den Patienten entgegenzuwirken. Ausgedrückt wird diese Tatsache durch die nachfolgende direkte performative Aufforderung: *hören sie.* Der Arzt fordert die direkte Aufmerksamkeit des Patienten und positioniert sich als aktiven Gesprächspart, da er dem Patienten die Rolle des Zuhörers zuweist. In seinem Turn beschreibt der Arzt nun den Hergang der Studie aus seiner Sicht. Durch die Adverbien *überhaupt* und *einfach* schwächt er die Bedeutung der Zyklen-Festlegung ab, die ihm als nicht unbedingt notwendig, sondern als durchaus individuell variabel erscheint. Gründe für diese Abschwächung werden später angeführt, können aber auf die divergierende Haltung des Arztes im Bezug zu seinem Ideal von Forschung und der tatsächlich möglichen Forschung zurückgeführt werden.[108] Dem Patienten legt er dabei offen, dass in der Wissenschaft nicht alles bewiesen ist, sondern auch Willkür und finanzieller Druck herrschen. Es wirken auch soziale Faktoren ein, da *die studie finanziert werden musste*. Dies scheint auch der Grund für die vormalige Wertigkeitsabschwächung bei der Festlegung der Zyklen zu sein. Die Studie wurde aufgrund ökonomischer Faktoren limitiert, weil das Medikament *damals sau teuer* war, und diese wirken sich (anscheinend) bis heute auf diese Standardtherapie aus. Nicht infrage gestellt wird der strukturelle Ablauf der Therapie in Zyklen, die einen Monat andauern, sodass innerhalb eines halben Jahrs sechs Zyklen stattfinden können. Offen bleibt, wie das damals gewählte Zeitintervall von einem halben Jahr entstanden ist. Dies scheint auch dem Arzt nicht bewusst und er begründet es mit der Bemerkung *hört sich gut an*. Alternativ hätte aber auch jeder beliebige andere Zeitraum gewählt werden können. Durch das Indefinitpronomen *irgendjemand* wird die Vagheit des Ausdrucks erhöht und die Willkür der Situation hervorgehoben. Anscheinend sind keine speziellen Kompetenzen vonnöten, um diese Entscheidung zu treffen. Im Verlauf seiner Aussage verdeutlicht der Arzt dies beispielhaft, indem er anführt, dass auch zwölf Zyklen denkbar gewesen wären, wenn die finanziellen Mittel ausreichend vorhanden gewesen wären. Die Entscheidung für die Anzahl der Zyklen ist somit rein ökonomischen Gesichtspunkten geschuldet. Der Arzt ist im Bezug zum Kontext vor allem in seiner geteilten Rollenfunktion zu sehen, zum einen im universitären Lehr- und Forschungsbetrieb und zum anderen in der medizinischen Behandlung von Patienten. Nun kritisiert er hier augenscheinlich und drastisch die Methoden der wissenschaftlichen Forschung, zu der er als Mitglied des Universitätsklinikums hinzugehört und die er aufgrund seines

---

108 Dies scheint in der Medizin weiter verbreitet als zunächst gedacht: „Die eigentliche Schwierigkeit liegt in der Kommunikation darüber, wozu keine Informationen abrufbar sind: uneindeutige oder fehlende wissenschaftliche Nachweise, Wahrscheinlichkeitsaussagen für den Einzelfall, Ressourcen und Bewältigungsstrategien des Patienten" (Kasper und Geiger 2007, S. 43). Mittlerweile beschäftigt sich ein Forschungszweig innerhalb der Medizin und auch in einigen Sozialwissenschaften mit dem Thema der evidenzbasierten Medizin und der Frage fehlender Evidenzen. Daraus ergeben sich die Probleme, welche Unsicherheiten vom Arzt mit dem Patienten kommuniziert werden müssen oder sollten. Linguistisch sind bisher keine Ansätze bekannt, die diese Problematik aufarbeiten.

Titels und seiner Rolle vor dem Patienten verkörpert. Faktisch werden hier die Struktur des Diskurses und dessen Methoden der Wissensproduktion heruntergespielt, ja fast ins Lächerliche gezogen. Prekär wird die Situation, wenn man bedenkt, dass der Interaktionspartner eben jenes Medikament zurzeit in der verordneten Weise nimmt. Schenkt man den Ausführungen des Arztes Glauben, so ist diese offensichtlich riskant, weil offenbar kein ausreichend gesichertes (wissenschaftliches) Wissen dazu vorhanden ist. Es bleibt fragwürdig, womit die offensichtliche negative Einstellung des Arztes zur Forschung begründet ist. Mindestens ebenso obskur bleibt der Zweck dieses Exkurses, schafft er im Hinblick auf die Thematik Unsicherheit im Bezug zum Nichtwissen doch eher das umgekehrte Extrem: Hier wird Unsicherheit durch Wissen erzeugt, indem der Patient nun weiß, dass die Experten kein wissenschaftlich belegtes Wissen besitzen – präziser: in den Augen dieses Arztes kein ausreichend wissenschaftlich fundiertes Wissen über die bei ihm durchgeführten Therapien vorhanden ist. Im Hinblick auf den wissenschaftlichen Diskurs erscheinen die Aussagen des Arztes provokativ. Er demaskiert dessen grundlegende Strukturen von innen heraus und bemängelt vor einem Externen dessen basale Struktur als unzureichend. Noch drastischer formuliert: Er beschreibt das den eigenen Handlungen zugrunde liegende Wissen als nicht gesichert und nutzt es trotzdem im alltäglichen Kontext, weil es anscheinend allein praktische, aber keine theoretisch-wissenschaftliche Relevanz besitzt.

Der Arzt führt seine Schilderungen anschließend unbeirrt fort, indem er die Willkür innerhalb der Medizin weiter ausführt: *wir können ja machen was wir wollen*. Durch das Personalpronomen *wir* impliziert der Arzt, dass dies gang und gäbe ist, ein Teil der medizinischen Praxis. Er ist somit ein Teil dieses selbstbestimmten Systems, das offensichtlich weder fundiert zu sein, noch gefestigte Regeln und institutionelle Vorgaben zu achten braucht. Deutlich wird auch, dass keine grundlegende Differenz zwischen medizinischer Praxis und medizinisch-klinischer Forschung bestehen kann. Beiden liegen die gleichen Techniken und Experten zugrunde, die Forschung vollzieht sich quasi neben der alltäglichen medizinischen Arbeit und ergibt sich aus den Konsequenzen der Problemlösung. Medizinische Forschung muss somit immer kontextuell erfolgen und unterliegt zwangsläufig auch Restriktionen anderer Diskurse. Diese führen jedoch nicht dazu, dass sie willkürlich oder weniger wissenschaftlich werden, sondern sie bewirken, dass das Forschungsergebnis entsteht, welches entsprechend der situativ wirksamen Akteure möglich ist und auch im Einklang zu den benachbarten Diskursen bestehen kann. Denn Forschen im Kontext, in der Situation, bedeutet immer, alle umgebenden Arenen beachten zu müssen, auch wenn deren Restriktionen nicht den eigenen Vorstellungen entsprechen. Dieser Transkriptabschnitt offenbart einen tieferen Einblick in die medizinische Forschung und zeigt durch die zwiespältige Haltung des Arztes dessen offensichtliches Missfallen zu diesem

Vorgehen auf. Die Gestaltung der Studie aufgrund von externen Faktoren und wissenschaftlich nicht nachvollziehbaren Selektionsprozessen ist ihm ein Gräuel. Wiederum scheint sein Denkstil hierfür den Ausschlag zu geben, sieht er sich doch in erster Linie als Chirurg und Operateur. Diese Therapien dienen demnach allein der Unterstützung seiner Arbeit. Seine Arbeit als Operateur ist durch ihr spezifisches Setting innerhalb einer hochspezifischen Situation eng an den Denkstil und sein eigenes Können und seine Erfahrung gebunden. Im Gegensatz zu jenen Studienorganisatoren sieht er die Konsequenzen seiner Handlungen meist unmittelbar innerhalb weniger Stunden und ist an routinierte Handlungsabläufe und technische Apparaturen gebunden. Willkürliche Handlungen irritieren ihn, weil sie bei operativen Maßnahmen nicht möglich sind. Der Operateur ist an seine Praktiken und die technischen Gegebenheiten gebunden und gerade hier zählt das akkurate Handeln des Einzelnen am meisten. Hier handelt nicht irgendjemand, hier handelt ein Könner, ein Praktiker, der das notwendige Wissen und die notwendige Erfahrung besitzt, um seine Handlungen rechtfertigen zu können. Im Hinblick auf die vorherigen Transkripte, in welchen das hier angesprochene Chemotherapeutikum genutzt wird, zeigt sich, dass es anscheinend nicht nur aufgrund seiner Einbindung innerhalb eines Akteur-Netzwerks und der dort vorzufindenden unüberschaubaren Interaktionen mit den bekannten Akteuren und den unbekannten ebenfalls involvierten Aktanten stets ein gewisses Maß an Unsicherheit mit sich trägt. Diese Unsicherheiten stammen vielmehr zum Teil bereits aus dem Forschungsprozess, der Entwicklung dieser Substanz und ihrer Etablierung als eigenständiger Akteur. Bereits innerhalb dieses Verlaufs haben vielfältige soziale Faktoren, wie beispielsweise die oben angesprochenen ökonomischen, auf die Forschung eingewirkt und somit das Ergebnis beeinflusst. Durch die Forschung wurde der Rahmen abgesteckt, in welchem das Netzwerk etabliert werden kann und in welchem es potenziell zu wirken vermag. Genauere Spezifizierungen, wie es innerhalb dieses Rahmens zu einer Effektivitätssteigerung oder Sicherung kommen könnte, sind bislang nur in Teilen unstrittig und noch immer Bestandteil diverser Studien. Der Arzt ist bei seiner Aufgabe als Therapiebegleiter seiner Patienten daher immer auch forschendes Subjekt, zum Erforschen der jeweils individuell bestmöglichen Netzwerkstruktur und zum Finden einer global besonders wirksamen Akteurkombination, welche in vielen Fällen entsprechend der ärztlichen Intention verläuft.

5.3.5 Zwischenfazit

Es zeigt sich ein ähnliches Bild wie zuvor beim Technoskript. Auch die Interaktionen der dinglichen Akteure mit dem Tumor sind nicht vollständig einsehbar.

Allerdings scheinen die mit den Dingen verknüpften Unsicherheiten und die Einsehbarkeit ihres Handelns im Vergleich drastischer. Ihr Handeln ist immer nur potenziell sicher. Auf das Wissen, das Tumor und dinglicher Akteur zumindest in Interaktion miteinander treten, stützt sich die Therapie. Über die genaue Qualität der Interaktion sind zwar medizinische Studien sowie das Erfahrungswissen des Arztes vorhanden, sie reichen allerdings nicht aus für eine sichere Prognose über den Fortgang der Therapie und über die Interaktionen der nichtmenschlichen Akteure. Die Wirkungsweise der therapeutischen Akteure im Patienten als Akteur-Welt ist an dessen Individualität gebunden und deshalb niemals zur Gänze prognostizierbar. Auch wenn der Arzt das Netzwerk durch die Initiation der Therapie aufbaut, kann er doch nie einen prozessualen Blick auf das Wirken erlangen. Er kann lediglich eine Momentaufnahme auf bis dahin angefallene Produkte, die es den Akteuren und ihren Interaktionen untereinander zur Deutung und Hypothesenbildung eindeutig zuzuordnen gilt, technoskriptiv überblicken. Der Ausgangspunkt für die Betrachtungen bezog sich direkt auf die Netzwerkstruktur: die Betrachtung des Menschen als biologisches System, als Akteur-Welt, die neben den Akteuren noch eine weitere unschätzbare Zahl von Aktanten beherbergt. Der Mensch bietet demnach nicht nur den Raum für die gewünschte und intendierte Interaktion, sondern für eine Vielzahl weiterer, solcher als Nebeneffekte beschriebener Reaktionen. Jene Nebeneffekte können nicht vollkommen unterbunden werden, ebenso wie die Handlungen der dinglichen Akteure, sodass das Wirken der Medikamente aufgrund der individuell variierenden Voraussetzungen der Akteur-Welt nicht vollständig voraussehbar ist. Die zur Diskussion stehenden Effekte sind nicht Eigenschaften der therapeutischen Substanzen selbst, sondern emergente Eigenschaften ihrer Wechselwirkungen mit dem biologischen System Mensch und den weiteren nichtmenschlichen Akteuren. Die beschriebenen Nebenwirkungen können folglich nicht als Anti-Handlungsprogramm gewertet werden, da das intendierte Handlungsprogramm ablaufen kann und sie trotzdem entstehen. Sie repräsentieren demnach teilweise eine nicht beeinflussbare Größe dieses Handlungsprogramms, die es zwecks Optimierung desselben in den Griff zu bekommen gilt. Der Umgang mit dieser Form der Unsicherheiten ist medizinische Routine, das Ungewöhnliche in diesem Fall ist die Vielzahl der potenziell möglichen De-Skriptionen. Diese Zahl scheint z. T. derart mannigfach, dass keine Prognose über einen eindeutigen Transformationsprozess gegeben werden kann. Das Bestreben der Medizin ist es, jene möglichst gering und kontrolliert bzw. kontrollierbar zu halten. Dies scheint in diesen Beispielen allerdings nicht gänzlich gegeben zu sein, wie es die Symbolik von *wegzaubern* und *hoffen* (Transkript 21 bei 3 Minuten 52 und 53 Sekunden [Kapitel 5.3.3]) offeriert.

Das Präfix „un“ in den Teilüberschriften bezieht sich auf das stets vorhandene Erfahrungswissen des Arztes, welches dazu führt, dass ein entsprechender

Erfahrungshorizont aufgebaut wurde. Die Handlungen der Akteure sind im Kern unsicher, nur durch die Erfahrung des Arztes gelingt es, diese derart zu transformieren, dass sie innerhalb der Praxis zur Arbeitsgrundlage werden. Dadurch sind Abschätzungen über die Handlungen der Akteure möglich geworden, denn der Arzt kann mithilfe seines Wissens über die Handlungsprogramme der Akteure Netzwerkanalysen durchführen. Durch seine Erfahrung weiß er, welche Akteurkombinationen mit einer gewissen Regelmäßigkeit zum gewünschten Therapieergebnis geführt haben und kann das Netzwerk entsprechend seiner Erfahrungen aufbauen. Auch das Scheitern des aufgebauten Netzwerks ist als vielfältige Erfahrung beim Arzt vorhanden. Auf der Basis bereits bekannter und durchlebter Transformationsprozesse kann der Arzt ein jeweils für die Situation dienliches Netzwerk generieren. Die Individualität des Patienten als Akteur-Welt und die Individualität des Tumors als Akteur sorgen dafür, dass es keine sogenannte Standardtherapie geben kann und somit auch keine Netzwerkstruktur, welche immer zum gewünschten Ergebnis führt.

Im letzten Kapitel standen weniger die Interaktionen der Akteure im Mittelpunkt der Betrachtung als vielmehr deren Grundlage, die sie legitimierenden Wissensstrukturen. Nicht der Akteur an sich, sondern seine strukturelle Einbindung in die Therapie des Patienten wird als nicht hinreichend belegt betrachtet. So verhilft bei der Analyse jenes Transkripts weniger die Akteur-Netzwerk-Theorie zu Ergebnissen als die Betrachtung des Forschungsprozesses als soziale Praxis und vor allem als sozial bedingtes Konstrukt. Wissenschaftliche Forschung und ihre Ergebnisse sind immer kontextuell gebunden, einem Spiegel ihrer Entwicklungsumstände gleich und nicht ohne jegliche sozialen Berührungspunkte entstanden. Allein durch die beteiligten Forscher wird eine Vielzahl an sozialen Bedingungen unbewusst mit in die Situation hineintragen, wodurch das Ergebnis beeinflusst wird. Im Fokus der Kritik des Arztes steht nicht die Sozialität des Forschers. Es sind die Rahmenbedingungen, die dafür sorgen, dass Forschung nicht aufgrund von rein wissenschaftlichen Kriterien geplant wird. Seine Kritik an den gängigen Forschungsmethoden seiner Disziplin zeigt, dass er die ihr zugrundeliegende epistemische Kultur im Hinblick auf andere bekannte als minderwertiger kategorisiert. Allein indem er um andere Vorgehensweisen weiß, kann er den Verlauf dieser Studie als nicht wissenschaftlich charakterisieren. Forschung ohne auf sie einwirkende soziale Faktoren ist ein irreales Gedankenspiel. Sie ist immer nur eine situativ mögliche und kann nur das, was aufgrund des vorherrschenden lokalen und der benachbarten Denkstile möglich ist, als ihren Gegenstand wählen.

5.4 Der Tumor als Akteur

Der Tumor ist ein raumzeitliches Gebilde und innerhalb dieser Gespräche der fokussierte Akteur von Arzt und Patient. Ihn zu beseitigen, in den Griff zu bekommen und dadurch eine hohe Lebensqualität für den Patienten zu erreichen, das ist das intendierte Ziel der Gespräche. Dem Tumor liegt ebenso wie den vorherigen Akteuren eine Basis zugrunde, die sich aus dem bisherigen Wissen über ihn speist. Es ist notwendig für sein Erkennen und seine nähere Klassifizierung als Tumor und dann als Tumor eines bestimmten Typs bzw. Grads. Aufgrund der bereits bekannten Eigenschaften über die jeweilige Biologie des Tumors wird entsprechend des Grads ein anderes therapeutisches Verhalten genutzt. Entscheidender als das über ihn gewonnene Wissen ist jedoch das Nichtwissen, welches noch in ihm liegt und welches die menschlichen Akteure zu gewinnen versuchen. Je nach Tumortyp bzw. zugesprochenem Malignitätsgrad liegt unterschiedlich viel Wissen um die Beherrschbarkeit des Tumors vor, welches so auch auf die Prognostizierbarkeit der Interaktionen einwirkt, die mit diesem Akteur eingegangen werden. Das Nichtwissen gründet sich daraus, dass der Tumor stets individuell ausgeprägt ist. Seine Eigenschaften und strukturellen Merkmale sind zwar in etwa benennbar, nicht jedoch ihre genaue Ausprägung. Sie sind zusammen mit der Variabilität der Akteur-Welt dafür verantwortlich, dass die Interaktionen der Akteure nur bedingt prognostizierbar sind. Den Ausgangspunkt der nachfolgenden Untersuchungen stellen die technisch erreichbaren Wissensgrundlagen mithilfe der verschiedenen bildgebenden Verfahren und ihr Abgleich mit dem diskursiv gefestigten Wissen aus dem biologisch-zytologischen Denkstil dar. Die unterschiedlichen Wissensgrundlagen – zum einen basierend auf individuellen Repräsentationen mithilfe anderer Akteure und zum anderen normatives, standardisiertes Wissen über die Struktur der Krankheit im Allgemeinen – führen dazu, dass man wissen kann, was man eigentlich nicht sieht. Der Arzt weiß somit mehr, als aus dem Technoskript ablesbar ist. In Kapitel 5.2.2 wurde bereits die Vereinigung der beiden Wissenszugänge über den sie einenden Denkstil angesprochen. Ermöglicht wurde dies durch die bereits dargelegte Spezialuntersuchung in Jülich, die eine vermeintliche Erweiterung des ärztlichen Blicks mit sich bringt. Hier binden die folgenden Transkripte an. Die direkte Materialität des Tumors, seine zelluläre Basis, die dort aufgrund des Blends direkt untersucht werden konnte, liegt auch diesen Transkripten als ursächliche Basis zu Grunde.

5.4.1 Wissen, was man nicht sieht

Technoskripte sind im stetigen Therapieverlauf die alleinige Möglichkeit der Wissensgewinnung über den aktuellen Zustand des in der Akteur-Welt des Patienten beheimateten Netzwerks. Sie allein erlauben einen Blick auf die individuelle Ausprägung der Krankheit im spezifischen Fall des Patienten. Trotz der individuell bestehenden Wissenslücke vor der Anfertigung des Technoskripts ist immer bereits eine Wissensbasis über den Tumor vorhanden, die sich auf die normativzytologischen Vorgaben des Krankheitsdiskurses bezieht. Es handelt sich um ein Wissen, welches auf der Grundlage des diskursiv gefestigten Wissensbestands des Denkkollektivs und den subjektiv erfahrenen Präskriptionen des Arztes beruht. Dieses Wissen geht weit über das innerhalb der Technoskription darstellbare Wissen hinaus, denn es enthält auch näheres über die zytologische Beschaffenheit und genetische Ausprägung des Tumors. Dieses Wissen wird stets auf den technoskriptiv repräsentierten Zustand des Tumors übertragen. Bei der Interpretation des Technoskripts wird daher immer auf den erweiterten Wissensbestand Bezug genommen, auch wenn dieses Wissen mithilfe anderer Methoden gewonnen wurde. Somit werden bei der Technoskriptinterpretation jeweils unterschiedliche Fragmente der Wirklichkeit miteinander verschränkt, um ein konsistentes Bild der Wirklichkeit zu bilden, welches als Diagnose fungiert.

Im vorliegenden Transkriptausschnitt erfolgt die Auswertung eines Technoskripts bei einem routinemäßigen Kontrollgespräch mit einem Patienten, der sich schon seit längerem im Therapieprozess befindet. Hier liegt der seltene Fall vor, dass explizit auf das zuvor kurz umrissene zusätzliche Kontextwissen referiert wird:

{00:31}	**A**	is ALles gut,
{00:32}	**P**	ja
{00:32}	**A**	is KOMplett gleich geblieben–
{00:34}		ALso wirklich (.) man hat den eindruck dass es komplett gleich geblieben is;
{00:36}		sie wissen ja DASS das biologisch (.) nicht der fall ist;=
{00:38}		=sondern das wird irgendwie: Überall son kleinen,=
{00:40}		=millimeter wachsen ja und DER wird irgendwie–
{00:42}		verlaufszeit irgendwie von DEN nächsten–=
{00:44}		=ja:hr oder sowas wird DER (.) en paar milimeter größer sein;

Transkript 24: Kontrollgespräch zur MRT-Besprechung – Patient 1.7, Gesprächsdauer insgesamt: 4 min. 36 Sek.

Nach der Darstellung der für den Patienten überaus positiven Technoskriptinterpretation *is komplett gleich geblieben* erfolgt der entscheidende Einschub: *also wirklich man hat den eindruck dass es komplett gleich geblieben is*. Dieser ist durch eine Antiklimax strukturiert: Anfangs wird der Zustand durch das Adjektiv *wirklich* verstärkt und als gesichert dargestellt, um ihn dann im Anschluss als nicht wirklich, nur scheinbar wirklich und in Anlehnung an eine fehlbare Sinnesleistung zu beschreiben: *man hat den eindruck*. Die auf dem Technoskript zu sehende Repräsentation wird hier also nicht als realitätsentsprechend dargestellt, sondern als die Realität nur näherungsweise abbildend. Das auf dem Technoskript Dargestellte muss folglich nicht dem im Netzwerk tatsächlich vorliegenden Zustand entsprechen. Der Arzt relativiert in diesem Segment trotz der vormaligen Betonung des Wahrhaftigkeitswerts dieser Aussage seine vormalige Einlassung. Die von ihm gewählte Struktur wird durch das Anschlusssegment plausibel: *sie wissen ja dass das biologisch nicht der fall is sondern das wird irgendwie son millimeter wachsen*. Der Eindruck ist also tatsächlich wirklich, zumindest für den Moment und auf Basis dieser Informationen, denn der Tumor ist nicht sichtbar gewachsen. Jedoch wissen die Betrachter aufgrund ihres biologischen Wissens, dass er gewachsen sein muss. Sie sehen es auf dem Technoskript nur nicht. Sie wissen also, dass sie etwas nicht sehen, was aber stattgefunden haben muss, allerdings in für den ärztlichen und den biowissenschaftlich erweiterten Blick unsichtbaren Sphären. Das visuell gewonnene Wissen scheint unsicher, unzureichend, dem biologisch fundierten Wissen unterlegen, weil es dieses nicht darzustellen vermag. Die positive erste Äußerung des Arztes bezog sich demnach allein auf das technoskriptiv Sichtbare. Erst durch den Abgleich des Gesehenen mit dem diskursiven Wissen erfolgt die Einschränkung. Ob der Tumor tatsächlich gewachsen ist, kann aktuell nicht geprüft werden. Fakt ist, er ist nicht sichtbar gewachsen. Da die Wachstumsgeschwindigkeit des Tumors unbekannt[109] ist, könnte es theoretisch sein, dass durch Therapien ein momentaner Stillstand der Zellteilung erreicht ist und kein Wachstum stattgefunden hat. Diese Annahme ist jedoch äußerst unrealistisch, da wahrscheinlich mindestens einige wenige Zellen sich doch geteilt haben. Dieses Wissen ist allerdings immer nur theoretisch, basiert auf dem im Diskurs manifestierten Wissen über diese Tumore, das nie praktisch an genau diesen Zellen geprüft werden kann. Präziser gesagt, ist das praktisch in vivo generell nicht prüfbar, sodass hier im Speziellen ein Nichtwissen vorliegt. Dieses wird durch die Unschärfe der technischen Apparate verstärkt, weil die Grenzen des Nichtwissens bekannt, aber (momentan) nicht erweiterbar

109 Man kann in diesem Zusammenhang schwerlich von einer Durchschnittswachstumsgeschwindigkeit sprechen, denn mittlerweile ist bekannt, dass die malignen Zellen sich in Abhängigkeit zur Umwelt teilen und so unterschiedlich schnelles Wachstum bis hin zu Wachstumspausen eintreten können.

sind. Die menschlichen Akteure haben aufgrund ihres kontextuellen Wissens aus den umgebenden Diskursen ein höheres Maß an Informationen über den Tumor, die sie aktuell aber nicht in vivo überprüfen können. Das Wissen, auf welches referiert wird, basiert allerdings auf einer anderen Wirklichkeit und ist durch eine andere Erkenntnispraktik gewonnen und deshalb nicht mit dem technoskriptiv gewonnenen kongruent. Die vorgetragene Annahme des Arztes, dass das Netzwerk stabil geblieben ist, basiert darauf, dass ein erfolgreicher Übersetzungsprozess, die Anfertigung des Technoskripts, als wahr und richtig erachtete Wirklichkeit produziert. Beide Verfahren zeigen somit jeweils ein Bild der Wirklichkeit, eine Dimension der Krankheit. Die Differenz zwischen den beiden Wirklichkeiten wird hier thematisiert. Erst durch das Wissen um diese Fragmente der Wirklichkeit und die Möglichkeit ihrer zumindest teilweisen Kongruenz kann das Ergebnis in der hier vorgetragenen Weise reflektiert werden. Deshalb erscheint es nicht merkwürdig, dass keine sichtbare Veränderung eingetreten ist. Denn diese ist zum einen aufgrund der Mangelhaftigkeit der technischen Möglichkeiten und zum anderen aufgrund der Differenz der Transformationswege zu erklären. Entscheidend ist in diesem Fall also nicht, dass unterschiedliche Wirklichkeiten vorliegen, sondern dass auch unterschiedliche hierarchische Dimensionen des Wissens vorhanden sind. Denn das diskursiv gefestigte biologische Wissen über den Tumor wird als anerkannte Referenzgröße genutzt, um in diesem Fall auf den (wahrscheinlich) tatsächlich vorliegenden Tumor zu referieren. Da diesem Wissen ein hoher Wahrhaftigkeitswert zugesprochen wird, vermag der Arzt es ohne Weiteres auf den Einzelfall zu übertragen. Der Arzt benennt die Auswirkungen dieser Schlussfolgerung, indem er anmerkt, dass der Tumor immer minimal wächst und wir nur die Summation dieses Wachstums im retrospektiven Vergleich schließlich erkennen können. Jene bewusste Kongruenz beider Wirklichkeiten ist demnach von besonderer Bedeutung für sein Vorgehen und gerade die Differenz bzw. der Abgleich beider Fragmente erweist sich als fruchtbares diagnostisches Instrument. Der Versuch der partiellen Kongruenz beider Ergebnisse führt in diesem Beispiel dazu, dass dem individuell gewonnenen Wissen über dieses spezifische Netzwerk ein Zuwachs an Wissen zugefügt werden kann, welches der Situation als solcher nicht hätte entnommen werden können, sodass der Arzt weiß, was man nicht sicher wissen kann. Der Arzt erahnt, was nicht sichtbar ist.

5.4.2 Das Eisberg-Phänomen

Die oben vorgefundene Situation ist ebenfalls thematischer Schwerpunkt des nächsten Transkripts. Hier wird sie metaphorisch näher erörtert, wodurch die Bedeutung des diskursiven Wissens für die praktischen Handlungen des Arztes zum

Ausdruck kommt. Dieser kann sich folglich nicht allein auf das durch die Technoskriptinterpretation gewonnene Wissen verlassen.

Auch dieser Ausschnitt entstammt einem routinemäßigen Kontrollgespräch zur Besprechung des Technoskripts. Der Patient befindet sich aktuell zu Beginn seiner therapeutischen Zyklen mit Chemotherapie, unmittelbar nach der Operation. Dem Arzt dient das Technoskript hier trotz gutem Befund zur Relevanzmarkierung der Notwendigkeit der weiterführenden Therapien.

{00:41}	**A**	weil das jetzt DAS entscheidende für sie,=
{00:43}		=wir ham sie ja jetzt so gut WIE möglich operiert,=
{00:44}		=in zwei ANläufen (.) is der tumor jetzt,
{00:46}		bis aufn KLEInen rest (.) ja?
{00:48}		DER immer drin bleibt,
{00:49}		PRAKtisch vollständig entfernt worden;
{00:51}		(0.64)
{00:52}		was: (.) man im BILD sieht (.) ja,
{00:54}		=das is sozusagen (.) WIE son eisberg,=
{00:55}		das is sozusagen wie son eisberg
{00:57}		=der unter (.) der WASSERoberfläche hängt,
{00:59}	**P**	m_hm-
{00:59}	**A**	noch ne GANze menge zellen (.) ja,
{01:02}	**P**	m_hm-
{01:02}		und (.) DAS is jetzt nich mehr lebensbedrohlich für sie,
{01:04}		das HAM wir jetzt abgewendet-
{01:05}		m_hm-
{01:05}		(0.88)
{01:06}		auch OHNE große funktionseinschränkungen,=
{01:08}		=ich find auch dass WIR sie sogar en bisschen besser gemacht haben,
{01:10}	**P**	absolut;
{01:11}	**A**	schon ne,

{01:11}	**P**	viel besser ja
{01:12}	**A**	[ja und]JETZT ist das entscheidende,
{01:12}	**P**	[ja:,]
{01:14}	**A**	dass diese unter der wasseroberfläche LIEgende (.) tumormasse,=
{01:16}		=behandelt wird (.) und DAS funktioniert mit,=
{01:18}		=strahlen[therapie]kombiniert mit chemotherapie–
{01:18}	**P**	[m_hm–]

Transkript 25: Kontrollgespräch zur MRT-Besprechung – Patient 2.8, Gesprächsdauer insgesamt: 6 min. 12 Sek.

Der Arzt beginnt einleitend mit dem bereits erfolgreich absolvierten Therapieschritt, der Operation. Obwohl sie ihr Bestmögliches getan hätten, bleibe immer ein kleiner Tumorrest. So sei der Tumor *praktisch vollständig entfernt*, er spricht aber nicht von tatsächlich oder wirklich vollständig entfernt. Es ist also so viel entfernt worden, wie praktisch möglich ist und nicht wie wirklich bzw. soviel wie theoretisch – aufgrund des Wissens über die Biologie des Tumors – enthalten ist. Dass der Tumor praktisch entfernt wurde, ist auch auf dem Technoskript sichtbar, *das was man im bild sieht*. Sichtbar und praktisch ist der Tumor entfernt. Von Relevanz ist nun auch *das was man im bild nicht sieht*. Der Arzt weiß, dass tatsächlich mehr Tumor vorhanden ist. Diesen kann er jedoch praktisch nicht entfernen und bereitet durch diese Einschränkung die Basis für seine nachfolgenden Erklärungen vor. Er erörtert dem Patienten den positiven Befund und die mit ihm verbundenen Einschränkungen mithilfe eines metaphorischen Konzepts: *Das is sozusagen wie son eisberg*. Er vergleicht den Tumor bzw. jenen Teil des Tumors, der auf dem Bild nicht zu sehen ist, mit einem Eisberg, und zwar offensichtlich mit dem Teil des Eisbergs, der unsichtbar für unsere Augen unter der Wasseroberfläche verborgen liegt. Es ist allerdings der Teil, von dem in der Wirklichkeit die größte Gefahr ausgeht, da seine Größe nicht abschätzbar ist. Wiederum liegt hier ein gravierender Unterschied zwischen technoskriptiv sichtbarer und repräsentativ möglicher Praxis sowie der diskursiv gefestigten theoretischen Basis vor. Würde der Arzt sich allein auf das aus dem Technoskript gewonnene Wissen beziehen, so müsste er davon ausgehen, dass der Tumor vollständig entfernt ist. Die Nutzung des Technoskripts setzt also nicht nur Wissen um dessen Eigenschaften voraus, sondern auch solche über die Biologie des Tumors. Erst durch den Abgleich mit dem diskursiv gefestigten Wissen über den Tumor erlangt der Arzt eine diagnostisch nutzbare und konsistente Repräsentation der Wirklichkeit. Die ausschließliche Nutzung des Technoskripts verhilft tatsächlich nur dazu, einen groben Eindruck zu erlangen und nicht zu einer repräsentativen, sondern lediglich zu einer technoskriptiven Darstellung der Wirklichkeit zu kommen. Entscheidend bei dieser Gegenüberstellung ist auch, dass sie es erst ermöglicht, den Tumor als Akteur in die Netzwerkstruktur zu integrieren. Denn hierfür müssen zumindest gewisse Aspekte von ihm bekannt sein, um seine Aktionen in Teilen voraussagbar zu machen.[110] Das metaphorische Konzept kann folglich nicht nur als struktureller Anhaltspunkt für den Tumor angesehen werden, sondern auch als Verweis über den aktuellen Wissensbestand über das ihn umgebende Netzwerk. Es gibt eine Spitze des Eisbergs, von der grundsätzliche und basale Informationen bekannt sind. Alle Feinheiten, wie weit der Eisberg wo in die Tiefe reicht und wie genau seine Struktur verläuft, sind bisher unbekannt, sodass beim Umgang mit Repräsentationen des Tumors und dem Eisberg Vorsicht geboten ist. Auch wird durch dieses Beispiel deutlich, dass das Wissen über den Akteur nicht innerhalb desselben Denkkollektivs gewonnen werden muss. Es muss vielmehr lediglich innerhalb angrenzender Denkstile etabliert sein, die Methoden seiner Gewinnung müssen von beiden Denkkollektiven anerkannt sein, denn trotz der unterschiedlichen Denkkollektive und der unterschiedlichen Herstellungskontexte werden die beiden Krankheitsdimensionen dieser Krankheit von einem gemeinsamen Denkstil umgeben. Dieser führt zur Möglichkeit der partiellen Kongruenz beider Wirklichkeiten und gilt als kausale Konsequenz für die Zuliefererfunktion nahe angrenzender Denkkollektive. Für Experten mag es weniger befremdlich sein, auf Wissen aus zwei Diskursen zurückgreifen zu müssen und das Wissen des einen nicht direkt im anderen bestätigt zu finden und dadurch deutliche Unterschiede zwischen den beiden Wirklichkeiten zu bemerken. Für Laien und insbesondere für betroffene Patienten ist dieser Umstand jedoch keine Banalität, offenbart er doch einen Blick in die Ungewissheit der medizinisch-technischen Diagnostik, die offenbar immer aufgrund der Diversität der diagnostischen Verfahren mit den unterschiedlichen Wirklichkeiten der Krankheit umgeht. Während der Diagnose wird versucht, aus den Resultaten der einzelnen diagnostischen Verfahren puzzleartig ein Gesamtkonstrukt, eine gemeinsame Wirklichkeit dieser Fragmente, zu finden.

Durch das metaphorische Konzept gelingt es dem Arzt, sein Wissen aus beiden Wirklichkeiten zu einer fachlich-praktischen Wirklichkeit zu vereinen, ohne auf die ihr zugrundeliegenden Problematiken näher einzugehen. Er nutzt die Si-

---

110 Läge kein Wissen über den Tumor vor, entwickelte sich ein gänzlich anderes Netzwerk, welches möglicherweise die symptomatischen Beschwerden behandeln würde, jedoch nicht zu deren Kern vordringen könnte. Der Tumor wäre jenseits jedweden Erfahrungshorizonts und würde nicht als kausale Ursache dieser Symptome erkannt.

cherheit des Wissens über das metaphorische Konzept, um diese auf die Auswertung des Technoskripts zu übertragen. Damit gelingt ihm, was er durch seine Einleitung bereits aufgebaut hat: Er schafft es, diesen Umstand als gewöhnlich darzustellen, als unumgänglich. Denn wir alle wissen, ein Eisberg ohne seinen Teil unter Wasser ist unvorstellbar und so scheint es sich auch mit dem Tumor zu verhalten. Durch sein Wissen über die Beschaffenheit des Eisbergs bzw. des Tumors gelingt es ihm, die vorhandenen Unsicherheiten zumindest situativ in Sicherheiten zu transformieren. Denn er weiß, was zu tun ist, und kennt die versteckten Gefahren und erklärt deren Behandlung als wichtigstes Ziel. So erscheint jener definierte Bereich des Nichtwissens innerhalb des Erfahrungshorizonts des Arztes klar umrissen und platziert. Die Aufnahme der Therapie gilt als kausale Konsequenz, da aufgrund unseres alltäglichen Wissens bekannt ist, dass eine Katastrophe droht, wenn der unter Wasser liegende Teil des Eisbergs vernachlässigt oder gar vergessen wird. Im Hinblick auf die Wahl des metaphorischen Konzepts ist dessen Integration innerhalb des Transkripts bzw. mit dem eigentlichen Gegenstand des Tumors hier besonders interessant. Der Vergleich zwischen Tumor und Eisberg scheint dermaßen treffend für die Interaktionspartner, dass ein Wechsel zwischen dem metaphorischen Konzept und der Wirklichkeit keine Irritationen verursacht. Dies kann als Hinweis für die sachliche Angemessenheit und auch für die lebensweltliche Verknüpfung des metapho-rischen Gegenstands gewertet werden, sodass die Verschmelzung beider Konzepte zu *dieser unter der wasseroberfläche liegende tumor* semantisch richtig implementiert wird und die Wirksamkeit des Konzepts spiegelt, da sogar der Experte vollständig von ihm eingenommen wird.

5.4.3 Zwischenfazit

Populär weit verbreitet ist das Wissen, dass onkologische Krankheiten schwer vollständig zu heilen sind und meist von „in den Griff bekommen" oder „beherrschen" anstelle von „heilen" gesprochen wird. Jene Vorstellung verweist direkt auf die hier vorgestellten Transkripte, da sie auf das Moment der innerhalb des Organismus verbleibenden vereinzelten Zellen verweist. Der Tumor wird so auf zweierlei Weise beschrieben: zum einen als in der Bevölkerung etablierter Denkstil und zum anderen als diffiziler Akteur, der unabhängig vom Menschen wirkt, worauf der Mensch keinen uneingeschränkten Einfluss nehmen kann. Die besondere Biologie des Tumors, Mutationen im Innern der Zelle, erschweren die strukturelle Betrachtung des Gesamtkomplexes. Das, was wir zu sehen vermögen, ist immer ein bereits zu einer gewissen Größe angewachsener Komplex dieser mutierten Zellen und auch dessen Grenzen können wir nie exakt erkennen. Die ursächliche pathogene Läsion können wir in vivo also ausschließlich wahrnehmen, wenn sie bereits für einige Zeit im Körper des Patienten gewirkt hat. Die Transkripte haben gezeigt, dass die Divergenz zwischen dem biologisch diskursiven Wissen und dem technisch mithilfe der MRT-Geräte gewonnenen enorm ist. Die Technoskripte verhelfen lediglich zu einer Ahnung von der tatsächlichen Gestalt des Tumors, da sie die durch ihn hervorgerufenen strukturellen Veränderungen erst ab einer bestimmten Größe darzustellen vermögen. Jene Differenz der beiden Wissensbestände beruht auf ihren unterschiedlichen Herstellungskontexten und somit auf unterschiedlichen Transformationsprozessen. Wie Annemarie Mol in ihrer Studie „The Body Multiple" sukzessive herausgearbeitet hat, erhalten wir durch unterschiedliche diagnostische Verfahren jeweils ein anderes Wissen über die Krankheit. Es werden also jeweils andere Dimensionen derselben Krankheit durch die unterschiedlichen Transformationsprozesse dargestellt: „This book tells that no object, no body, no disease is singular. If it is not removed from the practices that sustain it, reality is multiple" (Mol 2003, S. 6). Diese Multi-Dimensionalität der Wirklichkeit gestaltet sich im Hinblick auf neuroonkologische Erkrankungen als basales Interpretationsschema für die Technoskripte. Ihre technoskriptive Repräsentation wird immer in Bezug gesetzt zu derjenigen, die als diskursiv etabliert gilt. Im Gegensatz zu den Technoskripten beruhen diese Ergebnisse auf einer materiellen, direkten Interaktion mit dem Akteur Tumor. Diese zytologischen Manifestationen erlangen aufgrund ihrer Rekurrenz im allgemeinen Wissensbestand ihre Stellung als Referenzgröße für das technoskriptiv gewonnene Wissen. Sie beziehen sich jedoch nie auf den individuellen Tumor, sondern sind das Produkt multipler Wirklichkeitsbetrachtungen und referieren auf eine nicht existente Bezugsgröße, gewissermaßen auf einen Durchschnittstumor.

Wir betrachten demnach nicht nur unterschiedliche Wirklichkeiten derselben Krankheit, sondern finden in diesen Wirklichkeiten auch hierarchische Strukturierungen in dem Sinne, dass sich gewisse Wirklichkeiten als Bezugsgrößen etablieren konnten. Das Wissen und die Nutzung der Differenz über die beiden Wirklichkeiten kann, wie die Beispiele gezeigt haben, nicht nur fruchtbar, sondern auch therapeutisch essenziell sein. Es diente in diesem Kapitel beispielsweise als kausale Begründung für die Aufnahme weiterführender Therapien, die allein aufgrund der Verschränkung beider Wirklichkeiten kausal erscheint. Beide Transkripte konnten aufzeigen, dass jeder Transformationsprozess und alle daraus resultierenden Produkte nur fragmentarisch die Wirklichkeit abzubilden vermögen. Je kongruenter sie sind, je deutlicher sie über einen gemeinsamen Denkstil geeint werden, desto leichter lässt sich aus den einzelnen Wirklichkeiten eine (vermeintlich) beide Produkte verbindende Wirklichkeit zusammenstellen. Widersprüche zwischen den einzelnen Dimensionen dürfen dabei nicht übergangen, sondern müssen aufgezeigt werden, denn sie verweisen auf strukturelle Veränderungen im Netzwerk.

5.5 Die Operation als gemeinsamer Interaktionsraum

Die Erörterung der Operation und der an sie gekoppelten Risiken nimmt in den Transkripten quantitativ gesehen einen großen Platz ein. Dies gründet sich daraus, dass sie meist als primäre Therapiemethode beschrieben wird, der weitere therapeutische Maßnahmen – Interaktionen mit therapeutischen Akteuren – folgen. In der Operation ergibt sich ein Interaktionsraum für alle Akteur-Typen. So agieren Arzt, Patient und Tumor direkt und indirekt über dingliche und technische Akteure als Mittler miteinander, um eine möglichst sichere Situation zu gestalten. Außerdem nehmen diese Darstellungen aufgrund der speziellen Ausbildung des Experten einen gewichtigen Stellenwert ein, repräsentiert die Situation doch die Kernkompetenz seiner Spezialisierung. Die operativen Handlungen können äußerst different und komplex ausfallen, deshalb soll ihnen dieser eigene Analyseabschnitt gewidmet werden. Innerhalb der nächsten Transkripte erhalten viele der bereits bekannten Akteure neue kontextuelle Anordnungen und teilweise auch inhaltliche Ergänzungen, wodurch sich andere Anwendungsbereiche und Konnotationen ergeben. Auch die bereits bekannten Technoskripte können hier zur Herstellung von Sicherheit beitragen, wenn sie im Rahmen der Operationsvorbereitung mit einem weiteren Akteur, wie beispielsweise den Markern, kombiniert werden.

5.5.1 Stellung der Technoskripte im Kontext der OP-Vorbereitung

In den vorangegangenen Kapiteln wurde bereits ausführlich auf die beiden Technoskripttypen eingegangen. An dieser Stelle wird auf ein Verfahren fokussiert, bei dem das MRT-Technoskript mit einem dinglichen Akteur kombiniert wird: Vor der Operation soll nochmals ein MRT-Technoskript angefertigt werden, dieses Mal allerdings mit einer besonderen räumlich-körperlichen und dinglichen Anordnung, die direkten Einfluss auf die Korrelation der medial-bildlichen Repräsentation auf dem Technoskript und den tatsächlich sichtbaren Strukturen hat. Durch diese Anordnung soll der Unterschied, welcher durch das Repräsentationsmedium MRT-Technoskript entsteht, minimiert werden. Praktisch geschieht dies durch auf den Kopf aufgeklebte Marker – kleine Plastikhütchen, die an fest definierten Punkten auf den Kopf geklebt werden –, die eine direkte Verbindung zwischen der unsichtbaren zu technoskribierenden Struktur und der sichtbaren, direkt einwirkbaren äußeren Wirklichkeit schaffen. Dies geschieht einzig im Kontext der Operationsvorbereitung, weil das auf diese Weise angefertigte Technoskript als Grundlage für die Anwendung des sogenannten Navigationssystems gilt, worauf in Kapitel 5.5.2 näher eingegangen wird.

Das folgende Transkript ist einem Erstgespräch entnommen, bei dem die Operation aufgrund der kontextuellen Gegebenheiten möglichst zeitnah erfolgen sollte. Der Abschnitt findet sich in dem Teil des Gesprächs, in dem der Hergang der Operation näher beschrieben wird.

{05:55}	**A**	das EIne ist;
{05:57}		wir würden vor der operation NOCHmal bilder machen,
{05:59}		einfach gucken (.) bei UNS also auch noch mal nen mrt [machen,]
{06:02}	**P**	[m_hm,]
{06:03}	**A**	mit MARkern aufm kopf;
{06:05}		also sie werden so so kleine KÜgelchen aufgeklebt bekommen;
{06:09}		die uns dann helfen WÄHrend der operation,=
{06:12}		=ganz genaue bilder von IHrem kopf zu haben;
{06:14}		dass wir (.) also WIRklich;
{06:16}		den zu:gang so klein WIE möglich haben dass der zugang so sicher WIE möglich ist;

Transkript 26: Erstgespräch – Patient 5.2, Gesprächsdauer insgesamt: 25 min. 16 Sek.

Der Arzt leitet diesen Abschnitt ein, indem er den Nutzen des anzufertigenden MRT-Technoskripts darstellt. Dieses verschafft ihm einerseits einen aktuellen Blick in das Netzwerk und zeigt mögliche Veränderungen auf, die seit dem letzten MRT-Technoskript, welches eine gute Woche zurückliegt, entstanden sein könnten; andererseits ist das MRT-Technoskript durch die Nutzung der Marker im Kontext der Operation von entscheidender Relevanz. Die Technoskription erfolgt mit Ausnahme der aufgeklebten Marker unter sozusagen ganz normalen Bedingungen. Diesen *kügelchen* wird durch die geschaffene Korrelation von sichtbarer und unsichtbarer Wirklichkeit ein helfender Part zugesprochen, sodass nun ganz genaue *bilder* entstehen. Indem die aufgeklebten Marker auf dem Technoskript und auf dem Kopf des Patienten sichtbar sind, kann das Innere des Schädels ins Verhältnis zur äußerlich erfahrbaren Wirklichkeit gesetzt werden. Die technoskriptiven Repräsentationen werden so mit der sichtbaren Wirklichkeit abgeglichen, wodurch dem MRT-Technoskript eine größere Genauigkeit zugesprochen wird. Diese führt zu einer Präzisierung der ärztlichen Handlungen und trägt innerhalb der Operation dazu bei, den *zugang so klein wie möglich zu halten, so dass der zugang so sicher wie möglich ist.* Nicht nur der syntaktisch ähnliche Satzbau, auch die Hinleitung zum Segment mittels des verstärkenden Adjektivs wirklich zeigen die Routine und die Sicherheit auf, die durch diese Akteurkombination besteht. Der Bezug auf die diesen Akteuren zugesprochene Eigenschaft, die allein in ihrer Kombination zu helfen vermögen, zeigt, dass bereits positive Erfahrungen mit ihnen gemacht wurden. Die beiden Akteure haben bereits in der prognostizierten und intendierten Art und Weise agiert, sodass ihr weiteres Handeln als gesichert erachtet wird, wodurch ihnen diese helfende Eigenschaft zugeschrieben wird. Das Konglomerat der verschiedenen Akteure trägt also durch die gemeinsame Interaktion zur Sicherung des ärztlichen Handelns bei. Die Basis dieser Zusammenarbeit ist passiver Natur und beruht auf der Dominanz des tatsächlich Sichtbaren gegenüber dem Unsichtbaren bzw. dem für unsere Sinne nicht direkt Einsehbaren. Durch die geschaffene Koppelung von unsichtbaren Dingen an sichtbare erfolgt eine Anbindung der technoskriptiv dargestellten Strukturen an für den ärztlichen Blick direkt wahrnehmbare Strukturen. Die hier beschriebene Sicherheit fokussiert dabei einzig auf eine möglichst präzise Lokalisierung des Tumors innerhalb des Gehirns. Auf die im Kapitel zum Technoskript dargestellten Unsicherheiten, wie beispielsweise die Schwierigkeit der Unterscheidung zwischen pathogenem und gesundem Gewebe, hat diese Akteuranordnung keinen Einfluss. Wenn sie genutzt wird, liegt bereits ein möglichst vollständiger Wissensbestand, also eine möglichst sichere Arbeitshypothese, vor. Die hier beschriebenen Akteure sind also allein aufgrund ihres funktionellen Zusammenhangs zum operativen Eingriff zu sehen, ebenso wie die sichere Prognostizierbarkeit ihrer Handlungen. Diese bezieht sich nur auf diesen Part, der durch seinen hohen Grad an Kontinuität dem Arzt zur Herstellung von Sicherheit dient. Daher fungiert diese Akteuranordnung als Basis für die nachfolgend ausgeführte Technik des Navigationsgeräts. Auch wenn die Marker hier nicht explizit erwähnt sind, so bilden sie doch die Grundlage der Nutzung.

5.5.2 Stellung der dinglichen Akteure im Kontext der Operation

Auch im nachfolgenden Transkript wird auf den strukturellen Aufbau des Netzwerks innerhalb der Operation eingegangen. Hier wird ebenfalls eine Interaktion zwischen dem Tumor und einem dinglichen Akteur fokussiert, der die Situation besonders sicher machen soll. Das Transkript ist bei einem Erstgespräch der Phase der Operationsplanung entnommen. Innerhalb des Gesprächs erklärt der Arzt systematisch die in der Operation verwendeten Akteure und die an sie gebundenen fachlichen Praktiken, die dazu beitragen, diese besonders sicher zu gestalten. In diesem Ausschnitt wird die Wirkungsweise eines spezifischen Kontrastmittels thematisiert, welches nur innerhalb der Operation genutzt wird.

{06:21}	**A**	DAS zweite:,
{06:22}		is dass sie (.) VOR der operation ein medikament bekommen,
{06:26}		eine ART kontrast[mittel;]
{06:27}	**P**	[m_hm,]
{06:28}	**A**	das in bestimmten fällen dort OBEN im kopf,
{06:31}		ähm die veränderung NOCHmal ganz deutlich zu sehen ist;
{06:33}		die wird dann nämlich unter einem bestimmten LICHT leuchten,=
{06:36}		=die richtig AUF dass man das dann sehr sehr gut von dem gesunden gewebe unterscheiden kann;
{06:41}		das gibt uns DA nen bisschen sicherheit?

Transkript 27: Erstgespräch – Patient 5.2, Gesprächsdauer insgesamt: 25 min. 16 Sek.

Der Patient bekommt eine *art kontrastmittel* injiziert, wodurch *die veränderung nochmal ganz deutlich zu sehen* ist. Wichtig ist, dass es sich hierbei nicht um ein Kontrastmittel, sondern nur um eine *art* von Kontrastmittel handelt. Dieser Akteur handelt also konzeptionell ähnlich <u>wie</u> ein Kontrastmittel, ist jedoch keines bzw. kein klassisches Kontrastmittel. Er kann dafür sorgen, dass der Tumor *deutlich zu sehen* ist und sich vom restlichen Gewebe unterscheidet. Dieser Akteur tritt somit in eine direkte Interaktion mit dem Tumor und offensichtlich nur mit ihm und nicht mit dem restlichen Gewebe, sodass ihm eine Selektivität innerhalb seiner Aktionen zugesprochen wird. Das Resultat jener Interaktionen ist, dass der Tumor unter *einem bestimmten licht* anders aussieht als das ihn umgebende Gewebe. Dadurch ist er *ganz deutlich zu sehen*, wobei jenes Erkennen als fachliche Praktik zu werten ist. Die Interaktion führt also dazu, dass eine Unterscheidung durch die Verstärkung der Divergenz beider Gehirnausprägungen erleichtert wird und jetzt ganz deutlich möglich ist. Das Produkt dieser Akteurinteraktion besitzt innerhalb der Operationen einen gewichtigen Stellenwert, um zu entscheiden, welche Teile des Gewebes entfernt werden sollen. Sie gibt nicht nur Sicherheit, sie ist zugleich handlungsleitend, ja sogar handlungsentscheidend. Offensichtlich kann nur durch die beschriebene Interaktion der Akteure eine strukturelle Unterscheidung zwischen gesundem und pathogenem Gewebe (sicher) ermöglicht werden. Unklar bleibt bei diesen Ausführungen jedoch, warum nur der Tumor, der andere bekannte Akteur dieses Netzwerks, und nicht weitere potenziell enthaltene Aktanten mit angefärbt werden. Es könnte durchaus möglich sein, dass diese ebenfalls mit interagieren und so fälschlicherweise als Tumor klassifiziert werden. In diesem Zusammenhang ist auch die zu Beginn getroffene Einschränkung des Arztes, dass diese Interaktion nur in bestimmten fällen dazu in der Lage ist, Sicherheit zu schaffen, bedeutsam. Denn wie genau die Interaktion in einigen Fällen Sicherheit herstellen kann und in anderen Fällen dazu nicht in der Lage ist, das wird nicht erklärt. Unklar bleibt auch, wie dies erkennbar wird, da keine Kontrollinstanz erwähnt wird. Ein wenig obskur erscheint in diesem Kontext auch die explizite Benennung des Wirkungsorts *dort oben im kopf*. Dem Patienten ist seine Erkrankung und somit auch der Sitz der Läsion zu diesem Zeitpunkt im Gespräch bereits bekannt, sodass ein expliziter Verweis auf den Wirkungsort des Kontrastmittels eigentlich irrelevant sein sollte, da er aus den situativen Gegebenheiten resultiert. Im Hinblick auf die bereits bekannten Unsicherheiten, die in der Medizin und speziell in dieser Akteur-Welt, dem Patienten, stets vorliegen, erscheint diese Sichtweise eher euphemistisch als realistisch. Zwar mag das Netzwerk in der intendierten Weise aufgebaut werden. Es bleibt allerdings äußerst fragwürdig, ob stets nur die intendierten Akteure interagieren, sodass ggf. doch Gehirnareale angefärbt werden, die nicht pathogen sind, sondern eventuell nur andere strukturelle Merkmale aufweisen als das normativ als normal oder gesund angesehene Gewebe. In den Ausführungen des Arztes tragen diese Akteure ausschließlich zur Sicherung der menschlichen Handlungen innerhalb der Operation bei. Die Unsicherheiten, die durch die bewusste Selektivität des angesprochenen dinglichen Mediums entstehen, werden zumindest vor dem Patienten nicht diskutiert. Dies geschieht, sollten entsprechende Unsicherheiten bekannt sein, wahrscheinlich aus dem Grund nicht, weil der Akteur zum Zweck der Situationssicherung angeführt wurde, weswegen nur auf diese Eigenschaften eingegangen wird. Es wird allerdings auch darauf rekurriert, dass mit der Nutzung dieses Akteurs und des durch die Interaktionen der beiden Akteure evozierten Netzwerks *nen bisschen sicherheit* gegeben wird. Die Situation war also zuvor nicht total unsicher und wird durch dieses Netzwerk auch nicht vollständig gesichert, sondern wiederum nur ein wenig mehr als zuvor.

5.5.3 Das sogenannte Navigationssystem

Innerhalb der Neurochirurgie ist der Einsatz sogenannter Navigationssysteme mittlerweile etabliert. Hierbei handelt es sich jedoch nicht um *ein* Gerät, wie der Name vermuten lässt, sondern um ein Konglomerat aus dinglichen und technischen Akteuren: die eben angesprochenen Marker und das Technoskript, das mit ihnen angefertigt wird, dienen als räumlich-bildliche Vorlage. Innerhalb der Operation werden die Positionen der Marker und die der bei der Operation beteiligten Geräte ständig durch eine Kamera festgestellt. In einem weiteren Schritt werden die aufgenommenen Bewegungen durch Rekonstruktionen auf Basis des definierten dreidimensionalen Raums der Marker errechnet und im Technoskript sowie in dessen dreidimensionaler Rekonstruktion auf einem Bildschirm angezeigt. Diese Visualisierung verschafft dem Arzt einen räumlich-strukturellen Überblick, womit er seine Handlungen verfolgen kann.[111]

Das nun folgende Transkript nimmt Bezug auf ein bereits angefertigtes Technoskript mit Markern, um ein Navigationsgerät nutzen zu können. Thematisch ist der Abschnitt des Gesprächs wiederum dem Bereich der Operationsplanung zuzuordnen. Dieser Patient wurde vor kurzer Zeit bereits wegen einer Tumorresektion operiert. Allerdings ist ein *krümel* verblieben, dessen Resektion nun besprochen wird.

{02:18}	**A**	ich kann aber DANN mit dem,=
{02:19}		=navigationsgerät direkt an DIE stelle gehen;
{02:21}		wo jetzt nur noch nen kleiner KRÜmel übrig geblieben is;
{02:23}		und den WEG nehmen (.) ja,
{02:24}	**P**	ja,
{02:25}	**A**	wir testen das dann wieder mit DIEsen nadeln im mund;
{02:28}		ne (.) also [AM mund] ja,
{02:29}	**P**	[<<p> a:chso >,]
{02:30}	**A**	das gibt uns dann auch wieder informationen die !WAHR!scheinlich ausreichen;
{02:33}		(0.3) ja,
{02:33}	**P**	aja,
{02:33}	**A**	um die operation SO sicher zu machen wie wirs haben [wollen (.)] ne,
{02:34}	**P**	[<<p> ja >,]
{02:37}		aber ES ist halt äh:m,
{02:39}		WAHRscheinlich für sie en relativ kleiner,=
{02:41}		=aufwand DIEsen rest rauszunehmen und dann sind;

111 Vgl. http://www.neurochirurgie.uni-duesseldorf.de/index.php/hirntumorchirurgie/ neuronavigation (Stand: 20.01.2014).

{02:43} wir auf (.) PRAKtisch hundertprozentig;

{02:45} REsektion des tumors;

Transkript 28: Präoperatives Erstgespräch – Patient 17.5, Gesprächsdauer insgesamt: 10 min. 45 Sek.

Anstelle eines fachlich korrekteren Ausdrucks wie beispielsweise Tumorrest nutzt der Arzt den deutlich unspezifischeren und alltäglicheren Begriff *krümel*. Dieser knüpft an den Erfahrungshorizont des Patienten an und vermittelt in Kombination mit dem genutzten Verb wegnehmen den Eindruck, dass der Tumorrest leicht entfernt werden kann. Ein Krümel ist mit wenigen Handgriffen zu beseitigen und genau jene Assoziation versucht der Arzt dem Patienten für den in ihm vorhandenen Tumorrest zu vermitteln, um ihn von der Notwendigkeit der Operation zu überzeugen. Dass die Wegnahme dieses Tumorkrümels nicht mit dem eines Brotkrümels gleichzusetzen ist, zeigen die nachfolgenden Erklärungen zum Navigationssystem, denn nur mit dessen Hilfe kann dieser *krümel weggenommen* werden, ohne dass für den Patienten dabei ein großes Risiko entsteht. Es ist jedoch nicht allein das Navigationsgerät, sondern auch eine fachliche Praktik, die es erlaubt, direkt an *die stelle* gehen zu können, wo der *krümel* liegt. Aber es ist nicht diese Praktik allein, die diese Situation sichert. Erst der Blick auf die Map zeigt eindrücklich, dass erst das Wirken verschiedener Akteure dinglicher wie technischer Art zu einem fokussierten Zweck die einzelnen Bestandteile der Akteure vereint und zum Konstrukt Navigationssystem transformiert.

Die Map ist in Anlehnung an die zweite Situationsmap erstellt, die die kommunikativ repräsentierte Struktur visualisiert und um die für das Navigationssystem wichtigen Akteure erweitert. Sie enthält, auch wenn sie mehrere Akteure zeigt, einzig die als Akteur verbalisierte Blackbox des Navigationssystems. Durch den Transformationsprozess wird der Nutzen der einzelnen Akteure wegen des gesetzten Fokus auf das Endprodukt verschleiert, sodass einzig die aktuell dadurch gesicherte Handlungsgrundlage im Mittelpunkt steht. Jenes Akteur-Konglomerat setzt thematisch am Transkript in Kapitel 5.5.1 an und erzeugt durch die Addition weiterer nichtmenschlicher Akteure ein höheres Maß an Sicherheit.

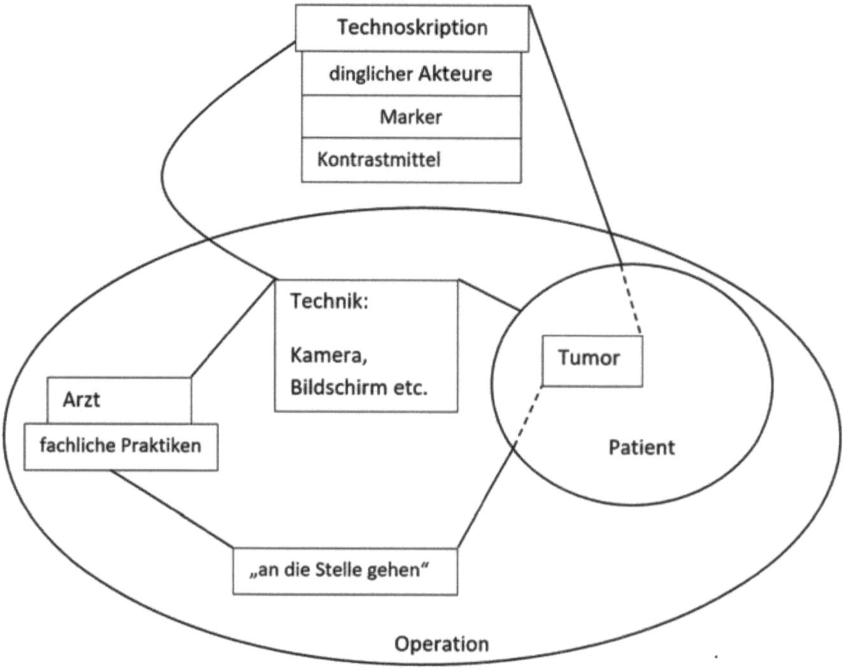

Abb. 5: „Blackbox“ Navigationssystem

Betrachtet man die Akteur-Anordnung innerhalb des Komplexes des Navigationssystems, so kann man diese als Blackbox beschreiben, die die oben skizzierten Akteure und Praktiken enthält. Die Beteiligung der einzelnen Akteure bzw. der Praktiken[112] wird undurchsichtig. Sie wird irrelevant. Nur ihre Addition zum sinnhaften und intendierten Ergebnis zählt. Allein das Ergebnis wird fokussiert, der Weg scheint nicht weiter von Bedeutung und das, obwohl gerade er diese Sicherheit erst ermöglicht. Die Map zeigt augenscheinlich, wie diffizil er ist und wie viele Aspekte beachtet werden müssen, die allerdings im Zuge des zunehmend

---

112 Die in die Map aufgenommenen Praktiken werden als essenzielle Bestandteile des Akteurs Arzt erachtet. Ohne sie gelingt es nicht, die Blackbox zu generieren, allerdings können sie auch nicht ohne den Akteur erlernt werden. Ihre explizite Nennung in dieser Map ist der Tatsache geschuldet, dass sie ebenso wie die Akteure Formen von Wissen sind. Sie liegen zwar nicht als eigenständiger Akteur, wohl aber als eigenständige Praktik in einem Akteur vor und ermöglichen diesem spezifische Handlungen, ebenso wie die Nutzung bzw. der Umgang mit Akteuren spezifische Handlungen ermöglichen.

routinierten Gebrauchs dieser Blackbox immer unwichtiger erscheinen. Besonders interessant an dieser Blackbox ist, dass die meisten darin enthaltenen Akteure vormals bereits einzeln genutzt wurden und jeweils an sie gebundene Unsicherheiten bekannt sind und auch kommuniziert wurden. Nun, in ihrer Vereinigung als Blackbox, wird kein Wort über diese Unsicherheiten verloren. Präziser ausgedrückt: Durch ihre Summation gelingt den Ausführungen zufolge die sichere Prognostizierbarkeit der Akteur-Handlungen, sodass die Handlungen der einzelnen Akteure sicher vorausgesagt werden können und daher als Grundlage für die Generierung dieser Blackbox genutzt werden konnten. Die Kombination der bekannten Akteure Technoskript und Kontrastmittel mit weiteren Akteuren wie Marker und fachliche Praktiken scheint die intendierte Sicherheit geben zu können. Mit dem Navigationsgerät kann im Vergleich zur vorherigen Operation *direkt an die stelle gegangen* werden, wo der Tumorrest lokalisiert ist. Im Gegensatz zu der vorherigen Addition von Akteuren beim FET-PET-Technoskript, wo durch die Hinzugabe der Akteure auf einen zweiten Diskurs referiert wird, wird die Stabilisierung hier durch ein weitaus größeres Konglomerat und die direkte Integration von menschlichen Akteuren mit ihrem Erfahrungshorizont erreicht. Hinzu kommt die Nutzung einer fachlichen Praktik, die in Verbindung mit weiteren dinglichen Akteuren – Nadeln am Mund – steht. Diese unterstützen die Arbeit des Navigationsgeräts, indem sie neurologische Informationen über die Beschaffenheit des im Gehirn getesteten Gewebes liefern. Dieser Zustand wird vom Arzt als *wahrscheinlich* ausreichend gesättigt mit Informationen definiert, *um die operation so sicher zu machen wie wirs haben wollen*. Ein kleiner Bereich des Unsicheren bleibt, der sich wiederum aus der Kontextualisierung im Patienten ergibt. Er wirkt aber vernachlässigbar, vielmehr unvermeidbar, sodass der Arzt entsprechend darauf eingeht, dass der Tumor *praktisch zu hundert prozent* entnommen wird. Der Arzt bezeichnet jenen Zustand als denjenigen, den er bewusst anstrebt, so muss er seiner Erfahrung nach genügend Sicherheit besitzen, um in der Operation auch noch den letzten *krümel* entfernen zu können. In diesem Sinne überwiegt nicht das noch Unsichere, sondern die Sicherheit, die zusätzlich durch die Handlungen dieser Akteure gewonnen werden kann. Sie werden hier einzig zum Zweck der Wissensgewinnung und Nichtwissensreduktion genutzt, um genügend Handlungssicherheit zu schaffen. Die zuvor im Kontext dieser Akteure thematisierten Unsicherheiten bleiben unerwähnt, wahrscheinlich aufgrund ihrer gemeinschaftlichen Integration in das Konglomerat Navigationssystem. Dadurch wird der Fokus weg vom einzelnen Akteur hin auf das Konstrukt verschoben, wodurch sich neue kontextuelle Umstände ergeben, die zu einer anderen Wahrnehmung führen.

5.5.4 Zwischenfazit

Die Operation kann durch die vorhergehenden Ausführungen als situativer Handlungsrahmen für alle zuvor vorgestellten Akteure beschrieben werden. In ihr sind nicht die Akteurtypen, sondern ihre funktionale Verwendung im Kontext mit fachlichen Praktiken entscheidend. Diese werden als das dem menschlichen Akteur eigene Konzept zur spezifisch situativen Anwendung von Wissen angesehen. Gerade diese Praktiken erlangen im Kontext mit den hier verwendeten nichtmenschlichen Akteuren besondere Bedeutung, da sie an ihnen und durch sie erlernt werden müssen und nur mit ihnen durchführbar sind. Im Kontext der Operation sind es deshalb nicht ausschließlich die nichtmenschlichen Akteure, welche zur Sicherung beitragen, sondern die Verbindung aus ihnen und den an sie gebundenen fachlichen Praktiken. Sie verweisen auf eine gefestigte Handlungsstruktur, die routiniert zwischen den nichtmenschlichen und menschlichen Akteuren besteht und jeweils situativ genutzt wird. Gerade diese Struktur scheint es zu sein, da sie auf prognostizierbaren Akteurinteraktionen beruht, die die Situation der Operation besonders sicher erscheinen lassen. Die fachlichen Praktiken binden folglich an die als gesichert erachteten Interaktionen der Akteure an und können als weitest möglich gesicherte Basis zu fungieren. Es ist also nicht die geballte Ladung an nichtmenschlichen Akteuren, sondern es sind die sich durch die fortwährenden Handlungen mit ihnen ausgebildeten routinierten Handlungsstrukturen, die sich zu fachlichen Praktiken etabliert haben, die die Situation in ihrer Gänze zu sichern vermögen. In dieser Situation wird im Gegensatz zu den vorherigen nicht auf die Wissensgewinnung abgezielt, sondern auf die praktische Anwendung des zuvor gewonnenen Wissens. Im Bezug dazu werden praktische Handlungen durchgeführt, auf Basis von Wissen und nicht zwecks Wissensgewinnung. Wichtig scheint zur Sicherung der Situation einzig die direkte Verschmelzung mit dem Arzt bzw. einem menschlichen Akteur zu einem Hybrid, der eine direkte und nicht wie zuvor eine indirekte Interaktion mit dem Tumor eingeht.

6 Fazit

Kommunikation als situiertes Handeln zu betrachten, führt dazu, dass bei ihrer Analyse auch die Situation untersucht werden muss. Dies ist jedoch nicht mit einer deskriptiven Darstellung der örtlichen Begebenheiten und des institutionellen Rahmens getan. Auch eine Beschreibung des Diskurses allein erfasst die Situation nicht vollständig. Zwar wird so die auf die Situation einwirkende Kraft beschrieben, die menschliche Akteure und ihre Handlungen und die räumlichen Anordnungen usw. beeinflusst. Es wird jedoch nicht dargestellt, wie die beteiligten nichtmenschlichen Akteure entstanden sind und wie genau sich die Handlungen der beiden Akteurtypen angepasst haben und sich aktuell entsprechen. Ebenso wird meist das Zusammenspiel verschiedener Diskurse außen vorgelassen, welches deshalb so wichtig ist, weil vor allem benachbarte Diskurse sich stetig gegenseitig beeinflussen. Jener Blick auf die Faktoren, die die Kommunikation und somit auch die Kommunikanten beeinflussen, wurde in dieser Studie eingenommen, indem mit Latours Netzwerkansatz gearbeitet wurde. Dieser zeigt auf, wie eng verwoben unser soziales Miteinander mit unseresgleichen und den uns umgebenden anderen Dingen doch ist. Zugleich betont er, dass genau jene Vielfalt von Akteuren das Kennzeichen unseres sozialen Miteinanders und somit auch unserer Kommunikation ist. Im Kontext dieses Buches trägt dies nicht nur der Stellung der nichtmenschlichen Akteure Rechnung, sondern auch der Tatsache, dass die ärztliche Kommunikation mit dem Patienten nur einen kleinen Teil seiner Arbeit ausmacht. In seinem Alltag agiert der Arzt alltäglich mit den nichtmenschlichen Akteuren und besitzt deshalb einen ausreichenden theoretischen und z. T. auch praktisch erfahrenen Wissensbestand über diese Akteure. Die Ärzte können eine MRT-Aufnahme lesen und wissen um die Wirkungsweise der therapeutischen Substanzen. Deshalb vermögen sie Diagnosen zu stellen und Therapiepläne auszuarbeiten. Schwieriger gestaltet sich allerdings die Weitergabe der an diesen Prozess gekoppelten Unsicherheiten. Darunter ist die Kommunikation der Überlegungen zu verstehen, die zu dieser Diagnose geführten haben und möglicherweise auch den Ansätzen, die innerhalb des Prozesses der Diagnosefindung sukzessive aussortiert wurden. Im Gespräch mit dem Patienten wird bei der Kommunikation über den Therapieprozess ein reflexiver Blick auf den eigenen Arbeitsprozess eingenommen. Die Ausführungen der infrage kommenden Therapieoptionen und der begründet thematisierte Ausschluss von Alternativmöglichkeiten ist das Indiz für diesen Reflexionsprozess. Dessen Verbalisierung gibt dem Patienten einen Einblick in das ärztliche Vorgehen. Dieser erscheint bei diesen Erkrankungen besonders wichtig, denn der Patient erfährt so die Unwägbarkeiten, mit denen der Arzt umzugehen hat. Im Hinblick auf die

DOI 10.1515/9783110533540-006

sich entwickelnde Beziehung zwischen Arzt und Patient ist es sogar als unumgänglich zu erachten, damit der Patient über möglicherweise eintretende und potenziell als unerwartet prognostizierte Folgen Bescheid weiß. Auffallend ist bei diesen Gesprächen, dass die Patienten nicht selbstermächtigt auftreten, oder mittels eigener Krankheitstheorien oder Rechercheergebnisse in den Gesprächsverlauf eingreifen, sondern die auf Basis der Netzwerkanalysen entstandenen (unsicheren) Diagnosen annehmen.

Um der analytischen Betrachtung der vorgefundenen Begebenheiten gerecht werden zu können, wurde auf Methoden und Theorien zurückgegriffen, die in der Linguistik bisher nicht etabliert sind. Ihre Nutzung ergab sich aus der bedeutsamen Stellung, die die diskursiv in der Situation vorliegenden Akteure in den untersuchten Gesprächen einnehmen. Diese Sichtweise bricht mit dem bisherigen gesprächsanalytischen Fokus der linguistischen Betrachtungen der Arzt-Patienten-Gespräche. Sie ist eher in der Tradition der soziologischen Studien der Chicagoer Schule und mit deutlichem Bezug zu den konstruktivistischen Wurzeln der wissenssoziologischen und -philosophischen Einflüsse der Science Studies zu verorten (vgl. hierzu die Arbeiten von Strauss und Clarke im Gesundheitsmanagement wie beispielsweise Strauss 1997 und Clarke 2010). Um die situativ bedeutsamen Akteure zu erfassen, wurde die von Clarke entwickelte Methode des situativen Mappings genutzt. Ihr soziologischer Ansatz lässt sich durch die prominente Stellung der Kommunikation in der untersuchten Situation auf die Linguistik übertragen. Analytisch realisiert wurde allerdings nicht die Situation an sich, sondern die durch die Kommunikanten präsentierte Situation, also eine bereits durch die Vorstellungen der Kommunikanten bearbeitete Version der vorliegenden Gegebenheiten. Im Gegensatz zu Clarkes Ansatz, der durch eine möglichst sukzessive Arbeit des Forschers die Situation beschreiben möchte, wurde also auf die perspektivisch und habituell geprägte Betrachtung der Situation fokussiert. Die Darstellung der die Situation beeinflussenden Faktoren – der Denkstil der Kommunikanten – erfolgte dabei im Sinn der wissenssoziologischen Forschungen reflexiv. Dessen Analyse verschaffte nicht nur einen Einblick in die der Situation zugrundeliegenden epistemischen Abläufe, sondern verhilft auch dazu nachzuvollziehen, warum genau diese Situation entstehen konnte. Die verschiedenen Akteure der Situation werden somit durch den ärztlichen Denkstil charakterisiert und entsprechend ihrer Übereinstimmung mit diesem integriert. So entwickelt sich durch den Denkzwang ein situatives Netzwerk, dessen Zusammenspiel vom Arzt überwacht wird. Für dessen dezidierte Betrachtung erfolgte die theoretische Einbindung der Akteur-Netzwerk-Theorie, die nicht nur Clarkes Idee zugrunde liegt, sondern sie von einem mikrosoziologischen Standpunkt aus betrachtet auch erweitert. Mit ihr kann untersucht werden, wie genau das Netzwerk durch die einzelnen Akteure und die sie verbindenden Interaktionen entstehen konnte und bestehen kann. Die Transkripte boten hierzu ideales Analysematerial, denn sie enthalten die Aushandlungsprozesse und Überlegungen der menschlichen Akteure, welche die weitere Strukturierung des Netzwerks planen. Denn wie Schulz-Schaeffer treffend formuliert:

> Es gibt keine gemeinsame Sprache der menschlichen und nichtmenschlichen Aktanten, sondern nur die Sprache der menschlichen Akteure, die beschreibt, was menschliche Akteure oder an ihrer Stelle technische Artefakte zum Ge- oder Mißlingen sozio-technischer Zusammenhänge beitragen (Schulz-Schaeffer 1998, S. 141f.).

Auch die Soziologie hat zur Analyse ihrer Netzwerke stets menschliche Kommunikation als Interpretation der Begebenheiten im Netzwerk genutzt. Allein die Kommunikation über das Verhalten der Akteure erlaubt es, die Struktur des Netzwerks analytisch zu beschreiben und zu bearbeiten. Mithilfe der Transkripte konnte gezeigt werden, dass der Arzt in den Gesprächen jeweils Netzwerkanalysen durchführt. Intuitiv wendet er dieses Konzept an und nimmt dabei die entsprechende analytische Ebene ein. Bei der Auswertung einer MRT-Aufnahme nimmt er die Netzwerkebene ein, um die Produkte der Interaktionen aller Akteure sehen und deuten zu können. Bei der Auswahl oder der Veränderung von Therapiemöglichkeiten wird hingegen ausschließlich auf einen Akteur und seine bekannten sowie seine intendierten Interaktionen und deren Auftrittswahrscheinlichkeit geschaut, sodass der Arzt auf der Akteurebene agiert. Der Arzt zeigt durch seine Ausführungen zu den Akteuren des Netzwerks, dass er trotz der prinzipiellen Unsicherheit, die die letztlich entstehenden Interaktionen zwischen den Akteuren betreffen, jeweils deren Eigenschaften und verschiedene prognostizierbare Handlungsprogramme kennt. Er weiß deshalb nicht nur dieses eine Netzwerk um den Tumor herum zu strukturieren, sondern vielfältige ihm relativ ähnliche. Denn durch die Individualität des Tumors ergeben sich stets differente Netzwerke, sodass die Therapie der Krankheit nur in etwa prognostizierbar ist. Deshalb gewinnt die ärztliche Erfahrung im Umgang mit diesen Netzwerken einen besonderen Stellenwert in der Therapie. Dem Arzt obliegt es in diesen Gesprächen, die aktuelle Struktur des Netzwerks zu identifizieren und mögliche Veränderungen zu thematisieren, indem er die ihm bekannten Handlungsprogramme der Akteure entsprechend beschreibt. Aus diesem Grund wird die Situation, in welcher nur der Tumor als bekannter Akteur innerhalb der Akteurwelt des Patienten vorliegt, als relativ sicher markiert. Dessen Präskription kann sicher vorausgesagt werden: Ohne Interventionen wird er einfach weiterwachsen. Die betrachteten Tumore sind also für sich allein gesehen verlässliche Akteure. Durch die Hinzugabe weiterer nichtmenschlicher Akteure in diese Situation soll diese Präskription gewandelt werden. Im vom Arzt aufgebauten therapeutischen Netzwerk wird die Möglichkeit, dass die Präskription des Tumors eintritt, intendierterweise zunehmend unsicherer. Nun ist der Arzt auf ein genaues Beobachten des Netzwerks und detaillierte Schilderungen des Patienten bezüglich seines aktuellen Gesundheitszustandes angewiesen, um die Interaktionen zwischen den Akteuren zunächst erkennen und dann in einem zweiten Schritt benennen und zuordnen zu können. Dies gelingt häufig jedoch nicht gänzlich oder nicht mit ausreichender Sicherheit, sodass das Gesehene beispielsweise als `komisch` (Transkript 9 bei 0 Minuten 49 Sekunden [Kap. 5.2.1.4]) bezeichnet wird. Mit der Zunahme der beteiligten Akteure verändert sich also die wahrgenommene Qualität des Wissens, denn nun kann nicht mehr sicher prognostiziert werden, welche Interaktionen eingegangen werden: ob der Tumor gemäß seiner ursprünglichen Präskription interagiert oder ob diese bereits transformiert wurde. Je mehr nichtmenschliche Akteure integriert werden, desto ungewisser kann demnach aufgrund der sich ergebenden Vielfalt von Handlungsmöglichkeiten ein Ergebnis prognostiziert werden, aber als desto wahrscheinlicher wird ein möglicher Therapieerfolg angesehen. Als charakteristisches Merkmal dieser Gespräche liegt, den Ausführungen des Arztes zufolge, eine geringe Wissensqualität zur Beschreibung der eingegangenen Interaktionen vor.

Handeln unter Unsicherheit heißt in diesem Fall auch Handeln mit Wirklichkeitsfragmenten, wodurch ein nicht abzuschätzender Bereich verbleibt, der zumeist ursächlich für die Zuschreibung der Unsicherheit ist. Dass die solchermaßen gestaltete Vorstellung der Wirklichkeit lückenhaft ist, liegt auf der Hand. Einige Fragmente scheinen jedoch entsprechend der Präsentationen des Arztes dazu in der Lage, ein vollständigeres Bild der Wirklichkeit zu liefern als andere. Sie vermögen es, Wissen zu produzieren, welches (vermeintlich) die tatsächliche Wirklichkeit rekapitulierbar macht. Der diesen Methoden jeweils zugesprochene Grad an Sicherheit korreliert dabei direkt mit deren Nähe zur Materialität des Tumors bzw. zur scheinbaren Materialität des Tumors. Demzufolge besitzt die zytologische Untersuchung einen besonders hohen Wahrhaftigkeitsgrad, weil bei dieser Produktionsform von Wirklichkeitsfragmenten die materielle Gestalt des Tumors als Grundlage fungiert. So kann ein transformiertes und normiertes Stück der Wirklichkeit gewonnen werden, welches aufgrund seiner Nähe und der direkten Überschaubarkeit des Prozesses seiner Generierung, der weitgehend ohne große Maschinen verläuft, als besonders gesichert angesehen wird. Allein mithilfe dieses Wirklichkeitsfragments kann bewiesen und eine Diagnose gestellt werden (vgl. Transkript 6 in Kapitel 5.2.1.2 und Transkript 16 [Kap. 5.2.2.4]). Auch dieses Fragment zeigt allerdings nicht *die* Wirklichkeit. Trotzdem wird bei den Methoden der Wissensgewinnung, welche auf einer – wie es scheint – direkten

Interaktion mit dem Tumor beruhen, stets von einer höheren Wissensqualität ausgegangen (zytologische Untersuchungen und mittels Blend auch das FET-PET). Von dieser Nähe profitieren die FET-PET-Technoskripte. Auch ihnen wird das Potenzial zugesprochen, dass sie entscheidungsrelevant sind und sichere momentane, wie zukünftige Aussagen ermöglichen. Der Grund hierfür ist, dass das diagnostisch betrachtete Merkmal nichts mit der visuellen Gestalt des Tumors gemein hat, sondern in der normierten Visualisierung metabolischer Prozesse liegt. Die Darstellung von der als pathogen erachteten Struktur in verschiedenen Farben, denen ein entsprechender Stoffumsatz zugeordnet ist, erinnert an die zytologischen Untersuchungen. Dort erfolgt die Zuordnung zu einem bestimmten Tumortypus anhand der Beobachtung seiner Zellteilungsrate. Bestimmte Teilungsraten sind also bestimmten Tumortypen und somit Malignitätsstufen zugeordnet, genau wie beim FET-PET-Technoskript. Durch ihre (vermeintliche) Nähe zur materiellen Wirklichkeit des Tumors verlieren diese Fragmente ihren Charakter als Abbilder und werden als direkt aus der Wirklichkeit herausdestilliert betrachtet. Bei ihnen fehlt also die bei den technoskriptiv erstellten Abbildern vorhandene notwendige reflexive Distanz zur Betrachtung dieser Ergebnisse als Wirklichkeitsfragmente *wegen* der (vermeintlichen) Nähe zum Untersuchungsgegenstand. In diesem Zusammenhang gewinnt das bei der FET-PET-Untersuchung vorliegende Blend an Bedeutung, denn durch dieses scheint es so, als ob man *auf den stoffwechsel der struktur gucken* kann (Transkript 14 bei 4 Minuten 51 Sekunden [Kapitel 5.2.2.2]). Die ablaufenden Transformationsprozesse werden dadurch verdeckt und es wird eine Nähe präsentiert, die so de facto nicht erreicht werden kann. Diese Untersuchungen erwecken im Gegensatz zu dem rein auf das visuelle Abbild beschränkten MRT-Technoskript somit nicht den primären Eindruck von Bildern, sondern den einer diagnostischen Untersuchung. Sie werden daher mit ihrem Ursprung, den Daten, verknüpft und nur aufgrund der Wirkmacht des visual persuasiveness bildlich dargestellt. Das MRT-Technoskript wird hingegen als unsicherer erachtet, weil rein auf das Visuelle fokussiert wird. Der datenbasierte Ursprung wird verschleiert, indem nicht auf die Funktion des injizierten Kontrastmittels eingegangen, sondern lediglich das Gesehene interpretiert wird. Durch die vorliegende Akteuranordnung gewinnt das MRT-Technoskript allerdings als Mittler zum Überblicken der Vorgänge im Innern des Patienten entscheidende Bedeutung. Zunächst wird bei jedem Patienten allein auf Basis dieses Wirklichkeitsfragments gehandelt. Das Technoskript transformiert seinerseits das Netzwerk und erlaubt folglich nur einen technoskribierten Blick auf den Tumor. Es gestattet einen Blick auf eine Wirklichkeit der Krankheit auf Basis von technoskriptiven Prozessen. Dessen visuelle

Darstellung, als Endprodukt des Transformationsprozesses, zeigt die technoskriptive Wirklichkeit der Krankheit. Obwohl diese Transformationsprozesse unbewusst ablaufen und i. d. R. kein Wissen über ihren Verlauf und über ihre quantitative Menge vorhanden ist, ist eine Bewertung der visuell repräsentierten Strukturen auf konzeptioneller Ebene möglich. Die Präsentation des Technoskripts als unsicher gründet sich aber weniger auf seiner Technoskriptivität, sondern vielmehr auf das anhand dieser Produkte gewonnene Erfahrungswissen, die Fehldiagnosen, die gestellt wurden. Diese verweisen darauf, dass die visuell gewonnene Wirklichkeit des Tumors nicht zur real fundierten Beschreibung ausreicht. Die Fehldiagnosen müssen nicht ausschließlich durch das Technoskript entstanden sein, sondern können auch durch den Denkstil des Arztes produziert werden. Durch die Fehldiagnose hat der Arzt die Erfahrung gemacht, dass das MRT-Technoskript lediglich ein Fragment der Tumorwirklichkeit zeigt, eine visuelle Repräsentation seiner Erscheinung. Diese ist in gewissen Teilen ungenau, sodass eine Unterscheidung zwischen Tumor und Pseudoprogression oder Tumor und anderen pathogenen Strukturen nicht immer möglich ist. Das Technoskript ist daher mangelhaft im Hinblick auf seine Darstellungsgenauigkeit und Umfänglichkeit und *zeigt eine ganze reihe von möglichen diagnosen* (Transkript 6 bei 3 Minuten 6 Sekunden [Kapitel 5.2.1.2]). Hinzu kommt, dass es keinen eindeutigen Referenzbezug auf die Wirklichkeit besitzt, sondern lediglich als ein transformierter Bestandteil erachtet werden kann. Dieser Punkt erscheint im Hinblick auf die bildgebenden Verfahren besonders drastisch, da sie (angeblich) zu einer Extrahierung von Wirklichkeit aus dem Körperinnern verhelfen können. Innerhalb des in den Gesprächen dargestellten Netzwerks tritt aufgrund der Akteuranordnung die Problematik hinzu, dass ein Fragment, welches auf materieller Interaktion mit dem Tumor beruht, erst dann eingeholt werden kann, wenn durch die Summation der anderen Fragmente bereits ein konsistentes Bild der Wirklichkeit, eine gewissermaßen sichere Arbeitshypothese, gewonnen wurde. Jene Summation der Fragmente wird situativ als sicherer präsentiert als sie ist. Sie wird als *die* Wirklichkeit und nicht als ein Konglomerat aus Fragmenten ihrer selbst erachtet. So kann sie als ausreichend sicher empfunden werden, um eine Diagnose zu stellen (vgl. Kapitel 5.2.1.3 und Kapitel 5.2.2.4). Dass sich diese zu einem späteren Zeitpunkt als falsch herausgestellt hat, zeugt davon, dass durch die Wirklichkeitsfragmente lediglich eine transformierte Form der Wirklichkeit präsentiert wird, die nicht mit der tatsächlichen übereinstimmen muss. Durch die absolute Übereinstimmung der erkannten Struktur mit dem Denkstil wurde allerdings bereits dieses fragmentarische Bild der Wirklichkeit als solche erachtet und deshalb als diagnostische Grundlage genutzt. In anderen Fällen – wenn das Gesehene weniger eindeutig zuzuordnen ist –, müssen noch weitere Untersuchungen durchgeführt werden, um ein vermeintlich komplettes Bild der Wirklichkeit zu erlangen, wie durch den Ausdruck *komplementiert* (Transkript 12 bei 4 Minuten 21 Sekunden [Kapitel 5.2.2.1]) im Bezug zur FET-PET-Untersuchung deutlich wird.

Mit diesen Akteuren agiert der Arzt im Alltag, sein bewusst reflektierter Blick auf sie zeigt ihre Bedeutung für seine Handlungen, jedoch auch, als wie unsicher er ihr Handeln erachtet. Es ist so unsicher, dass auch sein routinierter Umgang mit ihnen ihm nicht zu ausreichend Sicherheit verhilft, um sie als sicher präsentieren zu können. Eine sichere Präsentation gelingt ihm nur partiell. Trotz der an diese Akteure gekoppelten Unsicherheiten kann die Situation allerdings als sicher kommuniziert werden, weil das Wirken der Akteure bzw. dessen technoskriptive Darstellung seinem Denkstil entsprechen. Wenn das der Fall ist, dann wirkt der Denkzwang, sodass einzig diese Vorstellung existieren kann. Aus diesen sozial determinierten konstruktivistischen Annahmen von Welt entsteht die Wirklichkeit, die der Arzt wahrnimmt, weil sie ihm entsprechend seines Denkstils als realistisch erscheint. Denn sie stimmt mit dem diskursiven und seinem hiernach determinierten Erfahrungswissen über die Struktur überein, sodass ein Zweifel an der Wahrhaftigkeit der getroffenen Diagnose undenkbar erscheint. Die Handlungen des Arztes werden durch den sich hieraus ergebenden Denkzwang geleitet und strukturiert, sodass auf routinierte Schemata zurückgegriffen werden kann. Dadurch formiert sich der Denkzwang einer wissenschaftlichen Disziplin, der als ursächlich dafür zu erachten ist, dass ähnlich aussehende Darstellungen fälschlicherweise integriert werden, wie im Beispiel in Kapitel 5.2.1.3 geschehen. Sie muss diesen Zustand aber nicht behalten und kann, wie die Fehldiagnose gezeigt hat, widerlegt werden. Indem der Arzt gemäß dem innerhalb seiner Disziplin herrschenden Denkzwang handelt, ergeben sich Aspekte, die unbeachtet bleiben müssen, aber auch solche, die absolut perfekt in das Schema zu passen scheinen. Wehling spricht in diesem Zusammenhang von einer „Harmonie der Täuschungen" (Wehling 2004, S. 100), die durch die Anbindung an den Denkstil entsteht. Je besser die Integration des zu untersuchenden Objekts durch die denkstilgeleitete Vorstellung ist, als desto sicherer wird dieses Wissen präsentiert. Hierbei gilt jedoch nicht der zu erwartende logische Umkehrschluss, dass je weniger das Gesehene mit dem Denkstil vereinbar ist, als desto unsicherer es wahrgenommen wird. Wenn keine oder nur geringe Überschneidungen vorliegen, so wird dies in diesem Kontext als gutes Zeichen gewertet. Der Arzt als Experte für neuroonkologische Erkrankungen kann so dem Patienten mit Sicherheit mitteilen, dass er zumindest keinen Tumor hat. Das Etwas kann vom Arzt zwar lediglich als *komisch* (Transkript 9 bei 0 Minuten 49 Sekunden [Kapitel 5.2.1.4]) beschrieben werden. Es wird jedoch durch seine Differenz zum bekannten Wissen über diese Krankheitstypen als positiv für den Patienten gewertet, weil ausgeschlossen werden konnte, dass er nicht an einer neuroonkologischen Erkrankung leidet. Der Bezug auf die epistemischen Vorgänge, die den Entscheidungen des Arztes zugrunde liegen, hat deutlich gemacht, dass es eine objektive Netzwerkanalyse nicht geben kann, sondern nur eine denkstilangemessene. Von Beginn an werden nur die Akteure integriert und betrachtet, die diesem entsprechen. Diese notwendigerweise ablaufende Fokussierung erfolgt unbewusst. Im Hinblick auf den Prozess der Diagnosefindung sollte allerdings genau hier angesetzt werden, um ebenfalls eine reflexive Haltung zu den eigenen sozialkonstruktivistischen Grundlagen partiell einnehmen zu können. Diese ermöglicht es, die Wahrhaftigkeitszuschreibungen der Wirklichkeitsfragmente zu bewerten, um möglichen Fehleinschätzungen bezüglich der Qualität ihrer Informationen vorzubeugen. Der Denkstil als spezifische fachliche Praktik ist im Alltag meist ein vorteilhaftes Instrument. Die Einnahme der oben dargelegten Perspektive ist deshalb als deutlich schwerer zu werten als die bereits vorgefundene prozessreflexive Betrachtungsweise und basiert darauf, dass bereits Wissen über die partielle Unangemessenheit des Denkstils vorliegt. Denn allein der Arzt als wissendes Subjekt mit Erfahrung über die potenziell möglichen Interaktionen der beteiligten Akteure ist es, der ihrem Wirken eine entsprechende Qualität des Wissens zuweisen kann. Durch seine praktische Erfahrung bei der Beobachtung der Interaktionen der nichtmenschlichen Akteure und dem Wahrnehmen des Konflikts zwischen Sub- und Präskription ist Wissen über die potenziell möglichen De-Skriptionen vorhanden. Auf Basis dieses Erfahrungswissens, welches sowohl negativ als auch positiv, also entsprechend mit Kongruenz oder Inkongruenz zwischen den beiden Skriptionstypen sein kann, kann nun eine Voraussage über das wahrscheinliche Eintreten der intendierten Interaktion getroffen werden, weil ausreichend Erfahrung sowohl für die Kongruenz als auch für die Inkongruenz mit dem antizipierten Transformationsprozess vorhanden ist. Die Situation kann nur deshalb vom Arzt als unsicher beschrieben werden, weil er um die Handlungsmöglichkeiten der Akteure weiß. Allerdings kann er nach momentanem Wissensstand nicht abschließend eruieren, welche dieser Möglichkeiten eintritt. Er vermag diese durch die gewonnenen Wirklichkeiten der Krankheit lediglich einzuschränken. Die kommunikative Präsentation dieses Moments ist als Basis für diese Arbeit zu werten und kann im Hinblick auf den Umgang mit diesem Phänomen als Strategie erachtet werden. Die Kommunikation über die vom Arzt wahrgenommenen Problematiken mit Bezug auf die unterschiedlichen Modalitäten des Wissens und deren situative Einbettung in seinen Erfahrungshorizont scheint zwar nicht diskutabel, aber doch präsentierbar. Dies deutet darauf hin, dass diese Thematik eine solche Relevanz für den Arzt besitzt, dass sie auch kommuniziert werden muss und die Interaktantengruppe des Patienten Kenntnis hierüber besitzen sollte. Demnach zeigt er der Interaktantengruppe die durch dieses Wissen erkannten möglichen Subskriptionen auf und offeriert Handlungsvorschläge, um gemeinsam mit ihnen das weitere Einwirken auf das Netzwerk zu planen. Diese sind zwar aufgrund der mangelnden Prognostizierbarkeit der eingegangenen Interaktionen zwischen den Akteuren unsicher, aber dennoch i. d. R. bekannt, ebenso wie der Umgang mit ihnen. Vielmehr kann nur auf jene, die bekannt sind, aufgrund des entsprechend vorhandenen Erfahrungshorizonts eingegangen werden.

Schließlich zeigte die Analyse dieses spezifischen medizinischen Bereichs, dass die Kommunikation dieser Unsicherheiten mit dem Patienten ein wichtiges Mittel der ärztlichen Therapie darstellt. Der Präsentation der jeweils relevanten Unsicherheiten wird innerhalb aller Gespräche Raum gegeben. Da diese Disziplin noch relativ jung ist und die pathologischen Strukturen (noch) nicht gänzlich beherrscht werden können, wird dem Patienten nicht nur therapeutischer Beistand gewährt, sondern es wird ich mit der Darlegung der Therapieoptionen auch auf die jeweils situativ entscheidenden Momente der Forschung Bezug genommen, die Hoffnung und Ausweglosigkeit zugleich repräsentieren. Die Kommunikanten wissen über die Struktur des Netzwerks und auch zum großen Teil über die eingegangenen Interaktionen Bescheid. Sie nutzen deshalb nicht nur die intendierten und gewussten Momente dieser Interaktionen, sondern auch die nicht intendierten und nicht bewussten Momente zum Erkenntnisgewinn. Aus dem vormaligen Nichtwissen wird ein erfahrenes negatives Wissen, welches als Quelle für die Unsicherheiten gilt. In dieser Situation gelingt durch die Rückbindung an den Arzt als wissendes Subjekt die Darlegung des Unsicheren und der potenziellen Vielfalt an Möglichkeiten als sichernde Grundlage für weitere Handlungen. So gesehen erfolgt die Sicherung der Situation *durch* das Aufzeigen der bereits gewonnenen Erfahrungen in diesem Kontext – positiv wie negativ – und durch die Rekurrenz auf den sich dadurch etablierenden Erfahrungshorizont. Dieser verweist darauf, dass der Arzt trotz der Vielfalt der aufkommenden Möglichkeiten entsprechende Handlungskonzepte besitzt, um situativ handeln zu können. Da der Arzt bereits Wissen und Erfahrung mit diesen Akteuren gesammelt hat und vielfache Möglichkeiten der Strukturierung dieses Netzwerks kennt und eruiert hat, kann er durch den reflektierten Umgang mit den ihn bekannten Unsicherheiten die Situation im individuellen Fall soweit wie möglich sichern und eine entsprechende Handlungsgrundlage schaffen. Von ihrer Sicherheit kann er allerdings nicht ausgehen, weswegen er die ihm bekannten Unsicherheiten im Gespräch mit dem Patienten kommuniziert. Das Eintreten eines dieser Szenarien erweckt so nicht den Anschein von ärztlichem Versagen, sondern zeugt von der Professionalität des Arztes, der diese Unwägbarkeiten stets im Blick hatte.

Literatur

Barnes, Barry (1977): Interests and the Growth of Knowledge. London: Law Books.
Barnes, Barry; Shapin, Steven (1979): Natural Order. Historical Studies of Scientific Culture. Beverly Hills: SAGE Publications Ltd.
Bartels, Andreas; Stöckler, Manfred (2007): Wissenschaftstheorie. Ein Studienbuch. Paderborn: Mentis.
Barthes, Roland (1986): Die helle Kammer. Bemerkung zur Photographie. 2. Aufl. Frankfurt am Main: Suhrkamp.
Baudry, Jean-Louis (2003 [1970]): Ideologische Effekte erzeugt vom Basisapparat. In: Robert F. Riesinger (Hg.): Der kinematographische Apparat. Geschichte und Gegenwart einer interdisziplinären Debatte. Unter Mitwirkung von Guntram Geser. Münster: Nodus Publikationen, S. 27-39.
Baudry, Jean-Louis (2003 [1975]): Das Dispositiv. Metapsychologische Betrachtungen des Realitätseindrucks. In: Robert F. Riesinger (Hrg.): Der kinematographische Apparat. Geschichte und Gegenwart einer interdisziplinären Debatte. Unter Mitwirkung von Guntram Geser. Münster: Nodus Publikationen 41-62.
Bechmann, Gotthard; Stehr, Nico (2000): Risikokommunikation und die Risiken der Kommunikation wissenschaftlichen Wissens. Zum gesellschaftlichen Umgang mit Nichtwissen. In: *GAIA* 9 (2), S. 113–121.
Begenau, Jutta; Schubert, Cornelius; Vogd, Werner (Hg.) (2009): Die Arzt-Patient-Beziehung. Stuttgart: Kohlhammer.
Belliger, Andréa; Krieger, David J. (2006): Eine Einführung in die Akteur-Netzwerk-Theorie. In: Andréa Belliger und David J. Krieger (Hg.): ANThology. Ein einführendes Handbuch zur Akteur-Netzwerk-Theorie. Bielefeld: Transcript, S. 13–51.
Belting, Hans (2001): Bild-Anthropologie. Entwürfe für eine Bildwissenschaft. München: W. Fink.
Berger, Peter L.; Luckmann, Thomas (1980): Die gesellschaftliche Konstruktion der Wirklichkeit. Eine Theorie der Wissenssoziologie. Frankfurt am Main: Fischer Taschenbuch.
Birkner, Karin (2006): Subjektive Krankheitstheorien im Gespräch. In: *Gesprächsforschung - Online-Zeitschrift zur verbalen Interaktion* (7), S. 152–183.
Bloor, David (1976): Knowledge and Social Imagery. London: University of Chicago Press.
Boehm, Gottfried (1995): Was ist ein Bild? 2. Aufl. München: W. Fink.
Böschen, Stefan (2004): Science Assessment: Eine Perspektive der Demokratisierung von Wissenschaft. In: Stefan Böschen und Peter Wehling (Hg.): Wissenschaft zwischen Folgenverantwortung und Nichtwissen. Aktuelle Perspektiven der Wissenschaftsforschung. 1. Aufl. Wiesbaden: VS, Verlag für Sozialwissenschaften, S. 107–183.
Bourdieu, Pierre (1987): Sozialer Sinn. Kritik der theoretischen Vernunft. 1. Aufl. Frankfurt am Main: Suhrkamp.
Breuer, Franz (2010): Reflexive Grounded Theory. Eine Einführung für die Forschungspraxis. 2. Aufl. Wiesbaden: VS Verl. für Sozialwissenschaften.
Brukamp, Kirsten (2013): Nichtwissen in der Neuromedizin. Wissenschaftliches Wissen und Nichtwissen bei gegenwärtigen Neurointerventionen im Gehirn. In: Claudia Peter und Dorett Funcke (Hg.): Wissen an der Grenze. Zum Umgang mit Ungewissheit und Unsicherheit in der modernen Medizin. Frankfurt am Main: Campus, S. 309–341.

Brünner, Gisela; Gülich, Elisabeth (Hg.) (2002a): Krankheit verstehen. Interdisziplinäre Beiträge zur Sprache in Krankheitsdarstellungen. Bielefeld: Aisthesis.

Brünner, Gisela; Gülich, Elisabeth (2002b): Verfahren der Veranschaulichung in der Experten-Laien-Kommunikation. In: Gisela Brünner und Elisabeth Gülich (Hg.): Krankheit verstehen. Interdisziplinäre Beiträge zur Sprache in Krankheitsdarstellungen. Bielefeld: Aisthesis, S. 17–93.

Brünner, Gisela (2005): Arzt-Patienten-Kommunikation als Experten-Laien-Kommunikation. In: Mechtild Neises, Susanne Ditz und Thomas Spranz-Fogasy (Hg.): Psychosomatische Gesprächsführung in der Frauenheilkunde. Ein interdisziplinärer Ansatz zur verbalen Intervention. Stuttgart: WVG, Wissenschaftliche Verlagsgesellschaft, S. 90–109.

Buiting, Hilde; Rurup, Mette; Wijsbek, Henri (2011): Understanding provision of chemotherapy to patients with end stage cancer: qualitative interview study. BMJ Online. Online verfügbar unter http://www.ncbi.nlm.nih.gov/pmc/articles/PMC3070432/, zuletzt geprüft am 07.08.2013.

Burri, Regula Valérie (2008a): Bilder als soziale Praxis. Grundlegungen einer Soziologie des Visuellen. In: *Zeitschrift für Soziologie* 37, 2008 (4), S. 342–358.

Burri, Regula Valérie (2008b): Doing Images. Zur Praxis medizinischer Bilder. 1. Aufl. Bielefeld: Transcript-Verlag.

Burri, Regula Valérie; Schubert, Cornelius; Strübing, Jörg (2011): Introduction: The Five Senses of Science. Making Sense of Senses. In: *Science, Technology & Innovation Studies* 7 (1), S. 3–7.

Busse, Dietrich (2005): Sprachwissenschaft als Sozialwissenschaft. In: Dietrich Busse, Thomas Niehr und Martin Wengele (Hg.): Brisante Semantik. Neuere Konzepte und Forschungsergebnisse einer kulturwissenschaftlichen Linguistik. Tübingen: Niemeyer, S. 21–43.

Busse, Dietrich (2008a): Diskurslinguistik als Epistemologie. Das verstehensrelevante Wissen als Gegenstand linguistischer Forschung. In: Ingo Warnke und Jürgen Spitzmüller (Hg.): Methoden der Diskurslinguistik. Sprachwissenschaftliche Zugänge zur transtextuellen Ebene. Berlin: De Gruyter, S. 57–88.

Busse, Dietrich (2008b): Linguistische Epistemologie. Zur Konvergenz von kognitiver und kulturwissenschaftlicher Semantik am Beispiel von Begriffsgeschichte, Diskursanalyse und Frame-Semantik. In: Heidrun Kämper und Ludwig Eichinger (Hg.): Sprache - Kognition - Kultur. Sprache zwischen mentaler Struktur und kultureller Prägung. Berlin, New York: De Gruyter, S. 73–114.

Callon, Michel (2006): Die Sozio-Logik der Übersetzung. In: Andréa Belliger und David J. Krieger (Hg.): ANThology. Ein einführendes Handbuch zur Akteur-Netzwerk-Theorie. Bielefeld: Transcript, S. 51–75.

Callon, Michel (1999): Actor-network-theory - the market test. In: John Law und John Hassard (Hg.): Actor network theory and after. Oxford [England], Malden, MA: Blackwell/Sociological Review, S. 181–196.

Callon, Michel (2006a): Einige Elemente der Übersetzung: Die Domestikation der Kammmuscheln und der Fischer der St. Brieuc-Bucht. In: Andréa Belliger und David J. Krieger (Hg.): ANThology. Ein einführendes Handbuch zur Akteur-Netzwerk-Theorie. Bielefeld: Transcript, S. 135–175.

Callon, Michel (2006b): Techno-ökonomische Netzwerke und Irreversibilität. In: Andréa Belliger und David J. Krieger (Hg.): ANThology. Ein einführendes Handbuch zur Akteur-Netzwerk-Theorie. Bielefeld: Transcript, S. 309–342.

Callon, Michel; Latour, Bruno (2006): Die Demontage des großen Leviathans: . Wie Akteure die Makrostruktur der Realität bestimmen und Soziologen ihnen dabei helfen. In: Andréa Belliger und David J. Krieger (Hg.): ANThology. Ein einführendes Handbuch zur Akteur-Netzwerk-Theorie. Bielefeld: Transcript, S. 75–103.

Charles, Cathy; Gafni, Amiram; Whelan, Tim (1999): Decision-making in the physician-patient encounter. Revisiting the shared treatment decision-making model 49 (5), S. 651–661.

Clarke, Adele E. (1991): Social Worlds/Arenas theory as organizational theory. In: Anselm L. Strauss und David R. Maines (Hg.): Social organization and social process. Essays in honor of Anselm Strauss. New York: A. de Gruyter, S. 119–159.

Clarke, Adele E.; Keller, Reiner; Sarnes, Juliane (2010): Situationsanalyse. 1. Aufl. Wiesbaden: VS Verlag für Sozialwissenschaften.

Dembowski; Jan (2011): Rezension von Ludwik Flecks 'Entstehung und Entwicklung einer wissenschaftlichen Tatsache', 1935; 'Über die wissenschaftliche Beobachtung und die Wahrnehmung im Allgemeinen', 1935; 'Das Problem einer Theorie des Erkennens', 1936. In: Sylwia Werner und Ludwik Fleck (Hg.): Denkstile und Tatsachen. Gesammelte Schriften und Zeugnisse. Orig.- Ausg., 1. Aufl. Berlin: Suhrkamp (1953), S. 612–618.

Deppermann, Arnulf (2008): Gespräche analysieren. Eine Einführung. Wiesbaden: Verlag für Sozialforschung.

Deppermann, Arnulf (2012): How does 'cognition' matter to the analysis of talk-in-interaction. In: *Language Science* 34 (6), S. 746–767.

Diekmannshenke, Hajo; Klemm, Michael; Stöckl, Hartmut (Hg.) (2011): Bildlinguistik. Theorien - Methoden - Fallbeispiele. Berlin: E. Schmidt (228).

Ditz, Susanne (2005): Die Mitteilung der Diagnose Brustkrebs. In: Mechthild Neises, Susanne Ditz und Thomas Spranz-Fogasy (Hg.): Psychosomatische Gesprächsführung in der Frauenheilkunde. Ein interdisziplinärer Ansatz zur verbalen Intervention. Stuttgart: WVG, Wissenschaftliche Verlagsgesellschaft, S. 224–241.

Fauconnier, Gilles; Turner, Mark (2003): The way we think. Conceptual blending and the mind's hidden complexities. 1st pbk. ed. New York, N.Y: BasicBooks.

Fehr, Johannes (2005): Vielstimmigkeit und der wissenschaftliche Umgang damit. Ansätze zu einer Fleck'schen Philologie. In: Rainer Egloff (Hg.): Tatsache - Denkstil - Kontroverse. Auseinandersetzungen mit Ludwik Fleck. 1. Aufl. Zürich: Collegium Helveticum, S. 25–37.

Fiehler, Reinhard (1990): Erleben und Emotionalität in der Arzt-Patienten-Interaktion. In: Konrad Ehlich, Armin Koerfer, Angelika Redder und Rüdiger Weingarten (Hg.): Medizinische und therapeutische Kommunikation. Diskursanalytische Untersuchungen. Opladen: Westdt. Verl, S. 41–65.

Fiehler, Reinhard (2005): Erleben und Emotionalität im Arzt-Patienten-Gespräch. In: Mechthild Neises, Susanne Ditz und Thomas Spranz-Fogasy (Hg.): Psychosomatische Gesprächsführung in der Frauenheilkunde. Ein interdisziplinärer Ansatz zur verbalen Intervention. Stuttgart: WVG, Wissenschaftliche Verlagsgesellschaft, S. 120–136.

Fleck, Ludwig (1980): Entstehung und Entwicklung einer wissenschaftlichen Tatsache. Einführung in die Lehre von Denkstil u. Denkkollektiv. 1. Aufl. Frankfurt am Main: Suhrkamp.

Fleck, Ludwik (1983a): Das Problem einer Theorie des Erkennens. In: Ludwik Fleck, Lothar Schäfer und Thomas Schnelle (Hg.): Erfahrung und Tatsache. Gesammelte Aufsätze. 1. Aufl. Frankfurt am Main: Suhrkamp, S. 84–128.

Fleck, Ludwik (1983b): Sehen, schauen, wissen. In: Ludwik Fleck, Lothar Schäfer und Thomas Schnelle (Hg.): Erfahrung und Tatsache. Gesammelte Aufsätze. 1. Aufl. Frankfurt am Main: Suhrkamp, S. 147–175.

Fleck, Ludwik (1983c): Über die wissenschaftliche Beobachtung und die Wahrnehmung im Allgemeinen. In: Ludwik Fleck, Lothar Schäfer und Thomas Schnelle (Hg.): Erfahrung und Tatsache. Gesammelte Aufsätze. 1. Aufl. Frankfurt am Main: Suhrkamp, S. 59–84.
Fleck, Ludwik (1983d): Über einige besondere Merkmale des ärztlichen Denkens. In: Ludwik Fleck, Lothar Schäfer und Thomas Schnelle (Hg.): Erfahrung und Tatsache. Gesammelte Aufsätze. 1. Aufl. Frankfurt am Main: Suhrkamp, S. 37–46.
Fleck, Ludwik (1983e): Zur Krise der "Wirklichkeit". In: Ludwik Fleck, Lothar Schäfer und Thomas Schnelle (Hg.): Erfahrung und Tatsache. Gesammelte Aufsätze. 1. Aufl. Frankfurt am Main: Suhrkamp, S. 46–59.
Flusser, Vilém (1997): Für eine Philosophie der Fotografie. 8., durchges. Aufl. Göttingen: European Photography (Bd. 3).
Foucault, Michel (1981): Archäologie des Wissens. Frankfurt am Main: Suhrkamp.
Foucault, Michel (1993): Die Geburt der Klinik. Eine Archäologie des ärztlichen Blicks. 9. Aufl. Frankfurt am Main: Fischer-Taschenbuch-Verlag.
Gadamer, Hans-Georg (2010): Über die Verborgenheit der Gesundheit. Aufsätze und vortrage. Frankfurt, Germany: Suhrkamp.
Geideck, Susan; Liebert, Wolf-Andreas (Hg.) (2003): Sinnformeln. Linguistische und soziologische Analysen von Leitbildern, Metaphern und anderen kollektiven Orientierungsmustern. Berlin, New York: De Gruyter.
Geisler, Linus S. (2008a): Arzt und Patient - Begegnung im Gespräch. Wirklichkeit und Wege. 5., aktualisierte Aufl. Frankfurt, M: Pmi-Verlag.
Geisler, Linus S. (2008b): Kommunikation in der Palliativmedizin. In: Hans-Wolfgang Hoefert; Hans-Joachim Demmel et al. (Hg.): Kommunikation als Erfolgsfaktor im Krankenhaus. Heidelberg: ECONOMICA, S. 131–149.
Glas, Martin; Happold, Caroline; Rieger, et al. (2009): Long-Term Survival of Patients With Glioblastoma Treated With Radiotherapy and Lomustine Plus Temozolomide. In: *Journal of Clinical Oncology* 27 (9), S. 1257–1261.
Glaser, Barney G.; Strauss, Anselm L. (2010): Grounded Theory. Strategien qualitativer Forschung. 3. Aufl. Bern: Huber.
Goffman, Erving (1980): Rahmen-Analyse: Ein Versuch über die Organisation von Alltagserfahrungen. 8. Auflage. Frankfurt am Main: Suhrkamp.
Gülich, Elisabeth (2005): Krankheitserzählungen. In: Mechthild Neises, Susanne Ditz und Thomas Spranz-Fogasy (Hg.): Psychosomatische Gesprächsführung in der Frauenheilkunde. Ein interdisziplinärer Ansatz zur verbalen Intervention. Stuttgart: WVG, Wissenschaftliche Verlagsgesellschaft, S. 73–89.
Gülich, Elisabeth; Furchner, Ingrid (2002): Die Beschreibung des Unbeschreibbarem. Eine konversationsanalytische Annäherung an Gespräche mit Anfallskranken. In: Inken Keim und Wilfried Schütte (Hg.): Soziale Welten und kommunikative Stile. Festschrift für Werner Kallmeyer zum 60. Geburtstag. Tübingen: Gunter Narr Verlag (Studien zur Deutschen Sprache, 22), S. 161–185.
Hacking, Ian (1992): The Self-Vindication of the Laboratory Science. In: Andrew Pickering (Hg.): Science as practice and culture. Chicago: University of Chicago Press, S. 29–64.
Herrndorf, Wolfgang (2013): Arbeit und Struktur. 1. Aufl. Berlin: Rowohlt.
Imo, Wolfgang (2011): Cognitions are not observable - but their consequences are: Mögliche Aposiopese-Konstruktionen in der gesprochenen Alltagssprache. In: *Gesprächsforschung - Online-Zeitschrift zur verbalen Interaktion* 12, S. 265–300.

Jäger, Ludwig (2002): Transkriptivität. In: Ludwig Jäger und Georg Stanitzek (Hg.): Transkribieren. Medien-Lektüre. München: Fink, S. 19–43.

Janich, Nina; Nordmann, Alfred; Schebek, Liselotte (2012): Einleitung: Warum Nichtwissenskommunikation? In: Nina Janich (Hg.): Nichtwissenskommunikation in den Wissenschaften. Interdisziplinäre Zugänge. Frankfurt am Main: Lang (Bd. 1), S. 7–23.

Janich, Nina; Simmerling, Anne (2013): "Nüchterne Forscher träumen ... ". Nichtwissen im Klimadiskurs unter deskriptiver und kritischer diskursanalytischer Betrachtung. In: Ulrike Hanna Meinhof, Martin Reisigl und Ingo Warnke (Hg.): Diskurslinguistik im Spannungsfeld von Deskription und Kritik. Berlin: Akademieverlag, S. 65–99.

Janich, Peter (2012): Vom Nichtwissen über Wissen zum Wissen über Nichtwissen. In: Nina Janich (Hg.): Nichtwissenskommunikation in den Wissenschaften. Interdisziplinäre Zugänge. Frankfurt am Main: Lang (Bd. 1), S. 23–51.

Jones, R.B; Pearson, J.; Cawsey, A. J.; Bental, D.; Barret, A.; White, J. et al. (2006): Effect of different forms of information produced for cancer patients on their use of the information, social support, and anxiety: randomised trial. BMJ. Online verfügbar unter BMJ, doi:10.1136/bmj.38807.571042.68.

Kasper, Jürgen (2011): Ungewissheit: Kernbotschaft zwischen Arzt und Patient. Beforschen von Entscheidungsprozessen. Hg. v. Institut für systemische Studien Universität Hamburg. Institut für systemische Studien Universität Hamburg. ISS'ES Zeitschrift des Institutes für Systemische Studien. Online verfügbar unter http://www.systemischestudien.de/fileadmin/redakteur/Bilder/ISSES/Kasper_Ungewissheit.pdf, zuletzt aktualisiert am 29.07.2013.

Kasper, Jürgen; Geiger, Friedemann (2007): Der evidenzbasierte Multiple-Sklerose-Patient. Risikokommunikation zwischen Arzt und Patient. In: *klinikarzt* 36 (1), S. 43–47.

Kasper, Jürgen; Légaré, France; Scheibler, Fülöp; Geiger, Friedemann (2010): Shared-Decision-Making und Kommunikationstheorie: "Grounding the tango". In: *Zeitschrift für Evidenz, Fortbildung und Qualität im Gesundheitswesen* 104, S. 636–641.

Keller, Reiner (2011a): Diskursforschung. Eine Einführung für SozialwissenschaftlerInnen. 4. Aufl. Wiesbaden: VS-Verlag.

Keller, Reiner (2011b): Wissenssoziologische Diskursanalyse. Grundlegung eines Forschungsprogramms. 3. Aufl. Wiesbaden: VS Verlag für Sozialwissenschaften.

Kneer, Georg; Schroer, Markus; Schüttpelz, Erhard (Hg.) (2008): Bruno Latours Kollektive. Kontroversen zur Entgrenzung des Sozialen. 1. Aufl., Frankfurt am Main: Suhrkamp (1862).

Knorr-Cetina, Karin (2001): Viskurse in der Physik. Konsensbildung und visuelle Darstellung. In: Heintz, Bettina et al (Hg.): Mit dem Auge denken, S. 305–320.

Knorr-Cetina, Karin (2002): Wissenskulturen. Ein Vergleich naturwissenschaftlicher Wissensformen. 1. Aufl., Frankfurt am Main: Suhrkamp.

Knorr-Cetina, Karin; Harré, Rom (1991): Die Fabrikation von Erkenntnis. Zur Anthropologie der Naturwissenschaft. Rev. und erw. Fassung [der engl. Originalausg.]. Frankfurt, Main: Suhrkamp Taschenbuch Verlag.

Köhle, Karl (2011a): Erkenntniswege im Erstgespräch - eine Einführung. In: Thure von Uexküll, Rolf Adler, Karl Köhle, et al. (Hg.): Psychosomatische Medizin. Modelle ärztlichen Denkens und Handelns : mit 130 Tabellen // Theoretische Modelle und klinische Praxis. 7., komplett überarb. Aufl. München: Elsevier, Urban & Fischer, S. 325–328.

Köhle, Karl (2011b): Sprechen mit Krebskranken. In: Thure von Uexküll, Rolf Adler, Karl Köhle, et al. (Hg.): Psychosomatische Medizin. Modelle ärztlichen Denkens und Handelns: mit

130 Tabellen // Theoretische Modelle und klinische Praxis. 7., komplett überarb. Aufl. München: Elsevier, Urban & Fischer, S. 887–899.

Köhle, Karl; Obliers, Rainer; Koerfer, Armin (2010): Vom Symptom zum Narrativ. Diskursanalyse der interaktiven Konstruktion einer Patientengeschichte. In: *Balint-Journal* 11 (4), S. 107–111.

Kook, Jiyeon (2015): Agency in Arzt-Patient-Gesprächen: Zur interaktionistischen Konzeptualisierung von Agency. Bern: Peter Lang Verlag.

Krohn, Wolfgang; Weyer, Johannes (1989): Gesellschaft als Labor. Die Erzeugung sozialer RIsiken durch experimentelle Forschung. In: *Soziale Welt* 3 (40), S. 349–373.

Kuhn, Thomas (1962): The Structure of Scientific Revolutions. Chicago: The University of Chicago Press.

Lachmund, Jens (1987): Die Profession, der Patient und das medizinische Wissen. Von der kurativen Medizin zur Risikoprävention. In: *Zeitschrift für Soziologie* 16 (5), S. 353–366.

Lachmund, Jens (1992): Die Erfindung des ärztlichen Gehörs. Zur historischen Soziologie der stethoskopischen Untersuchung. In: *Zeitschrift für Soziologie* 21 (4), S. 235–251.

Latour, Bruno; Woolgar, Steve (1986): Laboratory life. The construction of scientific facts. Princeton, N.J.: Princeton University Press.

Latour, Bruno (1988): The Politics of Explanation: An Alternative. In: Steve Woolgar (Hg.): Knowledge and Reflexivity. New Frotniers in the Sociology of Knowledge. London: Sage Publications, S. 155–176.

Latour, Bruno (2001): Eine Soziologie ohne Objekt? Anmerkungen zur Interobjektivität. In: *Berliner Journal für Soziologie* 2 (7), S. 237–252.

Latour, Bruno (2002): Die Hoffnung der Pandora. Untersuchungen zur Wirklichkeit der Wissenschaft. 1. Aufl. Frankfurt am Main: Suhrkamp.

Latour, Bruno (2006a): Drawing Things Together: Die Macht der unveränderlich mobilen Elemente. In: Andréa Belliger und David J. Krieger (Hg.): ANThology. Ein einführendes Handbuch zur Akteur-Netzwerk-Theorie. Bielefeld: Transcript, S. 259–307.

Latour, Bruno (2006b): Technik ist stabilisierte Gesellschaft. In: Andréa Belliger und David J. Krieger (Hg.): ANThology. Ein einführendes Handbuch zur Akteur-Netzwerk-Theorie. Bielefeld: Transcript, S. 369–407.

Latour, Bruno (2006c): Über den Rückruf der ANT. In: Andréa Belliger und David J. Krieger (Hg.): ANThology. Ein einführendes Handbuch zur Akteur-Netzwerk-Theorie. Bielefeld: Transcript, S. 561–572.

Latour, Bruno (2010): Eine neue Soziologie für eine neue Gesellschaft. Einführung in die Akteur-Netzwerk-Theorie. 1. Aufl. Berlin: Suhrkamp.

Latour, Bruno; Akrich, Madeleine (2006): Zusammenfassung einer zweckmäßigen Terminologie für die Semiotik menschlicher und nicht-menschlicher Konstellationen. In: Andréa Belliger und David J. Krieger (Hg.): ANThology. Ein einführendes Handbuch zur Akteur-Netzwerk-Theorie. Bielefeld: Transcript, S. 399–405.

Law, John (2009): Actor Network Theory and Materials Semiotics. In: Bryan S. Turner (Hg.): The new Blackwell companion to social theory. Chichester, West Sussex, United Kingdom, Malden, MA, USA: Wiley-Blackwell, S. 141–158.

Liebert, Wolf-Andreas (in Vorbereitung): Kulturbedeutung, Differenz, Katharsis. Kulturwissenschaftliches Forschen und Schreiben als zyklischer Prozess, S. 1–22.

Liebert, Wolf-Andreas (2007): Mit Bildern Wissenschaft vermitteln. Zum Handlungscharakter visueller Texte. In: Wolf-Andreas Liebert und Thomas Metten (Hg.): Mit Bildern lügen. Köln: Halem, S. 175–193.

Lohoff, Markus (2008): Wissenschaft im Bild. Performative Aspekte des Bildes in Prozessen wissenschaftlicher Erkenntnisgewinnung und -vermittlung. Online verfügbar unter http://darwin.bth.rwth-aachen.de/opus3/volltexte/2008/2151/, zuletzt geprüft am 28.01.2014.

Lubbock, Tom (2012): Until further notice, I am alive. London: Granta.

Maynard, Douglas (2006): Cognition on the ground. In: *Discourse Studies* 8 (1), S. 105–115.

Menz, Florian (1991): Der geheime Dialog. Medizinische Ausbildung und institutionalisierte Verschleierungen in der Arzt-Patient-Kommunikation. Eine diskursanalytische Studie. 1. Aufl. Frankfurt am Main: Peter Lang (Arbeiten der Sprachanalyse, 13).

Menz, Florian; Lalouschek, Johanna; Gstettner, Andreas (2008): Effiziente ärztliche Gesprächsführung. Optimierung kommunikativer Kompetenz in der ambulanten medizinischen Versorgung ; ein gesprächsanalytisches Trainingskonzept. Wien, Berlin, Münster: Lit (Bd. 10).

Metten, Thomas (2011): Schrift-Bilder. Über Graffitis und andere Erscheinungsformen der Schriftbildlichkeit. In: Hajo Diekmannshenke, Michael Klemm und Hartmut Stöckl (Hg.): Bildlinguistik. Theorien - Methoden - Fallbeispiele. Berlin: E. Schmidt (228), S. 73–95.

Mitchell, William J. T. (2008a): Bildtheorie. 1. Aufl. Frankfurt, M: Suhrkamp.

Mitchell, William J. T. (2008b): Das Leben der Bilder. Eine Theorie der visuellen Kultur. In Abstimmung mit dem Autor gekürzte dt. Ausg. München: Beck (1860).

Mol, Annemarie (2003): The body multiple. Ontology in medical practice. Durham, N.C: Duke Univ. Pr.

Mol, Annemarie (2010): Actor-Network-Theory. Sensitive Terms and Enduring Tensions. In: *Kölner Zeitschrift für Soziologie und Sozialpsychologie* 50 (1), S. 253,269.

Muckenhaupt, Manfred (1985): Text und Bild. Grundfragen der Beschreibung von Text-Bild-Kommunikationen aus sprachwissenschaftlicher Sicht. Tübingen: Niemeyer.

Mukherjee, Siddhartha (2012): Der König aller Krankheiten. Krebs - eine Biografie. Unter Mitarbeit von Barbara Schaden. Köln: DuMont.

Paulus, Dietrich (2007): Krankheitsbilder. Der erweiterte Blick des Arztes. In: Wolf-Andreas Liebert und Thomas Metten (Hg.): Mit Bildern lügen. Köln: Halem, S. 193–216.

Peter, Claudia; Dorett Funcke (Hg.) (2013): Wissen an der Grenze. Zum Umgang mit Ungewissheit und Unsicherheit in der modernen Medizin. Frankfurt am Main: Campus.

Proctor, Robert (1995): Cancer wars. How politics shapes what we know and don't know about cancer. New York: BasicBooks.

Radeiski, Bettina (im Erscheinen): Zur Rhetorik der Selbstverständlichkeiten in Denkkollektiven. Am Beispiel der Medienresonanz zur TV-Dokumentation "Der Sturz - Honeckers Ende". In: Gerd Antos, Ulla Fix und Bettina Radeiski (Hg.): Rhetorik der Selbsttäuschung. Berlin: Frank & Timme, S. 157–171.

Rammert, Werner; Schlese, Michael; Wagner, Gerald; Wehner, Josef; Weingarten, Rüdiger (1998): Wissensmaschinen. Soziale Konstruktion eines technischen Mediums ; das Beispiel Expertensysteme. New York, N.Y: Campus Verlag; Campus-Verl.

Roth, Kersten Sven (2008): Interpersonale Diskursrealisation. Überlegungen zu ihrer Integration in die diskurssemantische Forschung. In: Ingo Warnke und Jürgen Spitzmüller (Hg.): Methoden der Diskurslinguistik. Sprachwissenschaftliche Zugänge zur transtextuellen Ebene. Berlin: De Gruyter, S. 323–359.

Schachtner, Christina (1999): Ärztliche Praxis. Die gestaltende Kraft der Metapher. 1. Aufl. Frankfurt: Suhrkamp (1398).

Schäfer, Lothar; Schnelle, Thomas (1983): Die Aktualität Ludwik Flecks in Wissenschaftssoziologie und Erkenntnistheorie. In: Ludwik Fleck, Lothar Schäfer und Thomas Schnelle (Hg.):

Erfahrung und Tatsache. Gesammelte Aufsätze. 1. Aufl. Frankfurt am Main: Suhrkamp, S. 9–34.
Schape-Rinker, Petra (2007): Gestaltsehen der Zukunft. Bildwelten der zukünftigen Nanotechnologie und Nanomedizin in Wissenschaft und Politik. In: Frank Stahnisch und Heijko Bauer (Hg.): Bild und Gestalt: Wie formen Medienpraktiken das Wissen in Medizin und Humanwissenschaften? Hamburg, Münster: Lit (Bd. 13), S. 245–263.
Schmidt, Jan (2012): Quellen des Nichtwissens. Ein Beitrag zur Wissenschafts- und Technikphilosophie des Nichtwissens. In: Nina Janich (Hg.): Nichtwissenskommunikation in den Wissenschaften. Interdisziplinäre Zugänge. Frankfurt am Main: Lang (Bd. 1), S. 93–125.
Schmitt, Reinhold (2015): Positionspapier: Multimodale Interaktionsanalyse. In: Dausendschön-Gay, Ulrich und Gülich, Elisabeth (Hg.): Ko-Konstruktionen in der Interaktion. Die gemeinsame Arbeit an Äußerungen und anderen sozialen Ereignissen. Bielefeld: Transcript, S. 43-51.
Schmitz, Ulrich (2011): Sehflächenforschung. Eine Einführung. In: Hajo Diekmannshenke, Michael Klemm und Hartmut Stöckl (Hg.): Bildlinguistik. Theorien - Methoden - Fallbeispiele. Berlin: E. Schmidt (228), S. 23–43.
Schulz-Schaeffer, Ingo (1998): Akteure, Aktanten und Agenten. Konstruktive und rekonstruktive Bemühungen um die Handlungsfähigkeit der Technik. In: Thomas Malsch (Hg.): Sozionik. Soziologische Ansichten über künstliche Sozialität. Berlin: Edition Sigma, S. 128–167.
Schürmann, Eva (2008): Sehen als Praxis. Ethisch-ästhetische Studien zum Verhältnis von Sicht und Einsicht. 1. Aufl., Frankfurt am Main: Suhrkamp (1890).
Searle, John R. (2011): Die Konstruktion der gesellschaftlichen Wirklichkeit. Zur Ontologie sozialer Tatsachen. 1., neue Ausg. Berlin: Suhrkamp (2005).
Siegel, Tilly (2003): Denkmuster der Rationalisierung. Ein soziologischer Blick auf Selbstverständlichkeiten. In: Susan Geideck und Wolf-Andreas Liebert (Hg.): Sinnformeln. Linguistische und soziologische Analysen von Leitbildern, Metaphern und anderen kollektiven Orientierungsmustern. Berlin, New York: De Gruyter (2), S. 17–37.
Spranz-Fogasy, Thomas (1987): Alternativen der Gesprächseröffnung im ärztlichen Gespräch. In: *Zeitschrift für germanistische Linguistik* 15, S. 293–302.
Spranz-Fogasy, Thomas (2005): Kommunikatives Handeln in ärztlichen Gesprächen - Gesprächseröffnung und Beschwerdenexploration. In: Mechthild Neises, Susanne Ditz und Thomas Spranz-Fogasy (Hg.): Psychosomatische Gesprächsführung in der Frauenheilkunde. Ein interdisziplinärer Ansatz zur verbalen Intervention. Stuttgart: WVG, Wissenschaftliche Verlagsgesellschaft, S. 17–47.
Spranz-Fogasy, Thomas (2007): Miteinander reden - Ärzte und Patienten im Gespräch. In: *Sprachreport* 23 (4), S. 2–9.
Spranz-Fogasy, Thomas (2008): Zur Analyse der Handlungsstruktur ärztliche Gespräche mit Patienten. In: *Health Communication* 3 (1), S. 48–59.
Spranz-Fogasy, Thomas (2010): Verstehensdokumentation in der medizinischen Kommunikation: Frage und Antworten im Arzt-Patient-Gespräch. In: Arnulf Deppermann, Stefan Engelberg und Hermann Waßner (Hg.): Studien zur Deutschen Sprache, Bd. 52. Tübingen: Gunter Narr Verlag (Verstehen in professionellen Handlungsfeldern, 52), S. 27–117.
Spranz-Fogasy, Thomas (2014a): Before the 'official diagnosis'. A focus on prediagnostic statements. In: Heidi Ehernberger Hamilton und Wen-ying Sylvia Chou (Hg.): The Routledge handbook of language and health communication. London: Routlege, S. 423–442.

Spranz-Fogasy, Thomas (2014b): Die allmähliche Verfertigung der Diagnose im Reden. Prädiagnostische Mitteilungen im Gespräch zwischen Arzt und Patient. Berlin: De Gruyter.

Spranz-Fogasy, Thomas; Klüber, Maike; Motsch, Johann (2012): "wenn sie sonst zum eingriff keine fragen mehr haben dann unterschreiben (.) sie noch mal hier". Verständigungssicherung in anästhesiologischen Aufklärungsgesprächen - Arztangebote und Patientenfragen. In: *Deutsche Sprache* 40 (3), S. 240–268.

Stehr, Nico (2013): Wissen und der Mythos vom Nichtwissen. In: *Aus Politik und Zeitgeschichte* 63, S. 48–54.

Stöckl, Hartmut (2004): Die Sprache im Bild, das Bild in der Sprache. Zur Verknüpfung von Sprache und Bild im massenmedialen Text : Konzepte, Theorien, Analysemethoden. Berlin, New York: Walter de Gruyter (3).

Straßner, Erich (2002): Text-Bild-Kommunikation. Tübingen: Niemeyer.

Strauss, Anselm L. (1997): Social organization of medical work. New Brunswick, N.J., U.S.A.: Transaction Publishers.

Strauss, Anselm L.; Corbin, Juliet M. (1996): Grounded theory. Grundlagen qualitativer Sozialforschung. Weinheim: Beltz, PsychologieVerlagsUnion.

Thomas, William Isaac (1928): The Child in America; : Behavior Problems and Programs. Behavior Problems and Programs. New York: Knopf.

Trappe, Tobias (op. 1971a-2007): Realität, formale/objektive. In: Joachim Ritter, Karlfried Gründer und Gottfried Gabriel (Hg.): Historisches Wörterbuch der Philosophie, Bd. 8. Völlig neubearbeitete Ausg. des "Wörterbuchs der philosophischen Begriffe. 13 Bände. Basel, Stuttgart: Schwabe, S. 193–200.

Trappe, Tobias (op. 1971b-2007): Wirklichkeit. In: Joachim Ritter, Karlfried Gründer und Gottfried Gabriel (Hg.): Historisches Wörterbuch der Philosophie, Bd. 12. Völlig neubearbeitete Ausg. des "Wörterbuchs der philosophischen Begriffe. 13 Bände. Basel, Stuttgart: Schwabe, S. 829–846.

Verdicchio; Dirk (2012): Die diskursanalytische Wende. In: Sabine Maasen (Hg.): Handbuch Wissenschaftssoziologie. Wiesbaden: Springer VS, S. 101–110.

Vogel, Barbara A.; Helmes, Almut W.; Bengel, Jürgen (2006): Arzt-Patienten-Kommunikation in der Tumorbehandlung: Erwartungen und Erfahrungen aus Patientensicht. In: *Zeitschrift für Medizinische Psychologie* 15 (4), S. 149–161.

Warnke, Ingo (2012): Diskursive Grenzen des Wissens. Sprachwissenschaftliche Bemerkungen zum Nichtwissen als Erfahrungslosigkeit und Unkenntnis. In: Nina Janich (Hg.): Nichtwissenskommunikation in den Wissenschaften. Interdisziplinäre Zugänge. Frankfurt am Main: Lang (Bd. 1), S. 51–73.

Warnke, Ingo; Spitzmüller, Jürgen (2011): Diskurslinguistik. Berlin: De Gruyter.

Wehling, Peter (2004): Weshalb weiß die Wissenschaft nicht, was sie nicht weiß? Umrisse einer Soziologie des wissenschaftlichen Nichtwissens. In: Stefan Böschen und Peter Wehling (Hg.): Wissenschaft zwischen Folgenverantwortung und Nichtwissen. Aktuelle Perspektiven der Wissenschaftsforschung. 1. Aufl. Wiesbaden: VS, Verlag für Sozialwissenschaften, S. 35–107.

Wehling, Peter (2006): Im Schatten des Wissens? Perspektiven der Soziologie des Nichtwissens. Konstanz: UVK Verlagsgesellschaft.

Wehling, Peter (2012): Nichtwissenskulturen und Nichtwissenskommunikation in den Wissenschaften. In: Nina Janich (Hg.): Nichtwissenskommunikation in den Wissenschaften. Interdisziplinäre Zugänge. Frankfurt am Main: Lang (Bd. 1), S. 73–93.

Wehling, Peter (2013): Die Vielfalt und Ambivalenz des Nicht-Gewussten. Fragestellungen und theoretische Konturen der Soziologie des Nichtwissens. In: Claudia Peter und Dorett Funcke(Hg.): Wissen an der Grenze. Zum Umgang mit Ungewissheit und Unsicherheit in der modernen Medizin. Frankfurt am Main: Campus, S. 43–81.

Wehling, Peter; Viehöver, Willy (2011): Entgrenzung der Medizin: Transformation des medizinischen Feldes aus soziologischer Perspektive. In: Willy Viehöver (Hg.): Entgrenzung der Medizin. Von der Heilkunst zur Verbesserung des Menschen? Bielefeld: Transcript-Verlag, S. 7–51.

Werner, Sylwia; Zittel, Claus (2011): Einleitung. In: Sylwia Werner und Ludwik Fleck (Hg.): Denkstile und Tatsachen. Gesammelte Schriften und Zeugnisse. Orig.- Ausg., 1. Aufl. Berlin: Suhrkamp (1953), S. 9–39.

Wiesing, Urban (2004): Wer heilt, hat Recht? Über Pragmatik und Pluralität in der Medizin. Stuttgart: Schattauer.

Bei Fragen zur Produktsicherheit wenden Sie sich bitte an:
If you have any questions regarding product safety,
please contact:

Walter de Gruyter GmbH
Genthiner Straße 13
10785 Berlin
productsafety@degruyterbrill.com